W0255975

Handbuch Gesundheitsmanagement

Reihenherausgeber: A. Kerres, R. Scheibeck, B. Seeberger

4

Springer
Berlin
Heidelberg
New York
Barcelona
Hongkong
London
Mailand
Paris
Singapur
Tokio

Barbara Städtler-Mach (Hrsg.)

Ethik im Gesundheitswesen

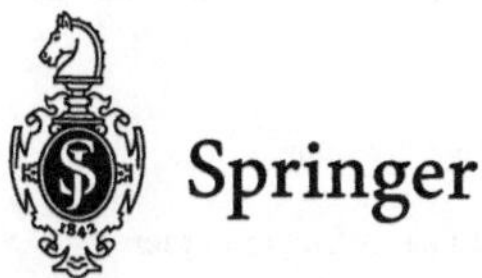

Springer

Bandherausgeber

Prof. Dr. BARBARA STÄDTLER-MACH
Evangelische Fachhochschule
Bärenschanzstr. 4
D-90429 Nürnberg

Reihenherausgeber

Professor Dr. ANDREA KERRES
Buchenweg 2
D-86511 Schmiechen

ROSWITHA SCHEIBECK
Pflegedirektorin
Klinikum Innenstadt der Universität
Ziemssenstraße 1
D-80336 München

Professor Dr. BERND SEEBERGER
Bayernring 119
D-91567 Herrieden

ISBN-13:978-3-642-64303-3   Springer-Verlag Berlin Heidelberg New York

Die Deutsche Bibliothek CIP-Einheitsaufnahme
Ethik im Gesundheitswesen / Hrsg.: Barbara Städtler-Mach. Mit Beitr. von S. Blinzler ... –
Berlin; Heidelberg; New York; Barcelona; Hongkong; London; Mailand; Paris; Singapur;
Tokio: Springer, 1999
  (Handbuch Gesundheitsmanagement)
  ISBN-13:978-3-642-64303-3   e-ISBN-13:978-3-642-60205-4
  DOI:10.1007/978-3-642-60205-4

Herstellung: PRO EDIT GmbH, D-69126 Heidelberg
Umschlaggestaltung: Frido Steinen-Broo, Estudio Calamar, Spanien
Satz: TBS, Sandhausen
SPIN 10692037   22/3134 – 5 4 3 2 1 0 – Gedruckt auf säurefreiem Papier

Vorwort

„Ethik in der Pflege" ist über lange Zeit hinweg kein besonders bedachtes Thema gewesen. Der Grund liegt in der Einstellung der Pflegenden zu ihrer Arbeit: Jahrhundertelang stand die Zuwendung zu Menschen im Vordergrund, wobei die Motivation zum Helfen in der Regel von christlicher oder nationaler Gesinnung herrührte.

Wer sich entschied, Kranke zu pflegen, hatte ein tragfähiges Motiv, in dem auch die ethische Dimension eingeschlossen war. Inhalt und Ziel der Pflege – soweit dies überhaupt bewußt gemacht werden mußte – verdankten sich einer Lebensgrundüberzeugung. Motivation und Grundüberzeugung haben sich durch die verschiedenen Phasen der Geschichte der Pflege gewandelt – die ethische Frage, was denn zu tun und was zu lassen sei, wurde in eben dieser Motivation gewissermaßen mitgeliefert.

In unserer Gegenwart und schätzungsweise auch in weiterer Zukunft ist dies nicht mehr so. Das christliche Motiv zur Pflege ist in den Hintergrund getreten, eine patriotische Gesinnung an diesem Punkt nahezu völlig verschwunden. Wer heute Pflege lernt und ausübt, tut dies mit dem Ziel einer professionellen Tätigkeit. Von gemeinsamen ethischen Überzeugungen kann nicht mehr ausgegangen werden.

Gleichzeitig wird der Ruf nach Ethik laut. Durch den Wertewandel in unserer Gesellschaft ist nicht mehr deutlich, welche Richtlinien gelten. Was ist wichtig, was ist gut?

Speziell in Berufen des Gesundheitswesens wird das alltägliche Handeln zwar vollzogen. Doch immer mehr Pflegende und Vertreter anderer Gesundheitsberufe werden von Zweifeln beschlichen:
* Bin ich in der richtigen „Zielgerade"?
* Taugt meine Arbeit für die Zukunft?
* Und ganz persönlich: Hat das, wofür ich mich einsetze, einen echten Sinn?

Auf die umfassenden ethischen Fragen im individuellen und strukturellen Bereich werden immer wieder neu Antworten zu suchen sein.

Dankenswerterweise hat der Springer-Verlag in seiner Reihe „Handbuch Gesundheitsmanagement" für die ethische Auseinandersetzung einen eigenen Band vorgesehen. Hier sollen Anregungen zum problembezogenen Denken und Handeln gegeben werden.

Dieser Band ist im Rahmen des Studienganges Pflegemanagement an der Evangelischen Fachhochschule Nürnberg entstanden. In diesem Fachbereich wird auf die Frage nach dem Menschenbild besonderes Gewicht gelegt. Der Kreis der Autoren dieses Buches setzt sich im wesentlichen aus Studierenden des Fachbereichs zusammen. Da die Einstiegsvoraussetzungen zu diesem Studiengang eine Pflegeausbildung und eine mindestens 2jährige Berufspraxis im erlernten Pflegeberuf erfordern, handelt es sich bei den Studenten um erfahrene Pflegekräfte. Die Studenten sind nicht nur Kranken-schwestern und -pfleger, sondern auch Altenpfleger, Heilerziehungspfleger und Hebam-men. Somit ist ein weites Spektrum von Gesundheitsberufen erfaßt.

Dieses Spektrum spiegelt sich in der Auswahl der hier zusammengetragenen Artikel wider. Ihre Themenstellungen umfassen sowohl Reflexionen über strukturelle Proble-me als auch ethische Überlegungen im Hinblick auf den unmittelbaren Umgang mit Patienten und Bewohnern. Besonderes Augenmerk wurde auf die ethische Entwicklung im Rahmen der beruflichen Aus-, Fort- und Weiterbildung gelegt. In allen Beiträgen werden die ethischen Überzeugungen ihrer Verfasser reflektiert und dargestellt. Dabei wird deutlich – bei aller Pluralität – die Überzeugung von der Notwendigkeit ethischer Reflexion als roter Faden erkennbar. Ebenso ist in allen Beiträgen die Gleichzeitigkeit von beruflichen Erfahrungen und der Fähigkeit zu pflegewissenschaftlicher Arbeit zu erkennen.

Wir hoffen, damit eine Bereicherung für Theorie und Praxis verschiedener Gesund-heitsberufe zu schaffen.

Noch eine kurze Anmerkung zum leidigen (und nicht befriedigend lösbaren) Prob-lem der Verwendung geschlechtsspezifischer Sprachformen. Wir haben uns dafür ent-schieden, aus Gründen der besseren Lesbarkeit immer nur die männliche *oder* die weibliche Form zu verwenden. Selbstverständlich ist auch immer die andere Form mitgedacht. Wenn wir also von Patienten sprechen, so meinen wir selbstverständlich auch die Patientinnen!

Herzlicher Dank gebührt Frau Cornelia Matejetz für ihre Einsatzbereitschaft und Hilfe bei der Fertigstellung des Manuskripts.

Nürnberg, im Frühjahr 1999   BARBARA STÄDTLER-MACH

Inhaltsverzeichnis

Ethik und Management
J. Schulze 1

Qualität in Wirtschaft und Pflege –
Eine Betrachtung
W. Krompholz-Schink 15

Lernziel „guter Mensch"?
Ethik in der Aus- und Fortbildung pflegerischer Berufe
L. Lindner 45

Kommunikation
S. Blinzler 67

Dokumentation und Menschenbild
K. Kinzelmann 77

Spontaneität und Ethik –
Ihre Bedeutung im Rettungswesen bzw. in der Intensivmedizin
L. Füg 103

Sackgasse Pflegeabhängigkeit?
Zur Situation von Menschen, die von der Pflege und Fürsorge anderer abhängig sind
C. Schlecht 129

Ethik im Umfeld der Geburtshilfe
M. Schröder 147

Gewalt in der Pflege
B. Städtler-Mach 159

Autorenprofile 169

Sachverzeichnis 171

Autorenverzeichnis

BLINZLER, SABINE
Kalkachweg 17,
91367 Weißenohe

FÜG, LYDIA
Tannenstraße 16
91575 Windsbach

KINZELMANN, KARIN
Bergstraße 15
91580 Petersaurach

KROMPHOLZ-SCHINK, WILHELM
Bergstraße 15
91580 Petersaurach

LINDNER, LIESELOTTE
Finkenstraße 2a
91564 Neuendettelsau

SCHLECHT, CONSTANZE
Nordendstraße36
60318 Frankfurt

SCHRÖDER, MONIKA
Klingenhof 8
91238 Offenhausen

SCHULZE, JOACHIM
Klingenhof 8
91238 Offenhausen

STÄDTLER-MACH, BARBARA
Evangelische Fachhochschule,
Bärenschanzstraße 4
90429 Nürnberg

Ethik und Management

J. Schulze

*Ohne Verantwortungsbewußtsein der einzelnen
kann Freiheit verkommen zur Vorherrschaft der
Starken und der Mächtigen.*

Helmut Schmidt 1997

Inhaltsverzeichnis

1   Einleitung 2

2   Philosophische Grundlagen der Ethik 2

3   Der Begriff der Wirtschaftsethik 3

4   Ethisches Handeln im Management 4

5   Das Menschenbild im Management 6

6   Interdependenzen von ökonomischen, religiösen
    und sozialen Verhaltensweisen 7

7   Der Begriff des Managements 8

8   Der gesellschaftliche und sozialpolitische Wandel 8

9   Zur Situation des gesundheitswirtschaftlichen Marktes 9
9.1   Der Blick in die Zukunft 10
9.2   Aufbruch in neue Galaxien 10

10   Die ökonomische Rationalität im Gesundheitswesen 12

11   Neue Aufgaben für das Pflegemanagement 12

12   Zusammenfassung 12

     Literatur 13

1
Einleitung

Die Globalisierung der Wirtschaft wird von globalen Problemen begleitet, und diese Probleme erfordern globale Lösungen auf der Basis von Ideen, Werten und Normen, die von allen Kulturen und Gesellschaften respektiert werden. Anerkennung gleicher und unveräußerlicher Rechte aller Menschen benötigt eine Basis von Freiheit, Gerechtigkeit und Frieden. Dies aber heißt ebenso, daß Rechten und Pflichten die gleiche Bedeutung gegeben wird, um eine ethische Basis zu errichten, damit alle Männer und Frauen friedlich zusammenleben und ihre Potentiale zur Erfüllung bringen können.

Im Jahr 1998 war der 50. Jahrestag der Allgemeinen Erklärung der Menschenrechte, die von den Vereinten Nationen angenommen wurde. Der Inter Action Council hat seit 1987 eine Reihe humaner ethischer Grundstandards entwickelt, deren Tenor ist, daß Freiheit ohne die Übernahme von Verantwortung die Freiheit selbst zerstören kann. Wenn jedoch Rechte und Pflichten ins Gleichgewicht gebracht sind, dann kann Freiheit verstärkt und eine bessere Welt geschaffen werden (Schmidt 1997).

2
Philosophische Grundlagen der Ethik

Ethik bedeutet ethymologisch Sitte, aber auch Gewohnheit und stammt vom griechischen *„ethos"* ab. Ethik ist ein Zweig der Philosophie, der sich mit moralischen Phänomenen und Werten beschäftigt. Drei Gebiete oder Problemkreise lassen sich innerhalb der Ethik unterscheiden:
- die *normative Ethik* diskutiert, welche Moral die richtige ist;
- die *Moralwissenschaft* untersucht beispielsweise die psychologischen, biologischen, sozialen und historischen Grundlagen moralischer Phänomene;
- die *Metaethik* fragt nach der Abgrenzung der moralischen von den nichtmoralischen Phänomenen und nach der erkenntnistheoretischen, sprachphilosophischen und ontologischen Grundlage moralischer Urteile.

Diese drei Gebiete werden jedoch nicht von allen Philosophen genau unterschieden. Zuweilen gilt Ethik als Bezeichnung für die gesamte praktische Philosophie.

George Edward Moores (1873–1958) hat in den Principia Ethica (Ferber 1998, S. 161) Ethik folgendermaßen definiert: „Ethik ist die allgemeine Untersuchung dessen, was gut ist". Ferber fragt nach dem moralisch und dem außermoralisch Guten:

> Unter dem, was ist, ist einiges für uns dadurch gekennzeichnet, daß es gut ist. Aber was ist gut? Die klassische Definition, die auf Platon und Aristoteles zurückgeht, lautet: „Das Gute ist das, wonach alles strebt". Strebt alles nach dem Guten, so streben auch alle Menschen danach. Wir können deshalb die klassische Definition so abwandeln: Das Gute ist das, wonach jeder Mensch strebt (Ferber 1998, S. 160).

Doch auch an diese Definition läßt sich wieder die Rückfrage stellen, deren Antwort für Ferber offenbleibt.

> Ist das, wonach jedermann strebt, auch das Gute? Diese Frage würden wir verneinen. Wonach jedermann strebt, ist nicht immer das Gute. So scheint jedermann nach Lust zu streben. Doch ist die Lust deswegen schon das Gute? (Ferber 1998, S. 160)

So frage ich auch nach anderen Begriffen, wie beispielsweise, was ist das Gute an sich, und weiter, wenn man Ethik als die allgemeine Untersuchung dessen, was moralisch gut ist versteht, was ist Moral?

Ein elementarer Faktor bei der Suche nach Klärung und Hinterfragung der Begriffe ist die Sprache. Schon in der Wahl der Worte bei der Beschreibung und Auseinandersetzung mit Begriffen bedienen wir uns einer subjektiv entwickelten Sprache, die abhängig ist von der Kultur und der psychosozialen Sozialisation. Die Ethik sucht nun der Frage nachzugehen, was gut und richtig ist, aber auch was falsch und schlecht ist und wir bedienen uns einer moralischen Sprache. Das bedeutet, wir treffen wertende Aussagen, sog. normative Aussagen, da sie etwas ver- oder gebieten. Ferber sieht jedoch in der Analyse von normativen Aussagen selber noch keine normative Ethik. Die Analyse besagt noch nicht, ob etwas gut oder schlecht ist. Die Lehre von der moralischen Sprache ist die Metaethik, die zwei grundsätzliche Theorien kennt, den *Kognitivismus* und den *Emotivismus*.

Die Philosophie, die allgemein gesagt aus drei Systemteilen besteht, nämlich Logik, Naturphilosophie und Philosophie des Geistes, unterscheidet die letztere noch in drei weitere Subsysteme. Zum einen in die Philosophie des subjektiven Geistes, in die des objektiven Geistes und schließlich in die des absoluten Geistes. Ethik gilt als Synonym für Philosophie des objektiven Geistes. Ihr Gegenstand ist der Mensch, wie er sich als das Freie objektiv, tätig auslegt, der Mensch in seiner praktischen Selbstbestimmung. Der Gegenstand der Ethik ist das Praktische, also das auf die Handlung konzentrierte.

Bezüglich der Ethik im Management sollten m. E. zunächst keine Unterschiede hinsichtlich des Managements von Einrichtungen in Non-profit-Organisationen wie beispielsweise Kliniken oder Sozialstationen und Profit-Organisationen gemacht werden. Ethik im Management zu beschreiben, bedeutet im ersten Schritt nach den eingangs aufgeführten drei Disziplinen der Philosophie zu fragen. Es ist eine Art „prote philosophia", also die Lehre von den ersten Prinzipien und Ursachen.

Bei der Vielzahl von Additiva, die vor das Wort Management gestellt oder hinten angehängt werden und damit eine Fülle von Spezifizierungen dieses Begriffes angeben, läßt sich eine gewisse Abstraktion nur wünschen. Auf alle Teilgebiete einzugehen, würde den Rahmen dieses Kapitels sprengen.

3
Der Begriff der Wirtschaftsethik

Das Institut für Wirtschaftsethik der Universität Sankt Gallen fragt nach dem, was Wirtschaftsethik ist. Die Wirtschaft am Ende des zweiten Jahrtausends befindet sich in einem komplexen und dynamischen Spannungsfeld von Individualisierung und Globalisierung, Arbeitslosigkeit und ökologischer Krise. Strategien und Instrumente zur Krisenbewältigung sind wohlfeil, es mangelt aber an grundsätzlicher Orientierung darüber, wie das Verhältnis von potentiellen Sachzwängen des ökonomischen Systems einerseits und legitimen Ansprüchen der Menschen an ein gutes Leben und gerechtes

Zusammenleben andererseits gestaltet werden kann. Wirtschaftsethik versucht dieses Verhältnis zu klären und Orientierungswissen bereitzustellen. Gefragt wird nach der Qualität der Werte und nach sinnvollen Rahmenbedingungen für eine wirklich lebensdienliche Wirtschaft. Wirtschaftsethik ist dabei keine außerökonomische Angelegenheit, postuliert das Institut, denn die moderne Ökonomie entstammt daselbst der Moralphilosophie und hat immer schon bestimmte normative Hintergrundüberzeugungen in sich. Jedoch muß hier zu untersuchen sein, wie Manager in normativen Fragen der Unternehmensführung tatsächlich denken. Was für Verknüpfungen werden im Brennpunkt von ethischen Ansprüchen und betriebswirtschaftlichen Erfordernissen erstellt?

Ulrich (1996, S. 51) stellt 4 Thesen auf:
* *These 1*: Moderne Unternehmensethik beginnt mit der kritischen Reflexion des traditionellen Unternehmerethos.
* *These 2*: Es gibt kein ethisch begründbares Gewinnerprinzip, das Gewinnstreben ist ein marktwirtschaftlich nützliches Motiv, aber nicht die oberste moralische Pflicht des Unternehmers.
* *These 3*: Unternehmensethik ist nicht als die äußere Grenze, sondern als die innere Grundlage des unternehmerischen Erfolgsstrebens zu konzipieren.
* *These 4*: Unternehmensethik ist mehr als die Geschäftsethik, sie umfaßt auch die ordnungspolitische Mitverantwortung.

Das Fazit:

> Unternehmensleitungen müssen heute mit Wertefragen ebenso rational umgehen wie mit den gewohnten geschäftsstrategischen Fragen. Das setzt ein klares Verständnis der ethischen Dimension des Wirtschaftens voraus (Ulrich 1996, S. 51).

4
Ethisches Handeln im Management

„Ethisch denken heißt Verantwortung wahrnehmen, heißt Antwort geben." So interpretiert Arndt (1996, S. 49) die Aussage von Bergum, dessen Philosophie das Fundament für die feministische Philosophie bildet, die den emotional-affektiven Bereich des menschlichen Erlebens miteinbezieht. Von dem Prinzip Verantwortung geht auch der deutsch-amerikanische Philosoph Hans Jonas aus. In seinem Festvortrag, den er am 15. Oktober 1986 zur 600-Jahrfeier der Ruprecht-Karls-Universität in Heidelberg gehalten hat, konstatiert er:

> Ethik stand längst auf meinem Programm als natürlicher Abschluß einer Philosophie des Organismus, die von sich her, wie angedeutet, mit dem Phänomen der menschlichen Freiheit in sie einmündet. Aber es ist ein anderes, ob man aus systematischer Absicht oder gezwungen vom Schock der Wirklichen zur Ethik kommt. (...) Jedenfalls erzwang es besagter Schock, indem er die Enormität unserer Macht aus ihren

möglichen Folgen ermessen ließ, daß der Begriff der Verantwortung ins Zentrum der Ethik rückte — und zugleich, daß seine Erarbeitung samt der Aufzeigung dessen, was auf dem Spiele steht, für mich zur ersten Pflicht eben jener Verantwortung selbst wurde. (...) Denn es handelte sich um eine neuartige Verantwortung, wie keine frühere Ethik sie ins Auge zu fassen hatte. Noch nie gab es, quantitativ und qualitativ zu verantworten, was es heute zu verantworten gibt. (...) Erst die moderne Technik mit der beispiellosen Reichweite ihrer Taten in Raum und Zeit eröffnet diese Horizonte. (...) All dies stellt der sittlichen Vernunft ganz neue Aufgaben. Eine davon ist, unsere Verantwortung erst einmal neu zu denken. Der Versuch dazu erlegt sich als Pflicht der Verantwortung selbst auf (Jonas 1986, S. 28).

Grundlage für seine Rede war seine Veröffentlichung 1979 mit dem Titel: „Das Prinzip Verantwortung. Versuch einer Ethik für die technisierte Zivilisation." Jonas beschreibt darin eine neue Ethik, die durch freiwilliges Zügeln der eigenen Macht dazu führt, daß diese Macht nicht zum Unheil für die Allgemeinheit wird.

Zwar ist der Schock, der die Verantwortung in das Zentrum von Jonas Argumentation stellt, die unreflektierte Bedrohung, in ihrer heftigen Reichweite der Taten in Raum und Zeit dieser Horizonte, in der Technik zu sehen. Ich jedoch sehe einen unmittelbaren Bezug zum Management der Unternehmen, die mit oder für diese Technik arbeiten und wirtschaften. Die Rahmenbedingungen verändern sich in immer schneller werdenden Dimensionen.
- Ob bedingt durch Veränderungen in der politischen Struktur unseres Landes oder
- die in der Folge von Regierungswechseln bedingten Veränderungen der gesetzlichen Rahmenbedingungen oder
- die Öffnung Deutschlands für ein gemeinsames Europa; der Effekt ist, daß der Markt, und sicherlich auch der Gesundheitsmarkt, sich einer potenzierten Wettbewerbssituation stellen muß.

Jonas beschreibt eine neue Ethik, die durch freiwilliges Bremsen der eigenen Macht dazu führt, daß diese Macht nicht zum Unheil für die Menschheit führt. Er sieht den Menschen aus zwei Perspektiven:
- Aus der Sicht der Metaphysik, die fragt: Was ist der Mensch? Und die danach sucht das Sein des Menschen und der Menschheit im allgemeinen zu betrachten.
- Auf der anderen Ebene aus der Perspektive der Ethik, die fragt: Was soll bzw. was darf der Mensch tun?

Nach Jonas hat sich gerade die Ebene der Ethik in seiner Dimension gewandelt. Gerade die Frage nach dem Dürfen in der aktuellen Situation ist nicht mehr ausreichend. Der Aspekt der Wirkung der Handlung hinein in die Zukunft und deren Interdependenzen muß heute und künftig bedacht sein und vermehrt werden. Als vergangene Rahmenbedingungen konstatiert Jonas, daß die Technik neutral ist, die Medizin eine ethische Notwendigkeit, der Mensch in seiner Entität als konstant gesehen wird und das Ethik eine überschaubare Praxis ist.

Die Gegenwart ist jedoch mit veränderten Rahmenbedingungen und strukturellen Veränderungen konfrontiert, so daß ein neues Fundament für ethisches Denken und Handeln benötigt wird.

- *Freiheit*: Durch die weitere Entwicklung geistiger Fähigkeiten hat der Mensch heute eine nie gekannte doppelte, also geistige und körperliche, Freiheit entwickelt.
- *Technische Machbarkeit*: Die Grenzen der Natur sind heute durch die technische Machbarkeit aufgehoben.
- *Technologische Machbarkeit*: Der Mensch überwindet die Grenzen seines eigentlichen Universums und erhält damit die Möglichkeit schöpferisch aktiv zu sein.
- *Neue Pflichten*: Durch die erlangte Freiheit und Machbarkeit entsteht eine neue Verantwortung gegenüber dem Schwächeren. Das Schwächere muß neu als Gutes bewertet werden, um die Vielfalt des Lebens für die zukünftige Menschheit zu sichern.
- *Verantwortliche*: Die Veränderungen sind primär durch die technologisch hochentwickelten Industriestaaten hervorgerufen worden. Sie haben die Verantwortung für diese Entwicklung und die damit zusammenhängende Schädigungspotentiale zu tragen.
- *Verantwortung*: Die Verantwortung zum Schutz des Ganzen sollte zu einer verfassungsmäßigen Änderung führen. Grundsätzlich ist alles verboten, was nicht ausdrücklich erlaubt ist. Dies ist nötig, weil viele negative Auswirkungen technischer Errungenschaften erst Jahrzehnte später bekannt werden. Utopische Alpträume wurden real.

Die Übertragbarkeit auf das Management unserer Zeit ist eine logische Konsequenz. Denn die Ergebnisse der Forschung in der Technik, das Umsetzen in Form von Produktion und Dienstleistung erfordern ein Führen und Leiten der organisatorischen Strukturen der Betriebe und das Führen und Leiten der Mitarbeiter. Gerade im Gesundheitswesen sind in den letzten 10 Jahren durch die Vertechnologisierungen Situationen entstanden, die heute und in Zukunft ein anderes Denken im Umgang mit der Technik und vor allem im Umgang mit den Beschäftigten im Gesundheitsbereich provozieren muß – eben weil der Fokus der Arbeit der Mensch als Patient, Klient oder Kunde ist und nicht ausschließlich die Forschung oder die Rentabilität der Großgeräte.

5
Das Menschenbild im Management

In der Wirtschaft gibt es nicht das Menschenbild als einen in sich geschlossenen, widerspruchsfreien und überzeitlichen Entwurf vom idealen Industriemenschen. Die Vorstellung vom Menschen ändert sich mit den Erfahrungen, den historischen Aufgaben und der Bewußtseinslage der Gesellschaft, ist also stets fließend und keineswegs statisch. Statisch hingegen ist das Bild vom rechnenden und berechnenden Menschen, dem Homo oeconomicus. Doch der Homo oeconomicus ist kein Leitbild, sondern nur ein wirtschaftstheoretisches Erklärungsmodell für die Mechanismen des Marktes. Es soll menschliche Entscheidungen unter Knappheitsbedingungen erklären, wobei hilfsweise unterstellt wird, daß es Entscheidungen gibt, die ausschließlich unter ökonomischen Gesichtspunkten gefällt werden. Der Vorwurf, mit dem Homo oeconomicus ein wirklichkeitsfremdes Bild vom Menschen geschaffen zu haben, läßt Wirtschaftstheoretiker erstaunen. Denn keineswegs gehört es zu den anthropologischen Leitbildern der Wirtschaft, daß der Mensch wie ein gefühllos rechnendes Wesen reagiert, das nur von und für Marktmechanismen lebt, daß er nur materielle Vernunft verfolgt. Mit dem

Homo oeconomicus ist eben nur eine Teilwirklichkeit beschrieben. Wer ein umfassenderes und dem wirtschaftlichen Alltag entsprechendes Bild vom Menschen meint, sollte deshalb vom Homo industrialis sprechen. Auch er ist nur ein Teil des Menschseins, denn außer ihm gibt es in jedem den rechnenden Homo oeconomicus, den unfertigen Homo imperfectus, den faustisch machenden Homo faber, den schöpfungsorientierten Homo oecologicus, den sich mit sich selbst nicht abfindenden Homo religiosus und den von der Ursünde behafteten Homo peccator. Zum Homo industrialis gehören Investoren wie Arbeitnehmer und die Bereiche Produktion sowie Dienstleistung.

6
Interdependenzen von ökonomischen, religiösen und sozialen Verhaltensweisen

Um die, in den vorliegenden Abschnitten angesprochenen Inhalte, wie die Frage nach verantwortungsvollem Handeln zu diskutieren, ist ein Exkurs in die Soziologie und hier vor allem die von Weber geprägten Gedanken hilfreich. Im Gegensatz zu Ferdinand Tönnies und Georg Simmel orientierte sich die Soziologie Webers nicht primär an philosophischen Kategorien, sondern an ökonomischen, rechtlichen, kulturellen und sozialen Verhaltensweisen und den zwischen ihnen bestehenden Wechselwirkungen. Als eigenständige soziologische Methode versteht Weber die Methode, soziales Handeln deutend zu verstehen. Er ist somit der Begründer der Handlungstheorie, die sich – im Gegensatz zur Verhaltenstheorie – als „verstehende Soziologie" begreift.

Im ersten Kapitel seines Hauptwerkes „Wirtschaft und Gesellschaft" definiert er die Grundbegriffe von Soziologie und entwirft damit ein Konzept von Soziologie als eigenständiger Wissenschaft, deren Gegenstand das soziale Handeln und die sich daraus ergebenden Formen sozialer Beziehungen sind.

Das Hauptthema Webers, das sich wie ein roter Faden durch fast alle seine Werke zieht, ist der Zusammenhang zwischen der Entstehung des Kapitalismus westeuropäischer und amerikanischer Prägung und dem gesellschaftlichen Prozeß der Rationalisierung. Max Weber, der von 1864 bis 1920 lebte, gibt weder eine eindeutige Wertung zu diesem Prozeß ab, noch prognostiziert er das Ergebnis dieses Prozesses. Er versucht lediglich, sein Zustandekommen, die ihm eigene Dynamik und seine Verselbständigung zu beschreiben und zu erklären. Er betont jedoch in mehreren seiner Werke die Unvermeidbarkeit dieses Prozesses, der sich unabhängig von den subjektiven Absichten der handelnden Individuen vollzieht, d. h. die objektiven Wirkungen von Handlungen, die sich z. T. aus gesellschaftlichen Sachzwängen ergeben, entwickeln sich weitgehend unabhängig vom subjektiven Willen der Akteure.

Die Eigendynamik kommt vor allem in seinen Werken „Protestantische Ethik und der Geist des Kapitalismus" sowie „Wirtschaft und Gesellschaft" zum Ausdruck.

Das signifikante Ziel seines Werkes „Protestantische Ethik und der Geist des Kapitalismus" ist die Erklärung der Entstehung des westlichen Kapitalismus und des damit verbundenen Rationalisierungsprozesses aus dem Zusammenwirken von wirtschaftlichen Zwängen und ethischen Grundhaltungen, die aus der protestantischen Prädestinationslehre hervorgehen, die im Calvinismus besonders stark ausgeprägt sind. Nach seiner These war der Protestantismus, neben dem Zwang zum wirtschaftlichen Handeln aufgrund der veränderten Produktionsformen, ursächlich an der Entstehung des westlichen Kapitalismus beteiligt.

Der Ausgangspunkt seiner Theorie ist die Beobachtung, daß Protestanten im Durchschnitt wirtschaftlich erfolgreicher, häufiger in Führungspositionen und besser qualifiziert sind als Angehörige andere Religionen. Als eine Ursache nennt Weber die rationellere Lebensführung von Protestanten, d. h. innerweltliche Askese im Gegensatz zu einem unbefangenen Lebensgenuß und Selbstkontrolle auf der Grundlage einer methodischen Lebensführung.

Die Folge davon ist, daß sich nach Weber eine Berufsethik entwickelt, bei der die Pflicht zur Berufsausübung zu einem zentralen sittlichen Wert wird. Er begründet die Entstehung dieser Ethik aus der Prädestinationslehre heraus, wonach die Gnadenwahl Gottes zwar nicht beeinflußbar ist, der wirtschaftliche Erfolg im Diesseits jedoch einen Anhaltspunkt für das Seelenheil im Jenseits darstellt. Damit kommt der Bewährung im Hier und Jetzt, d. h. einem verantwortlichen, asketischen, diesseitsbezogenem Leben ein höherer Stellenwert zu als einer weltabgewandten Askese mit dem Fokus auf mythisch-magischen Handlungen. Das gesamte Dasein wird der Zielsetzung einer systematischen innerweltlichen Askese untergeordnet, die sich in der pflichtgemäßen Hingabe an eine Berufstätigkeit manifestiert.

Weber konstatiert, daß die ursprünglich religiös motivierte methodische Lebensführung zur allmählichen Abnahme von Religiosität führt und sich als Prinzip verselbständigt. Die Berufspflicht wird zum bürgerlichen Berufsethos und schließlich zur Sozialethik der kapitalistischen Kultur.

Die Frage, warum wir gut sein sollen, die Frage der Ethik also, kann nicht mit einer Ursache oder einem persönlichen Motiv beantwortet werden. Das eigene Interesse muß nicht zwangsläufig das der anderen sein. Nur weil ich es für gut befinde, muß mein Motiv nicht auch für andere gut sein. Bei der Interpretation der Thesen Webers sehe ich einen Widerspruch darin, daß die Bildung einer Ethik im Interesse des Einzelnen liegt. Der Gedanke der Selbstgerechtigkeit, den ich hier sehe, ist das Motiv für die Bildung eines Berufsethos. Das meint, man soll gut sein, weil es im eigenen Interesse liegt. Der Grund bei ethischem Denken soll aber nicht darin liegen, ob wir für etwas belohnt werden oder nicht.

7
Der Begriff des Managements

Management kann man nicht definieren, es ist lediglich beschreibbar. Es heißt führen, leiten, begleiten, kontrollieren, steuern, organisieren, reflektieren, es bedeutet auch dynamisch sein, vorwärts drängen. Das Wort Manager wird im deutschen häufig mit Führungskraft übersetzt. Was meint Führen in diesem Zusammenhang? Es bedeutet Ziele setzen, Ziele durch zweckorientierte Leistungen anderer zu verwirklichen und überzeugt sein. Managen heißt Beziehungen aufbauen und pflegen sowie sie erhalten.

8
Der gesellschaftliche und sozialpolitische Wandel

Der Weg vom bisher traditionell auch in der Pflege verankerten pathogenetischen, also krankheitszentrierten Denken zu einem salutogenen, ganzheitlichen Verständnis, welches das Denken im Gesundwerden als einen hollistischen Prozeß systemisch begreift, könnte die Vision, die neue Chance für die Pflegenden, unsere neue Aufgabe sein. Das

Schaffen neuer Bereiche als pflegeeigene Nischen grenzt uns nicht von anderen Berufsgruppen im Krankenhaus ab, wenn wir diese transparent machen und in einen transdisziplinären Dialog treten. Beratung, Primary nursing, um nur zwei Stichworte zu nennen, aber auch sozialpflegerische Aufgaben werden noch kaum wahrgenommen und umgesetzt. Damit Pflege auch im nächsten Jahrhundert unseres bevorstehenden Jahrtausends ihre Legitimation in der Gesellschaft behält und den gesellschaftlichen Stellenwert steigert, ist es unabdingbar, daß der ökonomische Nutzen von pflegerischen Leistungen für die Solidargemeinschaft verstanden und gemessen wird.

Keine andere Wirtschaftsbranche in Deutschland wird so reglementiert wie das Gesundheitswesen. In den letzten 20 Jahren gab es 46 Gesetze und über 6.800 Verordnungen, die alle auf Kostendämpfung zielten. Um einer Minderung der qualitativen Versorgung der pflegerischen und medizinischen Betreuung und Begleitung durch die restriktive Sparpolitik entgegen zusteuern, ist eine kontinuierliche und gezielte Überarbeitung sämtlicher Strukturen im Krankenhaus notwendig, die ein verantwortliches Handeln, das permanente Fragen nach dem Guten, dem moralisch Richtigen erfordert.

9
Zur Situation des gesundheitswirtschaftlichen Marktes

Unser Gesundheitssystem ist heute noch eine Kombination aus markt- und planwirtschaftlichen Elementen, die in einer Weise miteinander verknüpft sind, die zu beträchtlichen Ineffizienzen führen muß. Das Gesundheitssystem ist eine personalintensive Dienstleistungsbranche mit derzeit rund 4 Millionen Beschäftigten. Etwa 13% aller deutschen Erwerbstätigen sind in diesem System tätig. Im Vergleich mit anderen Ländern, wie der USA oder Großbritannien, basiert unser Gesundheitssystem auf einem dichten und flächendeckenden Netz mit niedrigen Preisen. Es ist schwer vorstellbar, wie im bestehenden Sozialsystem ein weiterer Anstieg der Kosten verkraftet werden soll. Zugleich müssen wir den demographischen Wandel in der Bevölkerung berücksichtigen. Immer mehr ältere Menschen wollen zu Recht die Erfolge der Medizin und Medizintechnik nutzen.

Die ökonomischen Sparzwänge werden dazu führen, daß die Krankenhausträger sich auf betriebswirtschaftliche und ärztliche Leistungen reduzieren werden. Konzentrationsprozesse und das Abflachen von Hierarchien werden weiterhin dazu beitragen, das Stellenangebot für das Pflegemanagement zu verringern.

Im Pflegemanagement werden wirtschaftliche und organisatorische Neuerungen, wie Qualitätsmanagement und Controlling (beispielsweise Pflege-Controlling, Reengineering-Prozesse) kritisch bzw. ablehnend betrachtet. Diese Haltung wird den Veränderungprozeß, d. h. Abbau der Pflegestrukturen beschleunigen. Das Umgestalten des Krankenhauswesens ist angesichts stagnierender Einnahmen und steigender Kosten dringend notwendig. Von Trägerverantwortlichen wird oft aus strukturellen und wirtschaftlichen Erwägungen die medizinische und pflegerische Patientenversorgung in dafür gegründeten GmbHs bzw. Profitcentern übertragen.

Im Krankenhaus haben Managementtheorien bisher in nur geringem Ausmaß Einzug gehalten. Nagorny und Plocek (1997, S 17)sehen eine Begründung hierfür in der Tatsache, daß Kliniken bisher eher verwaltet als geführt wurden.

9.1
Der Blick in die Zukunft

Sämtliche Managementempfehlungen sind darauf ausgerichtet, für jede Situation vorhandene Handlungsspielräume zu erkennen und bestmöglich zu nutzen.

Für die gegenwärtige hektische Entwicklung im Krankenhauswesen ist es typisch, daß alle aktuellen Führungsmaßnahmen bezwecken wollen, die Unternehmens- bzw. Einrichtungsflexibilität zu erhöhen. Diese Absicht verfolgen z. B. die konsequente Verflachung der Führungshierarchien, Reduzierung der Personaldecke, teilautonome Arbeitsgruppe bis hin zu Subunternehmungen im Krankenhaus bzw. das Prinzip des Dezentralisierens.

Insbesondere wird angestrebt, die Lösung von Problemen und Aufgaben möglichst dezentral und damit zeitgewinnend zu ermöglichen. Allerdings birgt diese Vorgehensweise bereits eine neue Gefahr, nämlich die, daß Zusammenhänge und Integration der Aufgaben nicht mehr gegeben sind. Die derzeitige Forderung nach Vernetzung von Arbeitsabläufen ist ein Beweis dafür.

Zur Zusammenarbeit im Krankenhaus: Die bisherige Forderung der Pflege, sich abzugrenzen, ihren eigenen Stellenwert und Standpunkt zu finden, um dann auf andere Berufsgruppen zuzugehen, wird vorbei sein. Es wird eine Kooperation zwischen Ärzten und Pflegekräften geben müssen, des weiteren auch eine Kooperation mit den anderen Berufsgruppen, die im Krankenhaus tätig sind.

Dies ist deshalb notwendig, um das Entwickeln und Umsetzen von abteilungsübergreifenden Zielorientierungen oder die Optimierung von Kommunikation und gegenseitiger Information zu verwirklichen.

9.2
Aufbruch in neue Galaxien

Es ist die Geschichte von Optimisten, die ausgezogen sind, sich im neuen Denken zu üben. Flache Hierarchien haben das Management effizienter gemacht und Prozesse beschleunigt. Dies ist in der Wirtschaft zu erkennen. Auch im Gesundheitswesen müssen die Führungskräfte von morgen ihre bisherige Arbeitsweise an den neuen Gegebenheiten ausrichten. Das neue Image von aktiven Gesundheitsmanagern ist „work smarter". Es geht nicht mehr darum schneller und noch mehr zu arbeiten, sondern produktiver, innovativer zu werden und Beziehungen zu managen.

Auch die Chefsessel im Pflegedienst werden zunehmend zu Schleudersitzen, d. h., sie werden in immer kürzer werdenden Abständen neu besetzt. Manager müssen Koalitionen nach Bedarf schmieden. Stehr (1998) hinterfragt diese Tendenz kritisch und veranschaulicht die Situation, die meiner Meinung nach in Zukunft auch das Krankenhaus ereilen wird, mit dem Fußballplatz. Schon heute werden die Chefpositionen im Vergleich zunehmend mit 3- bis 5Jahresverträgen befristet.

Ein Fußballtrainer ist auf dem Rasen eine Art Vorstandsvorsitzender. Er entwickelt Strategien, auf denen seine taktischen Entscheidungen während des Spiels aufbauen. Er rekrutiert das Personal und er fliegt, wenn das Vereinspräsidium mit ihm nicht zufrieden ist.

Interessant ist der Blick auf die Statistiken. Was sind die Anlässe für Führungswechsel? 6% wegen Leistung des Vorgängers, 16% wegen Vorruhestand, 17% wegen Geschäftserweiterung, 25% wegen Karriereplanung und 36% wegen Organisationsveränderungen. Um adäquat reagieren zu können, müssen die Manager den Wandel managen.

Welche Kompetenzen benötigen die zukünftigen Führungskräfte? Fachliches Wissen 1%, Kundenwissen 11%, Netzwerke 11%, Geschick in schwierigen Situationen 21%, internationale Erfahrungen 23%, Veränderungsmanagement 33%.

Fachwissen muß nach 3 bis 5 Jahren aktualisiert werden. Das Verhältnis von Aufgabe und Kompetenz ergibt die Verantwortung.

Beim Pflegemanagement muß künftig eine hohe Fachkompetenz vorausgesetzt werden wie beispielsweise betriebswirtschaftliche Grundlagen, Gesundheitsökonomie, Qualitätsmanagement, Kundenorientierung, Projektmanagement. Dazu treten Sozial- und Methodenkompetenz wie Selbstmanagement, Kommunikationsfähigkeit, Personal- und Teamentwicklung, Präsentation und Moderation.

Meines Erachtens aber wird die Hauptkompetenz der Zukunft sein, Ethik im Management zu denken.

Kompetenzentwicklung lautet das ehrenvolle Ziel selbstgesteuerten und arbeitsplatznahen Lernens. Es geht nicht mehr darum, nur adaptiertes Wissen anzuhäufen, sondern mit Erkenntnis ökonomisch umzugehen und diese zielgerichtet umzusetzen.

Das Anforderungsprofil für das Pflegemanagement wird auch weiterhin einem starken Wandel unterliegen. Der Druck auf das Management wird weiterhin steigen. Denn noch immer wird Führung an der Realität gemessen. Die Meßlatte für Führungserfolg wird nicht das Maß der bewältigten Schwierigkeiten sein, sondern die Abweichung vom Ideal des wettbewerbsfähigen Unternehmens. Es klingt hart, v. a. für jene Führungskräfte, die ein unbefriedigendes Ergebnis mit „äußeren Umständen" begründen könnten.

Wissenschaftlich diszipliniertes Nachdenken über die praktischen Fragen der Unternehmensführung kommt Ende des 20 Jahrhunderts zu dem Ergebnis: Über den dauerhaften Erfolg eines Unternehmens entscheidet in erster Linie sein Humanpotential. Dies bedeutet die besondere Qualifikation und Motivation aller Mitarbeiter.

Gegenwärtig scheint kaum etwas ohnmächtiger in der Wirtschaft zu sein als die Moral. In einer auf politischen und ökonomischen Erfolg getrimmten Zeit hat nur jene Moral eine Chance, die sich als strategisches Konzept auf dem Erfolgsweg ausweist (Lay 1996, S. 9).

Die Ethik hat Regeln zu entwickeln, die, wenn sie von der Mehrheit der Menschen innerhalb eines sozialen Systems befolgt werden, das Gemeinwohl zugunsten der Menschen, die in diesem System (als dessen innere Umwelt) leben, optimiert. Was bedeutet in diesem Kontext aber Gemeinwohl? Es bezeichnet eine strukturelle Werteorientierung und eine Einstellung eines sozialen Systems, die es diesem nahelegt, im Widerstreit von Interessen und Erwartungen Strukturen auszubilden, die es den im Anspruchsbereich des Systems lebenden Personen ermöglicht, ihr personelles, daß bedeutet beispielsweise ihr physisches, psychisches, soziales, ökonomisches, politisches, moralisches, intellektuelles, spirituelles und musisches Leben zu erhalten und zu entfalten. Erst sekundär ist die strukturelle Ausrichtung einer Person am Gemeinwohl in einem solchen System eine Tugend, wenn sie nicht nur der spieltheoretischen Rationalität folgt.

10
Die ökonomische Rationalität im Gesundheitswesen

Neben den zwei klassischen Rationalitäten, nämlich der medizinisch/pflegerischen und der sozialen ist eine neue getreten: „die ökonomische Rationalität." Aber trotz der Prognosen der demographischen Entwicklung werden noch kaum die Weichen für die Zukunft gestellt. Die neue Trias der Rationalitäten erfordert ein sofortiges Handeln der Pflegepersonen für ein neues Aufgaben- und Selbstverständnis: Aufwertung interaktionsintensiver Leistungen, Aufwertung zwischenmenschlicher Fähigkeiten, Aufwertung pflegerischer Leistungen, Aufwertung auch der Beiträge von Patienten und ihren Angehörigen.

11
Neue Aufgaben für das Pflegemanagement

Das Gesundheitswesen wird sich zukünftig in voller Konsequenz der Frage der Wirtschaftlichkeit stellen müssen. Der von den Leistungsträgern eingeleitete Zwang zum Sparen, der sowohl vom Gesetzgeber gefördert wurde als auch die rechtlichen Rahmenbedingungen hierzu lieferte, führt zu neuen Wettbewerbsbedingungen. Es ist Transparenz in den verschiedenen Betriebsebenen und -abläufen gefordert.

Der Wandel der gesellschaftlichen Werte und Normen, die zunehmende Abkehr von sozialen Elementen, wie das Auflösen des Subsidiaritätsprinzips und. des Solidaritätsprinzips, führt in eine Mehrklassengesellschaft und erzeugt neue, noch nicht vorsehbare genuine Probleme.

Probleme stellen Herausforderungen dar. Wir dürfen dieses jedoch nicht als Bedrohung, sondern als Chance sehen. Situationen der Unsicherheit sind Phasen höchster kreativer Energie. Diese zu nutzen, ist die Aufgabe des Pflegemanagements mit dem Fokus eines verantwortungsintensiven Veränderungsmanagements. Unsere gemeinsame Vision ist das Agieren, das Lenken von Energie, hin zur Freisetzung von Prozessen, die neue Wege und Lösungen aufzeigen und angehen. Durch die Anwendung von Managementtechniken treten wir Entwicklungen nicht entgegen, sondern agieren in einem neuen Wirkungskreis. Der Abbau von Klinikbetten wird zu einer Personalfreisetzung führen. Zunehmende Rationalisierungen im Dienstleistungsbereich reduzieren die persönlichen und individuellen Beziehungen, durch die aber v. a. die Pflege ihren Beitrag an den Prozessen der Patienten lebt.

Die Vision heißt, daß wir einen Rahmen schaffen, indem wir unter vielen Aspekten existieren können. Verbesserung der Wirtschaftlichkeit, Schaffung neuer Arbeitsplätze, Steigerung der Qualität unserer Leistungen und Ausbau des Leistungsangebotes unter der Devise einer multikulturellen Ethik, die sich dynamisch mit den gesellschaftlichen Ansprüchen und Erwartungen an zu vertretende moralische Entwicklungen und Tendenzen entwickeln läßt, sind die Herausforderungen für die Zukunft.

12
Zusammenfassung

Ethik im Management muß in der Zukunft entscheidend für die Neuorientierung des Handelns und Wirtschaftens in Einrichtungen des Gesundheitswesens sein. Das Ausrichten der Unternehmensziele auf die Optimierung und Maximierung des Gewinns darf nur unter dem Aspekt der verantwortlichen Vertretbarkeit im Kontext mit anderen Faktoren das Hauptziel sein. Eine Unternehmenskultur der Zukunft bedarf eines ethischen Rahmenkonzeptes, das die Suche nach dem Sinn und das kritische Reflektieren mit den Gegebenheiten der Umwelt ermöglicht. Des weiteren ist eine Ethikkultur zu entwickeln, in der die verschiedenen Bereiche eines Unternehmens miteinander in Dialog treten.

Den Mensch als Zweck und nicht nur als Mittel betrachten muß als Leitmaxime im Gesundheitssystem wieder gelten.

Literatur

Arndt M (1996) Ethik denken: Maßstäbe zum Handeln in der Pflege, Thieme, Stuttgart
Bergum V (1994) Knowledge for ethical care. In: Nursing Ethics, S.71-79, In Arndt M (1996) Ethik denken: Maßstäbe zum Handeln in der Pflege, Thieme, Stuttgart
Ferber R (1998) Philosophische Grundbegriffe. Beck, München
Jäger A (1992) Diakonische Unternehmenspolitik – Analysen und Konzepte kirchlicher Wirtschaftsethik. Gütersloher (Haus Mohn), Gütersloh
Jonas H (1987) Wissenschaft als persönliches Erlebnis. Vandenhoeck & Ruprecht, Göttingen
Kock M (1998) Bausteine für eine künftige Wirtschaftsethik. Neukirchen-Vluyn, Neukirchener
Koreimann D (1987) Management. München, Oldenburg
Lay R (1993) Die Macht der Moral. ECON, Düsseldorf
Lay R (1996) Ethik für Manager. ECON, Düsseldorf
Nagorny H-O, Plocek M (Hrsg)(1997) Praxishandbuch Qualitätsmanagement im Krankenhaus, Baumann, Kulmbach
Schmidt H (1997) Allgemeine Erklärung der Menschenpflichten. Piper, München
Schwartz FW, Badura B, Leidl R et al. (1998) Das Public Health Buch – Gesundheit und Gesundheitswesen. Urban & Schwarzenberg, München
Stehr C (1998) Neue Besen: In Handelsblatt Junge Karriere, Nr. 1: 32
Ulrich P (1996) Ethik schließt den Erfolg nicht aus. Thesen zur Unternehmensethik, Neue Luzerner Zeitung 98: 51
Wittmann S (1998) Ethik im Personalmanagement – Grundlagen und Perspektiven einer verantwortungsbewußten Führung von Mitarbeitern. Haupt, Bern

Qualität in Wirtschaft und Pflege – Eine Betrachtung

W. Krompholz-Schink

*Das leichteste ist, was Gehalt und Gediegenheit hat,
zu beurteilen, schwerer, es zu fassen,
das schwerste, was beides vereinigt,
seine Darstellung hervorzubringen.*

G.W.F. Hegel

Inhaltsverzeichnis

1   Einleitung *16*

2   Der allgemeine Qualitätsbegriff *17*
2.1   Etymologie *17*
2.2   Qualität in der Philosophie *18*

3   Der Qualitätsbegriff der produzierenden Wirtschaft *21*
3.1   Die ökonomische Definition von Qualität *21*
3.2   Definitionen von Dienstleistungqualität *24*

4   Der Qualitätsbegriff in der Arbeit mit Menschen in Institutionen *25*
4.1   Das Problem der unterschiedlichen Qualitätsauffassung und -wahrnehmung von Geber und Empfänger *27*
4.2   Zwischenmenschliche (soziale) Basisqualitäten *28*
4.2.1   Der Begriff des Taktes und des Kontaktes im gemeinsamen Sein und Tun von pflegendem Menschen und gepflegtem Menschen *28*
4.2.2   Berührungsqualität *30*
4.2.3   Die Qualität der Sprache und ihrer Anwendung *31*

5   Vergleich des ökonomischen Qualitätsverständnisses mit den im menschlichen Miteinander wichtigen Qualitäten und Reflexion des Grades der Übertragbarkeit *33*
Einschub: Das Sprachspiel der Wirtschaft und Sprachspiel der Pflege – Jean-François Lyotard *35*

6   Kontinuität und Reliabilität als institutionelle Qualitäten *39*

7   Schlußbemerkungen *42*

Literatur *43*

1
Einleitung

Spätestens seit der Forderung der Pflegeversicherung nach bundeseinheitlichen Richtlinien zur Qualitätssicherung ist der Begriff der Qualität auch für die Pflege relevant. Es scheint, als habe die Pflege versäumt, ihre eigenen Kriterien von Qualität zu formulieren und muß sich nun, als Folge des vielzitierten Druckes der leeren Kassen, von pflegefremden Institutionen oktroyieren lassen, was in Zukunft unter pflegerischer Qualität zu verstehen sei. Allenthalben vernimmt man das Bekenntnis der Träger von Heimen und Krankenhäusern zum Qualitätsmanagement und zur standardisierten Qualität. Daraus resultierend entstehen Qualitätszirkel und man ist bestrebt, sich die Qualität durch Zertifizierung an die Haustüre kleben zu können. Qualität und wie diese total zu managen sei, ist also in aller Munde, bewegt Herzen und Hirne der Pflegenden und ihrer Vorgesetzten.

Der Inhalt dieser Abhandlung befaßt sich mit dem Begriff der Qualität. So wird zuerst die Etymologie nach den sprachlichen Wurzeln dieses Begriffes befragt. Der Ursprung des Qualitätsbegriffes liegt in der Philosophie. Ein kleiner Exkurs soll aufzeigen, wie sich das Qualitätsverständnis dort herausgebildet und entwickelt hat und wie die philosophische Auffassung von Qualität ist. Als nächstes werden anhand von exemplarischen Qualitätsdefinitionen aus einigen Werken der ökonomischen Literatur die Haupt- oder Leitmotive, wie etwa das Ideal der konstanten Beschaffenheit und der permanenten Reproduzierbarkeit der Produkte und deren Konnotationen, herausgearbeitet, nicht ohne dabei die Formulierung sich etwa aus den Definitionen ergebender provokanter Fragen zu unterlassen. Das Augenmerk liegt hierbei auf möglichen mitschwingenden Intentionen.

Daran anschließend sollen einige Qualitätsdefinitionen der „Ware Dienstleistung" verglichen und ebenfalls auf ihre Grundmotive hin betrachtet werden. Diese unterscheiden sich prinzipiell nicht von ökonomischen Definitionen. Dabei soll ebenfalls der Versuch einer Exegese der dahinter liegenden Motive unternommen werden.

Aus den Definitionen der Qualität im Dienstleistungssektor stellt sich zwangsläufig die Frage, welches Bild von Mensch und Gesellschaft sich hinter den Ablaufdiagrammen und den Prozeßbeschreibungen des Dienstleistungsqualitätsmanagements verbirgt. Wenn Geld das einzig verbindende und verbindliche Moment zwischen Menschen wird und der gekaufte perfekte Leistungsanspruch das menschliche Miteinander mit all seinen kleinen Unzulänglichkeiten ersetzt, wird die Eigentlichkeit aus dem Miteinander eliminiert und der Dialog verkommt zum Verkaufsgespräch. Gesellschaft wird Maschine mit Funktionsansprüchen, was nicht funktioniert, wird ausgetauscht.

Was heißt es für einen Menschen, daß er entweder im Alters-, im Behindertenheim oder im Krankenhaus, möglicherweise als Langzeitpatient, untergebracht ist? Ob der längeren oder langen Verweildauer in diesen Institutionen ist die jeweilige Institution seine Heimat, ist Verweildauer gleich Lebenszeit mit unterschiedlichen Dependenzen. Verlangt diese Sonderform menschlichen und sozialen Seins nicht nach eigenen Qualitäten, die sich auf die individuelle Daseinsform des Klienten[1] beziehen?

---

[1] Der Begriff des Klienten wird in Folge sowohl für Heimbewohner wie für Patienten verwendet. Dies im Hinblick auf seine Grundbedeutung „Schutzbefohlener", wobei dies nicht als Ausdruck der Sicht einer vertikalen Hierarchie zwischen den Pflegenden und den Klienten durch den Autor gewertet werden darf. Vielmehr wird der Begriff in sozialpolitischer Hinsicht im Sinne von Interessenvertretung verwendet.

Das Problem der getrennten Wahrnehmung von Qualitätsgeber und Qualitätsempfänger als Spezifikum der Arbeit in Heimen wie in Krankenhäusern wird uns hier beschäftigen, weil dies der Ort ist, an dem Qualität sowohl im Tun und Sein hervortreten, zum Ausdruck kommen kann, als auch wahrgenommen wird, also empfangendes und empfindendes Sein tangiert.

Im direkten und gewissermaßen ins Intime gehenden Kontakt, wie er in der Pflegesituation in Heimen etc. gegeben ist, spielen Qualitäten eine Rolle, die im industriellen Qualitätsbegriff, da es sich hier um Dinge handelt, die hergestellt werden, gar nicht vorkommen können. Das Maß, in dem sich der Mensch als geachtetes Mitglied seiner Spezies fühlt, hängt ab von *inter*spezifischen Qualitäten, von denen einige vorgestellt werden. Exemplarisch werden die Rolle der Berührungsqualität und der Sprach- und Verstehensqualitäten und ihre Bedeutung in der sozialen Arbeit bzw. in der Krankenpflege beleuchtet.

Die Arbeit schließt durch einem Vergleich des ökonomischen Qualitätsverständnisses mit den im menschlichen Miteinander bedeutenden Qualitäten und einer Reflexion des Grades der Kompatibilität. Argumentiert man in Anlehnung an Jean-François Lyotard, so sind sowohl die Ökonomie wie die Pflege zwei vollkommen verschiedene Formen von Sprachspielen mit jeweils eigenen Terminologien und Subjekten. Da Sprache die Realität determiniert, besteht die Gefahr, daß hier inkompatible Wirklichkeiten verwechselt werden oder kollidieren. Der Autor kann sich nicht einiger häretischer Schlüsse enthalten, die sich aus dem Aufbau und den Grundbegriffen des Qualitätsmanagements und des TQM ergeben, speziell was den Umgang und die Betrachtungsweise von Fehlern oder die Standardisierung von Lebensvollzügen betrifft und macht einige Vorschläge, wie die Qualität der Arbeit in Heimen und vergleichbaren Institutionen alternativ gestaltet, bewertet und vergütet werden könnte. Da Qualität sich in der Zeit vollzieht, die den individuellen Lebensrhythmen und -empfindungen der Klienten angepaßt werden sollte, statt stetig optimiert und gekürzt zu werden, könnte sie sich als Berechnungsrahmen einer menschenwürdigen Pflege anbieten. Es handelt sich hier nicht um ein geschlossenes Gedankengebilde, sondern um den aktuellen Aggregatzustand eines Denkprozesses, der nicht beendet ist und der als Diskussionsbeitrag gedacht ist.

2
Der allgemeine Qualitätsbegriff

2.1
Etymologie

Was ist Qualität? Im alltagssprachlichen Umgang wird der Begriff häufig verwendet. Von der Qualität eines Fahrzeuges ist oft ebenso die Rede wie von der Qualität der Kleidung eines bestimmten Herstellers oder den spielerischen Qualitäten eines Fußballspielers. Das Anwendungsfeld des Qualitätsbegriffes ist also vielfältig und weit gestreut und der Begriff wird bezogen auf Mensch und auf Objekt. Doch was bringt der Begriff *Qualität* zum Ausdruck, welche Bedeutung liegt ihm inne? Wie stellt sich Qualität etymologisch dar? In Knaurs Herkunftswörterbuch wird Qualität als „Beschaffenheit, Güte, Sorte; aus lat. 'qualitas', Gen. -atis, Beschaffenheit, Eigenart, zu 'qualis' irgendwie beschaffen" definiert (Hermann 1982, S. 402). Die deutschen Bedeutungen des lateinischen Grundwortes lassen sich weiterverfolgen. Wahrigs Deutsches Wörterbuch beschreibt Beschaffenheit als „das Beschaffensein, So-Sein, Natur, natürliche Eigenart, Zustand eines Materials, eines Stoffes, einer Ware" (Wahrig 1970, S. 640) und Eigenart als „Gesamtheit der Merkmale, Wesen, Eigentümlichkeit, charakteristisches Kennzeichen" (Wahrig 1970, S. 994). Zusammengefaßt ist also zu sagen, daß Qualität immer zwischen einem in seinen Eigenarten oder -schaften auftretenden Phänomen und einem diese Eigenarten oder -schaften erfahrenden Phänomen ihren Ort hat, also einerseits sinnlich erfahrbarer Ausdruck von etwas und andererseits sinnlich erfahrbarer Eindruck von etwas ist. Er hat also immer etwas mit Wert und Wertung zu tun. So ist der Charakter der Qualität ein zwiefacher und, um es überspitzt zu sagen, ein zwiespältiger. Der zwiespältige Aspekt der Qualität wird uns weiter unten bei der ökonomischen Definition des Qualitätsbegriffes erneut begegnen.

2.2
Qualität in der Philosophie

Mit dem Gedanke, daß, wenn etwas sei, dies dem Menschen in einer bestimmten Weise erfahrbar sein müsse, beschäftigte sich schon die griechische Antike.

> Als philosophische Kategorie wird Qualität (*poión*) erstmals von Aristoteles verwendet, der darunter das versteht, „vermöge dessen man (Etwas) so oder so beschaffen heißt" (...). Qualitäten sind dasjenige, das 'den Unterschied des Wesens' ausmacht (...) (Klaus und Buhr 1976, S. 997).

So ist mit der Erkenntnis und adäquaten Formulierung von Qualität ein ganzer Komplex von Voraussetzungen verbunden. Es sind mindestens zwei unterschiedliche Wesenheiten notwendig, die getrennt für sich bestehen. Mindestens eines dieser Wesenheiten muß ein Bewußtsein haben, das diese Trennung erkennen kann. Die Trennung wahrzunehmen, bedarf es gegensätzlicher Eigenschaften, die von dem mit Bewußtsein ausgestatteten Wesen wahrgenommen werden können, d. h. daß zu diesen Eigenschaften die entsprechenden Rezeptoren (in Form von Sinnesorganen) kommen müssen, um erfahrbar zu sein. Durch diese Rezeptoren entsteht gleichzeitig ein Aufeinander-bezogen-Sein, das, obwohl des getrennten Seins bewußt, eine Beziehung zwischen dem wahrnehmenden und wahrgenommenen Wesen herstellt. Diese Beziehung ist nicht statisch.

> Aristoteles unterscheidet von der Qualität, die Unterschied des Wesens ist, Qualitäten als „Affektionen (Vorlieben, Anm. des Verfassers) der bewegten Dinge... und die Unterschiede der Bewegungen" (...), wobei Qualität dasjenige ist, „bei dessen Veränderung man sagt, daß die Körper anders würden" (Klaus und Buhr 1976, S. 997).

So kommt zur bloßen Wahrnehmung eines Gegenüber auch das Bewußtsein von verschiedenen Zuständen. Um Veränderung zu erkennen, muß der Zustand des Gegenstands vor und nach der Veränderung bewußt sein und mit verschiedenen Sinneseindrücken einhergehen. So wird Qualität manifest in der Art der Empfindungen, die die Eigenschaften eines Wesens bei dem diese Eigenschaften wahrnehmenden Wesen hervorrufen, was Aristoteles mit den Affektionen der bewegten Dinge umschrieb. In der Renaissance führte die „mechanistische Entgeistigung der Natur" zu einer „dualistischen Weltansicht, (...) der Ansicht von einer totalen Verschiedenheit der innerlichen und der äußeren Welt" (Windelband 1928, S. 339).

> Descartes betrachtete die sinnlichen Qualitäten als dunkle und verworrene Vorstellungen, während ihm die Auffassung der quantitativen Bestimmungen der Außenwelt ihres mathematischen Charakters wegen als die einzig klare und deutliche, d.h. wahre Vorstellung davon galt (Windelband 1928, S. 340).

Descartes differenzierte zwischen der den Naturgesetzen unterworfenen und berechenbaren Dingwelt und der inneren Welt des Menschen, die sich von der objektiven Welt subjektive Vorstellungen macht.

> John Locke (...) bezeichnete (...) diejenigen Eigenschaften, welche (...) dem Körper an sich zukommen, als *primär*, dagegen als *sekundär* solche, welche ihm nur vermöge seiner Wirkung auf unsere Sinne, bzw. unsere Sinnesempfindung zukommen (Windelband 1928, S. 340)

So unterscheidet auch Locke zwischen den dem Objekt eigenen und den Qualitäten, die dem Subjekt durch sensorische Reize erfahrbar sind. Hier schwingt der Gedanke mit, daß die dem Objekt eigenen und die vom Subjekt wahrgenommenen Qualitäten nicht immer kongruent sein müssen. Dies sei hier durch eine kleine Geschichte illustriert.

> Eine japanische Fabel erzählt von einer Gruppe von blinden Männern, die zum ersten Mal in ihrem Leben einem Elefanten gegenüberstehen. Durch Tasten versucht jeder der Blinden, von seinem Standort aus festzustellen, was er da vor sich hat. – „Es ist ein Ding wie ein Baumstamm", sagt der, der den Rüssel zwischen den Händen hat. – „Nein, es ist eher wie ein Seil – oder wie eine Schlange!" (sic!) ruft der Blinde am Schwanzende. – „Eine Wand ist es, eine Wand, die atmet", sagt der Blinde (sic!) der seine Hände gegen die Flanken des Elefanten stemmt (Gelberg 1984, S. 110).

In der Aufklärung versucht Kant, mittels der Dialektik die Dimensionen von Qualität auszuleuchten und zu definieren. Er

> „unterscheidet an der Qualität die Momente der Realität, der Negation und der Limitation, wobei Realität und Negation als gegensätzliche Bestimmungen und die Limitation als ihre Synthese erscheint [...]. Danach ist jede Bestimmung, die gesetzt wird, jede Qualität, zugleich eine Negation, indem mit der Bestimmung, was ein Ding ist, auch gesagt wird, was es nicht ist. Qualität ist also als Einheit von Bestimmheit und Negation immer auch Grenzsetzung und Limitation. Die Kategorien der Qualität sind jedoch für KANT – wie alle anderen Kategorien – nicht Bestimmtheiten, die den

Dingen selbst zukommen, sondern a priori gegebene Schemata unseres Verstandes, mit deren Hilfe wir Ordnung in unsere Erfahrungen bringen. Wenn KANT der Qualität Realität zuschreibt, so meint er damit nicht, daß diese objektiv gegeben ist, sondern das Setzen einer Bestimmtheit des Wesens eines Dinges durch den Verstand"

Laut Kant ist also Qualität ein vom Verstand entwickeltes komplexes Instrumentarium, um sich in der Welt zu orientieren und Erscheinungen ein- und zuordnen zu können. Auch Kant betont den subjektiven Inhalt von Qualität, das Setzen einer Bestimmtheit, also einer Beziehung eines Dinges durch „gut für etwas", „gut (nützlich, tauglich), um zu", oder auch „angenehm", „gut", „wohltuend" oder „passend" durch ein erkennendes Subjekt, dem es dient oder dem es gegenübersteht, begegnet. Hegel erweiterte die Sicht von Qualität um den Begriff der qualitativen Grenze.

Die Negation ist im Dasein mit dem Sein noch unmittelbar identisch, und diese Negation ist das, was wir *Grenze* heißen. Etwas ist nur in seiner Grenze und *durch* seine Grenze das, was es ist. (...) Die Auffassung der Grenze als einer bloß äußerlichen Bestimmung des Daseins hat ihren Grund in der Verwechslung der quantitativen mit der qualitativen Grenze. Hier ist zunächst von der qualitativen Grenze die Rede. Betrachten wir z. B. ein Grundstück, welches drei Morgen groß ist, so ist dies eine quantitative Grenze. Weiter ist nun aber auch dieses Grundstück eine Wiese und nicht Wald oder Teich und dies ist seine qualitative Grenze (Klaus und Buhr 1976, S. 998)

Qualität ist immer zu sehen in Beziehung zu dem Objekt, dessen Eigenschaft sie ist und zu ihrem

Bezugssystem, insofern durch letzteres bedingt ist, erstens, welche der wesentlichen Eigenschaften des Objektes realisiert werden und zweitens, wie diese Realisierung erfolgt. (...) Jedoch ergibt sich aus der Bindung der Qualität an jeweils bestimmte Bezugssysteme ihr relativer Charakter, das, was in bezug auf ein Objekt Qualität ist, kann in bezug auf ein anderes Objekt unwesentliche Eigenschaft sein (Klaus und Buhr 1976, S. 998)

Alle vorausgegangenen Zitate spielten sich in einer Subjekt-Objekt-Beziehung ab. Qualität ist immer der Erfahrungsgehalt der materiellen Welt und wird durch ihre Bezogenheit zum Gegenstand von Wertung. Sie ist somit eine Kategorie, die tief im Subjektiven des Individuums verwurzelt ist.

Wenn ich von einem schönen Mädchen, einer schönen Landschaft, einem schönen Bild spreche, dann habe ich unzweifelhaft höchst verschiedene Dinge im Sinn. Was ihnen allen gemeinsam ist – „Schönheit" – ist weder eine geheimnisvolle Wesenheit noch ein geheimnisvolles Wort. Im Gegenteil, nichts wird vielleicht unmittelbarer und klarer erfahren als die Erscheinung der „Schönheit" in verschiedenen schönen Objekten. Der Freund und der Philosoph, der Künstler und der Leichenbestatter mögen sie auf sehr verschiedene Weisen „definieren", aber alle definieren denselben spezifischen Zustand oder dieselbe Beschaffenheit – eine Qualität oder Qualitäten, die bewirken, daß das Schöne einen Gegensatz zu anderen Objekten bildet. In dieser Unbestimmtheit und Unmittelbarkeit wird die Schönheit *im* Schönen erfahren – d. h. gesehen, gehört, gesprochen, berührt, gefühlt, begriffen. Sie wird fast als ein Schock erfahren, vielleicht infolge des Gegensatzcharakters der Schönheit, der den Umkreis der alltäglichen Erfahrung durchbricht und (für einen kurzen Augenblick) eine andere Wirklichkeit eröffnet (Marcuse 1985, S. 222).

Als Summe der vorausgegangenen Betrachtungen läßt sich sagen, daß Qualität Ausdruck einer Weise des Seins ist, die Aufschluß über die Beschaffenheit dieses Seins, dem sie immer anhaftet, gibt und zugleich mögliche Rückschlüsse über die Bezogenheit dieses Seins zu anderen Seinsformen zuläßt. Alle bisherigen Aussagen beziehen sich auf einen Kontakt zwischen Subjekt und Objekt im Jetzt. Mein präformiertes Rezeptionssystem trifft auf ein Objekt, leitet die sensuellen Eindrücke weiter, diese Eindrücke werden durch den Filter der selektiven Wahrnehmung in wichtige und unwichtige geschieden und in einem präformierten Sinngebungssystem, meinem Gehirn, mit Sprache als Wertung verknüpft, gleichsam in Worte als Mittel des Wertens eingewoben und so zu einem ersten Eindruck, der als solcher ein Sinnganzes ist, jedoch nicht ein kompletter Eindruck des Erfaßten sein kann. Diesen ersten Eindruck von Qualität, der die Funktion eines Vor-Urteils hat, nenne ich Oberflächenqualität. Oft ist die Wahrnehmung der Oberflächenqualität der ausschlaggebende Punkt, an dem sich entscheidet, ob sich meine Aufmerksamkeit dem Grundobjekt der wahrgenommenen Qualität zuwendet, ich mich durch die Qualität im metaphorischen Sinne angesprochen oder berührt fühle oder ob ich meine Aufmerksamkeit anderen Objekten mit mir möglicherweise mehr zusagenden Qualitäten zuwende. Die Qualitäten, die einem Ding inneliegen oder eigen sind, die zu erkennen mir aber erst durch die Hinzunahme des Faktors Zeit durch Tun in der Weise des *Betrachtens*, des *Behandelns* und analogen aufmerksamen Erfahrensweisen möglich werden, nenne ich die Tiefenqualität. Die Oberflächenqualität einer Walnuß beispielsweise ist ihre harte Schale. Betrachte ich die Nuß und untersuche ihre Strukturen, so entdecke ich möglicherweise die natürliche Sollbruchstelle, die die Schale in zwei Hälften trennt und die es mir ermöglicht, an das Fleisch der Nuß zu gelangen. Der Verzehr desselben, das Kauen und Schmecken, erschließt mir die Tiefenqualität der Nuß. Der Ansatz scheint trivial, soll uns aber noch beschäftigen. Als Hypothese sei hier formuliert, daß der oben skizzierte Qualitätsbegriff der Subjekt-Objekt-Beziehung nur in sehr eingeschränkter Weise auf die Subjekt-Subjekt-Beziehung Anwendung finden kann. Diese Hypothese wird weiter unten zu prüfen sein.

3
Der Qualitätsbegriff der produzierenden Wirtschaft

3.1
Die ökonomische Definition von Qualität

Nahezu jedes Werk der Wirtschaftsliteratur, das sich mit der Qualitätsthematik beschäftigt, beinhaltet mindestens eine, wenn nicht mehrere eigene Definitionen von Qualität,

so daß es eine unüberschaubare Anzahl unterschiedlicher Definitionen gibt. Sicherlich
wäre es interessant, den Wandel des Begriffsinhaltes von seiner Einführung als Kriterium der Produktbeurteilung bis hin zu der aktuellen Auffassung zu verfolgen, dies wäre
jedoch der Inhalt eines eigenen Werkes. Anhand einiger exemplarischer Qualitätsdefinitionen der gegenwärtigen Literatur, die zwar in der Form divergieren, deren Inhalte
aber weitgehend übereinstimmen, soll die derzeitige ökonomische Sicht von Qualität
untersucht werden. Gablers Wirtschafts-Lexikon definiert Qualität als

> Produktqualität, Güte eines Produkts (Sach – oder Dienstleistung) im Hinblick auf
> seine Eignung für den Verwender. Q. ist ein Gesamteindruck aus *Teilqualitäten* (...),
> die sich bei jeder differenzierbaren Eigenschaft eines Produkts bilden lassen. Der
> Qualitätsbegriff kann subjektiv (...) und objektiv (...) interpretiert werden. (...) Q.
> kann durch technische und marketingpolitische Maßnahmen beeinflußt werden
> (Gabler 1988, S. 1122).

Eine weitere Definition gibt DIN 55350 Teil 11 Nr. 1:

> Qualität ist die Gesamtheit von Eigenschaften und Merkmalen eines Produktes oder
> einer Tätigkeit, die sich auf deren Eignung zur Erfüllung gegebener Einflüsse bezie-
> hen (Büse 1995, S. 44).

Hier könnten noch seitenweise Qualitätsdefinitionen wiedergegeben werden, die jedoch
alle ungefähr in die gleiche Richtung gehen.

*Qualität im ökonomischen Sinne kann verstanden werden als der Anspruch der gleichbleibenden ob-
jektiven Beschaffenheit eines Dinges unter dem Aspekt der permanenten Reproduzierbarkeit.*

Dieser Anspruch beinhaltet die Frage „Wozu ist diese gleichbleibende Beschaffenheit
nütze und wie wird diese erreicht?". Die mögliche Antwort wäre: Indem unter immer
gleichen Bedingungen in immer gleichen Abläufen unter Verwendung immer gleicher
Materialien das immer gleiche Ding geschaffen, kommt es zu einer Konstanz von
Eigenschaften und Merkmalen dieses Dinges (Produktes), zu einer konstanten Qualität,
die permanent reproduzierbar ist, wobei die Wahrnehmung der Qualität dem Konsu-
menten obliegt und dessen Verhalten in die vom Produzenten erwünschte Handlung,
den Kauf des Produktes, münden soll. Weil der Konsument mit der Wahrnehmung aller
verfügbaren Qualitäten überfordert wäre, wird er durch geeignete Marketingmethoden
auf die speziellen Qualitäten spezieller Produkte hingewiesen, was den inflationären
Gebrauch des Qualitätsbegriffes in der Gegenwart erklärt. Der Qualitätsbegriff wird mit
einem ihn präformierenden Attribut verbunden und soll damit besagen, daß etwas
„Kuschel-Qualität", „Wohlfühl-Qualität" oder „kontrollierte Qualität" habe, was immer
dies konkret bedeuten soll. Der Autor kann sich hier eines kleinen Gedankenspieles
nicht enthalten: Wenn jemand sein Produkt als Qualitätsprodukt bezeichnet, so hat er
nicht unrecht, da Qualität, wie bereits im philosophischen Exkurs erörtert, ein Bestandteil jeden Dinges ist, der sich im Kontakt oder im Gebrauch mitteilt. Ob jedoch, um den
gebräuchlichen Maßstab anzulegen, die Qualität hoch oder niedrig ist, wird durch die

Bezeichnung Qualitätsprodukt nicht ausgesagt. Es wird lediglich gesagt, daß das als Qualitätsprodukt deklarierte Produkt Qualität oder Qualitäten zu eigen sind. Dem kann nicht widersprochen werden. Da die Wirtschaft nach der Maximierung von Gewinn unter Minimierung des Einsatzes der Mittel strebt, soll sich im Idealfall die Beschaffenheitskonstanz noch hin zum Besseren wenden, wobei die Kosten für diesen Prozeß gleich bleiben oder sinken, um den Gewinn zu erhöhen, so daß die paradoxe Situation entsteht, daß mit weniger Aufwand mehr gute oder bessere Eigenschaften eines Dinges herausgebildet werden sollen. Die Folgen können ebenso paradox sein.

> Wir begrüßen und befürworten jede technische Neuerung sowie jede Veränderung bei den Gütern und Herstellungsverfahren als fortschrittlich, sobald sie Geld, Zeit und Kraft sparen und berücksichtigen dabei nicht den möglichen Verlust von Qualität oder anderen nicht meßbaren Kosten, die nur von unseren Augen, Ohren sowie von unserem Geschmacks- und Geruchssinn wahrgenommen werden. Viele Generationen hindurch haben wir den Schaden von Schmutz, Ruß, Rauch und die Häßlichkeit ignoriert oder verniedlicht, die bei der Herstellung marktfähiger Güter und monetären Reichtums entstanden – wahrscheinlich weil wir der Auffassung waren, daß derartige nichtmonetäre Nebeneffekte der Produktion zu geringfügig und unbedeutend seien, um sich darüber Gedanken zu machen, geschweige denn, sie mit dem Barwert ihres Produktionswertes zu vergleichen (Scitovsky 1989, S. 176).

Es kann also durchaus der Effekt entstehen, daß unter der Intention, Qualität zu produzieren, andere Qualitäten, die mit dem Produkt nicht unmittelbar zusammenhängen, abnehmen oder negativ beeinträchtigt werden, so daß der Gesamtschaden den Gesamtnutzen überwiegt. Hinzu kommt die moralisch-soziale Problematik. Der Begriff des Gewinns verweist auf die spielerische Dimension, die dem ökonomischen Wesen mit all seinen Rationalitäten und geplanten Abläufen innewohnt. Daraus resultiert die Frage: Produziert die Wirtschaft Qualität um der Qualität willen, also aus einer ästhetischen Position heraus, produziert sie Qualität für den Menschen aus altruistischen Motiven oder ist die Produktion von Dingen konstanter Qualität eine Strategie, um Konkurrenten aus dem Spiel zu werfen? Wie ist es um die soziale Verantwortung der Spieler bestellt, deren Bestreben es offensichtlich ist, andere Produzenten mit anderen Qualitätskriterien zu verdrängen?

> Die Entwicklung dieses Wirtschaftssystems wurde nicht mehr durch die Frage: Was ist gut für den Menschen? bestimmt, sondern durch die Frage: Was ist gut für das Wachstum des Systems? Die Schärfe dieses Konfliktes versuchte man durch die These zu verschleiern, daß alles, was dem Wachstum des Systems (oder auch nur eines einzigen Konzerns) diente, auch das Wohl der Menschen fördere. Diese These wurde durch eine Hilfskonstruktion abgestützt, wonach genau jene menschlichen Qualitäten, die das System benötigte – Egoismus, Selbstsucht und Habgier – dem Menschen angeboren seien; sie seien somit nicht dem System, sondern der menschlichen Natur anzulasten. Gesellschaften, in denen Selbstsucht, Habgier und Egoismus nicht existierten, wurden als „primitiv", ihre Mitglieder als „naiv" abqualifiziert. Man weigerte sich anzuerkennen, daß diese Charakterzüge gerade nicht natürliche Triebe sind, die

> zur Bildung der industriellen Gesellschaft führten, sondern das Produkt gesellschaftlicher Bedingungen (Fromm 1983, S. 18f.).

Analog dieser Definition des Charakteristischen des Menschen aus der Perspektive des zum Zweck der Gewinnmaximierung güterproduzierenden Teils der Menschheit sind nichtmaterielle Vorgänge, die aber per Definition Produktcharakter haben, da sie sich in monetären Größen niederschlagen, und die sich zwischen Menschen, also Subjekten, vollziehen, den Qualitätsvorgaben der industriellen Produktion in ihren DIN ISO-Formulierungen anzugleichen. Das Credo der Wirtschaft ist die Zahl, in den Kontext der Steigerung eingebunden.[1]

3.2
Definitionen von Dienstleistungsqualität

Der Dienstleistungssektor übernimmt die Qualitätsdefinitionen der produzierenden Wirtschaft weitgehend und paßt sie an seine Bedürfnisse an, da er nicht Waren, sondern Dienstleistungen, also klar umrissene Leistungskomplexe, produziert. Hier seien exemplarisch einige Qualitätsdefinitionen aus dem Dienstleistungssektor wiedergegeben.

> Qualität ist die Gesamtheit von Eigenschaften und Merkmalen eines Produktes oder einer Dienstleistung, die sich auf deren Eignung zur Erfüllung festgelegter oder vorausgesetzter Bedürfnisse beziehen. (DIN – ISO 8402; Büse 1995, S. 47).

Im gleichen Werk wird weiter ausgeführt, daß

> Qualität keinen Wert an sich (darstellt), sondern (...) immer auf die Anforderungen und Erfordernisse bezogen (ist). Sie mißt also solche Eigenschaften einer Dienstleistung, die zur Erfüllung des angestrebten Ziels geplant werden und geeignet sind. Der moderne Qualitätsbegriff enthält neben der wichtigen Kennzeichnung subjektiv und relativ auch noch die Dimension ganzheitlich (sic!) (Büse 1995, S. 47).

Es wird also richtig gesagt, daß Qualität ohne Bezugsobjekt oder -subjekt nicht vorhanden ist, da sie den Dingen oder Wesen anhaftet, gleichsam ihr Ausdruck, das, was sie erfahrbar macht, darstellt. Da eine Dienstleistung immer angefordert wird, weil der Dienstleistungsanforderer aus bestimmten Gründen nicht in der Lage oder Willens ist, die Leistung selbst auszuführen, unterliegt die Qualität der Dienstleistung der Beurteilung durch den Leistungsempfänger und dessen Empfinden (entsprechend der subjektiven Dimension), inwieweit die Leistungserbringung seinen Ansprüchen genügt, da er

---

[1] Inwieweit diese Denkweise das Denken der Menschen konstituiert, ist abzulesen am allenthalben grassierenden Superlativismus in der Alltagssprache. „Schneller", „besser" und „stärker" sind Attribute, die oft in der Alltagskonversation dominieren, ohne daß deren Sinn reflektiert wird. Der Nonsenscharakter des Superlativismus findet seinen deutlichen Ausdruck in der massenweisen Verbreitung des „Guiness-Buch der Rekorde", wo unsinnige menschliche Verhaltensweisen als Leistungen quantifiziert und hochstilisiert werden und sich die zahlendominierte Sicht des Menschen selbst ad absurdum führt.

schließlich bezahlt. Qualität wird also durch das geplante Leistungsdesign und dessen Eignung hin auf ein bestimmtes (Pflege)ziel (entsprechend der relativen Dimension) existent. Doch was ist eine ganzheitliche Qualität? Es folgt eine weitere Definition:

> Die Qualität einer stationären Einrichtung ist die Fähigkeit des Trägers, die Beschaffenheit einer im wesentlichen nicht quantitativ greifbaren Leistung, bei der der Kunde/Patient beteiligt ist, nach Maßgabe der Kundenbedürfnisse auf einem zu erwartenden, bestimmten Niveau von Anforderungen zu erstellen (Büse 1995, S. 54).

Diese Definition scheint schlüssig und entspricht den Anforderungen an eine Definition, neutral und allgemeingültig zu sein. Doch entbirgt sich dahinter eine Sichtweise, die an den Qualitätsproduktionsverfahren der Wirtschaft orientiert ist. Problematisch scheinen die Gleichsetzung des Kunden mit dem Patienten (und mitschwingend beispielsweise der des Heimbewohners), der Leistungsbegriff und das Anforderungsniveau, das nach Maßgabe der Kundenbedürfnisse erstellt werden soll. Sind derartige Qualitätsdefinitionen für den Gesundheits- und den Sozialbereich überhaupt relevant? Qualität in Institutionen soll gesichert werden durch einen Rekurs auf die Qualitätstrias des Dr. Donabedian. Diese besteht aus den drei Elementen Prozeßqualität, Strukturqualität und Ergebnisqualität. Die Strukturqualität setzt sich zusammen aus den Mitarbeitern, deren Qualifikationen sowie der sachlichen und organisatorischen Ausstattung einer Institution und ihrer Adäquanz gegenüber gesetzlichen Vorgaben. Die Prozeßqualität bezieht sich auf die planmäßige Koordinierung von Personen (Mitarbeitern und „Kunden"), Sachmitteln, dem Klima der Institution und den zeitlichen Vorgaben. Die Ergebnisqualität schließlich ist der Versuch der Auswertung des Zusammenwirkens von Struktur- und Prozeßqualität in ihrer Wirkung auf den „Kunden".

> Das eigentliche Problem besteht darin, diese Dimensionen zu operationalisieren und sie zu normieren, zu dokumentieren und quantitativ zu bewerten, damit sie geplant, produziert, dokumentiert und quantitativ mit Zahlenwerten gemessen werden können" (Büse 1995, S. 104).

Ob das eigentliche Problem nicht in einer Sichtweise von Qualität liegt, die unreflektiert aus der produzierenden Wirtschaft übernommen wurde, soll im folgenden behandelt werden.

4
Der Qualitätsbegriff in der Arbeit mit Menschen in Institutionen

Im Alten- oder Behindertenheim ist der Name der Institution Programm. Der Zusatz „-heim" soll besagen, daß die Intention darin besteht, eine Art von Lebenswelt zu gestalten, die den menschlichen Bedürfnissen nach Geborgenheit, Zugehörigkeit, Kommunikation und sozialem Kontakt auf der Basis des Vertrauens und der Vertrautheit mit einem hohen Maß an Selbstbestimmtheit nachkommt. Auf dieser Grundlage laufen, wie in jeder Sozietät, Prozesse der gegenseitigen Beeinflussung ab, die teils geplant, teils aus der Situation entstehend unter dem Überbegriff Päda- oder Gerontogogik subsumiert sind und die den im Grundgesetz formulierten Rechten des Menschen weitgehend entsprechen sollen. Ähnlich kann dies auch für das Krankenhaus gelten. Qualität in diesem Kontext bedeutet also in erster Linie Lebensqualität. Lebensqualität geht einher mit Interdependenzen, mit dem Grad der Eingebundenheit in das soziale Mikronetz der Institution und das soziale Makronetz der Gesellschaft. Abhängigkeiten zwischen Pflegepersonal und Klienten entstehen schon allein durch die artifizielle, jedoch familienähnliche Situation der Institution. Der durch das Qualitätsmanagement eingeführte Begriff des Klienten als Kunde soll solche Abhängigkeiten durch die schon in der „freien" Wirtschaft fragwürdige Kundensouveränität aufheben.

> Der Mensch hat viele Bedürfnisse und sein Wohlergehen hängt von der Befriedigung aller oder fast all seiner Bedürfnisse ab. Eine Form der Befriedigung – nämlich die angenehme Anregung – läßt sich auf die verschiedensten Arten erreichen und auch hier gilt, daß ein ausgefülltes und interessantes Leben die Fähigkeit voraussetzt, vielleicht nicht alle, aber doch einen bestimmten Teil dieser Befriedigungen genießen zu können. Um seine Chancen weitgehend auszunutzen und die besten Entscheidungen treffen zu können, muß der Konsument praktisch „allwissend" sein, d. h. er muß die ihm offenstehenden Möglichkeiten zur Bedürfnisbefriedigung kennen, er muß sich über alle potentiellen und tatsächlichen Quellen des Genusses informieren und sich schließlich sämtliche Konsumformen aneignen, die es sich lohnt zu lernen (Scitovsky 1989, S. 223).

Welcher Konsument kann sich dieser Allwissenheit in der Bandbreite der unterschiedlichsten Produkte rühmen? Nun sind die Produkte von Krankenhäusern, von Alten- und Behindertenheimen deutlich schwerer zu spezifizieren als die Produkte der Wirtschaft, ja, es fragt sich, ob es sich hier wirklich um Produkte handelt. Eine Süßwarenfabrik produziert Süßwaren. Das wird niemand anzweifeln. Auch, daß eine Fahrzeugfabrik Fahrzeuge produziert, wird keiner bestreiten. Produziert ein Krankenhaus dann Kranke? Sind die Produkte von Alten- und Behindertenheimen dann Alte und Behinderte? Diese Fragen scheinen lächerlich. Doch auch die Definition über die Antonyme scheint fraglich. Welches Krankenhaus behauptet von sich, seine Kunden kämen zu ihm, um dort Gesundheit einzukaufen? Welches Altenheim handelt mit Verjüngung, etwa nach der volkstümlichen Vorstellung des Jungbrunnens, und welche Behinderteneinrichtung bietet einen idealtypischen Zustand körperlicher, seelischer und geistiger Gestalt als sein Produkt an, das käuflich erwerbbar ist? Das Krankenhaus kann Krankheit nicht verkaufen, da hier ein sehr geringer Absatzmarkt besteht und mit Angebot der Produktion von Gesundheit ist es ob der Schwammigkeit der Definition des Begriffes und der Komplexität dieses Ideals eindeutig überfordert. Analoges gilt für die anderen Einrichtungen. Was tut also ein Krankenhaus oder ein Heim? Es produziert Nichts, da es keine Gegenstände erzeugt. Es unterstützt kranke Menschen im Prozeß der Gesundung oder erleichtert chronisches Leiden durch den koordinierten Einsatz der ihm zur Verfügung stehenden Mittel, wozu auch Wissen und menschliche Zuwendung gehören oder eine Einrichtung bietet, wie oben skizziert, eine Heimat für behinderte Menschen, die die Funktion des stützenden Mikronetzes hat, das den Kontakt zum und die Integration in das Makronetz der Gesellschaft erleichtert. Es wird hier zur Gestaltung menschlicher Seinszustände beigetragen. Welcher Kunde hat hier die Souveränität und das Wissen, auf dem diese gründet, um sich frei entscheiden zu können? Grenzt es nicht an Zynismus, Menschen in Heimen und Krankenhäusern als Kunden zu deklarieren und das Pflegepersonal als Lieferanten? Man reflektiere den Grad der gegenseitigen Beziehungen und Abhängigkeiten, die aus den in Heimen und Krankenhäusern ergebenden Weisen menschlichen Miteinanderseins entstehen. „Eine positivere Sicht der Abhängigkeit müßte zuerst einmal den eingeführten Grundsatz von Abhängigkeit und Unabhängigkeit untersuchen. Fast ohne Nachdenken akzeptieren wir den Kontrast zwischen einem schwachen, abhängigen Ich und einem starken, unabhängigen Ich. Aber wie der Gegensatz zwischen Erfolg und Scheitern, ebnet auch dieser Kontrast die Realität ein. „Die wahrhaft selbständige Person erweist sich als keineswegs so unabhängig, wie es kulturelle Stereotypen voraussetzen", sagt der Psychologe John Bowlby. Im Erwachsenenalter ist eine „in gesundem Sinn selbständige Person" in der Lage, sich auf andere zu stützen, „wenn die Situation es erfordert. (...) In Liebesbeziehungen, in der Familie oder Freundschaft bedeutet die Angst vor Abhängigkeit das Fehlen von Vertrauen; statt dessen herrschen die defensiven Reaktionen" (Sennet 1998, S. 192f.). Dies gilt ebenso für Institutionen im Gesundheits – und Sozialbereich. Der unabhängige, konsumierende Kunde („ahd. *Kundo* 'der Bekannte', mhd. *kunde*; in geschäftlicher Beziehung 'Wirtshausgast' bei Wickram, 'Käufer' bei Mathesius; übertragen 'pfiffiger Kerl'" (Kluge 1975, S. 412), der gegen Bezahlung Leistungen abruft, ersetzt Vertrauen durch einem bezahlten Leistungsanspruch. Abhängigkeiten im menschlichen Sinne werden zu rechtsverbindlich formulierten Leistungsverträgen. Der Qualitätsfaktor Vertrauen regrediert zum Faktor Mißtrauen, resultierend aus dem „natürlichen Interessenkonflikt zwischen Verkäufer und Käufer" (Scitovsky 1989, S. 181). Der Verkäufer will seine Produkte mit möglichst hohem Nutzen (Gewinn) verkaufen und der Käufer will das Produkt mit möglichst hohem Nutzen (viel Leistung für wenig Geld) erwerben. Dies kann keine Grundlage für eine in hohem Maße auf ein Miteinander angewiesene Institution wie ein Krankenhaus oder eine Einrichtung im Sozialbereich sein. Warum dies so ist, wird im folgenden behandelt.

4.1
Das Problem der unterschiedlichen Qualitätsauffassung und -wahrnehmung von Geber und Empfänger

Da sowohl der Pflegende als auch der Gepflegte zwei durch Lebensgeschichte geprägte Entitäten sind, müssen zwangsläufig zwei divergierende Rezeptionssysteme vorliegen. Eine Übereinstimmung des Tuns des Pflegenden mit den subjektiven Erwartungen des Gepflegten ist so vorläufig nicht gegeben. Hier sollen Pflegemodelle und -theorien helfen. Pflegetheorien haben die Absicht, menschliches Leben anhand vorgegebener Schemata zu beschreiben. Der Vorteil dieser Theorien ist es, daß sie bei den Pflegepersonen ein Bewußtsein dafür schaffen, in welchen Vollzügen sich menschliches Leben abspielt, welchen Bedingungen menschliches Sein unterliegt und wie die Grundgegebenheiten gestaltet sind. Aus einem zu behandelnden Objekt wird anhand solcher Pflegetheorien ein Mensch mit Bedürfnissen, Wünschen, Gefühlen und Gedanken, also ein Wesen mit Seinsansprüchen, die über ein Dach über dem Kopf, eine sichere Liegestatt, einen vollen Bauch und Schmerzfreiheit hinausgehen. Außerdem geben sie den Pflegepersonen die Möglichkeit, ihr Tun, das traditionell von einem institutionellen Rahmen und Berufstraditionen sowie eigener spontaner Kompetenz geprägt war, struk-

turiert und in einem interaktionellen Rahmen zu betrachten und darzustellen. Pflegetheorien ermöglichen also, systematisiert und nachvollziehbar darzustellen, was in
einer Institution warum wie getan wird. Es gilt hier aber, eine Eigenart von Theorien zu
beachten. Theorien haben die Funktion, Wirklichkeit aus einer abstrakten Perspektive
zu beschreiben. Sie sind nicht Wirklichkeit, sondern versuchen, Wirklichkeit so zu
beschreiben, wie sie sein könnte. Wird dieser Aspekt nicht beachtet, so wird die Theorie
oft mit der Wirklichkeit gleichgesetzt. Dies kann dazu führen, daß die Theorie nicht
mehr dazu dient, den Menschen und sein Sein versuchsweise zu erklären, sondern dieses
Sein zu definieren und dem Menschen vorzuschreiben, wie er definitionsgemäß zu sein
hat oder theoriegeleitet zu betrachten ist. So würde der Mensch der Theorie angepaßt,
die Theorie wäre der Maßstab des Menschen. Der Mensch ist als Objekt der Theorie aber
zugleich das Zentrum derselben. Wenn dies beachtet wird, so tut sich die Möglichkeit
auf, vom Menschen aus und mit diesem Menschen seine eigene Theorie zu entwickeln.
Hier können die pflegetheoretischen Ansätze eine bedeutende Rolle spielen, sollten aber
immer unter den Tauglichkeitsprimat der individuellen Situation betrachtet und kritisch überprüft werden. Im täglichen Umgang miteinander, also auch und gerade im
pflegerischen Alltag, stehen sich verschiedene Menschen in ihren abgegrenzten Seins-
ganzheiten gegenüber und versuchen, aufeinander einzuwirken. Da dabei kommunikative Prozesse und Berührungen stattfinden, die mit Sinneseindrücken gekoppelt sind,
ist hier der zentrale Punkt des Pflegegeschehens, wo Eindrücke Mißempfindungen und
Mißverständnisse hervorrufen können, aber auch der Qualität, die ausgedrückt und
empfunden wird. Welche Prozesse notwendig sind, um die unterschiedlichen Wahrnehmungen und Auffassungen der Qualität von Pflegenden und Klienten in hohem Maße
einander anzugleichen, wird im folgenden weiter entwickelt.

4.2
Zwischenmenschliche (soziale) Basisqualitäten

Im Miteinander von Menschen spielen Qualitäten eine Rolle, die im industriellen
Qualitätsbegriff nicht vorkommen. Diese Qualitäten spielen im Umgang mit und in der
Produktion von Dingen keine Rolle. Wohl aber sind diese Qualitäten in der Pflege
maßgeblich, da sie das Maß, in dem sich der Mensch als Mensch behandelt fühlt,
entscheidend mitbestimmen. Gerade diese Qualitäten werden aber in der Qualitätsdefinition von Dienstleistungen vernachlässigt, weil sie sich der Meßbarkeit entziehen und
nur in der konkreten, interpersonellen und aktuellen Pflegesituation zum Tragen kommen.

4.2.1
Der Begriff des Taktes und des Kontaktes im gemeinsamen Sein und Tun
von pflegendem Menschen und gepflegtem Menschen

Dienstleistung ist immer mit dem Moment der Freundlichkeit verbunden. Eine lächeln-
de Miene erscheint auf allen Werbeoberflächen, die von der Einzigartigkeit ihres Produktes überzeugen wollen, sowohl in Zeitschriften als auf dem Bildschirm. Lächeln
erweckt Vertrauen, ein dem Lachen ähnlicher Sprachrhythmus erzeugt beim Hörer ein
gelindes Gefühl der Uninformiertheit über die tatsächlichen Verhältnisse, aber der
freundliche Herr oder die freundliche Dame sind sicher so nett, den Betrachter aufzu-

klären, wie sich Realität gestaltet. Freundlichkeit ist Arbeit, lautet ein in Dienstleistungskreisen verbreiteter Satz. Es handelt sich also hier nicht um eine natürliche Haltung dem andern gegenüber, sondern um eine Maske, die bei Kontakt mit anderen Menschen aufgesetzt wird, um diesen das Gefühl zu vermitteln, daß sie angenommen werden und daß sie in besten Händen mit ihren Anliegen sind. Da Freundlichkeit als Arbeit eine Technik ist, die sich genauso wie das Lächeln auf einer Oberfläche vollzieht, handelt es sich hierbei um eine Oberflächenqualität. Der Ort der Freundlichkeit als Arbeit ist das Unverbindliche, Uneigentliche mit der Intention, den anderen zu etwas zu bewegen, was dem eigenen Vorteile dient.

Das menschliche Miteinander in Institutionen bedarf aber auf seiten der Pflegenden anderer, tieferer Verhaltensqualitäten, um der Lebensentfaltung ihrer Klientel einen würdigen Rahmen zu bieten. Freundlichkeit in ihrer oben beschriebenen, instrumentalisierten Form ist hierzu untauglich. Die Lebenssituation in Institutionen ist gekennzeichnet von permanenter Nähe zwischen Pflegenden und ihrer Klientel, was notwendig auch zu einer gegenseitigen Durchdringung auch privatester Bereiche führt. Diese spezifische Situation erfordert besonderes Gespür für angemessene Distanz und notwendige Nähe, erfordert taktvolles Verhalten.

> Wir verstehen unter Takt eine bestimmte Empfindlichkeit und Empfindungsfähigkeit für Situationen und das Verhalten in ihnen, für die wir kein Wissen aus allgemeinen Prinzipien besitzen. Daher gehört Unausdrücklichkeit und Unausdrückbarkeit dem Takt wesentlich zu. Man kann etwas taktvoll sagen. Aber das wird immer heißen, daß man etwas taktvoll übergeht und ungesagt läßt, und taktlos ist, das auszusprechen, was man nur übergehen kann. Übergehen heißt aber nicht: von etwas wegsehen, sondern es so im Auge haben, daß man nicht daran stößt, sondern daran vorbei kommt. Daher verhilft Takt dazu, Abstand zu halten. Er vermeidet das Anstößige, das Zunahetreten und die Verletzung der Intimsphäre der Person. (Gadamer 1985, Bd. 1, S. 22).

Die qualitative Wahrnehmung einer Institution wird entscheidend dadurch determiniert, inwieweit der Klient trotz der Nähe und der Offensichtlichkeit auch intimster Bereiche seines Lebens das Gefühl hat, daß seine Würde und sein Recht auf Privatheit im institutionellen Rahmen und dort im alltäglichen Umgang aufrechterhalten und respektiert wird. Dies ist eine Dimension der Qualität, die sich erst allmählich offenbart und somit der Kategorie der Tiefenqualität zurechenbar ist. Das Nomen zu dem lateinischen Grundwort für Takt, dem Verb *tangere* (berühren), ist *Contactus*, die Berührung. Unter Kontakt verstehen wir im gegenwärtigen Sprachgebrauch eher eine Beziehung oder eine Verbindung, jedoch in einem viel weiteren Sinne, als es das Grundwort *Contactus* meint. Wenn in einer taktvollen Atmosphäre Kontakte im Sinne des lateinischen Grundwortes zwischen Pflegenden und Klienten entstehen, wenn sich der eine vom anderen berührt fühlt, ohne das dabei individuelle Grenzen verletzt werden, was ob der manchmal notwendigen bis ins intimste gehenden Nähe nicht immer leicht ist, entstehen Ausprägungen von Qualität, die die Entstehung von gemeinsamem Sinn und echter Kooperation bei Klienten und Pflegenden sehr begünstigen können.

4.2.2
Berührungsqualität

Wo Menschen gepflegt oder anders ausgedrückt, behandelt werden, stehen sie in direktem körperlichen Kontakt, was der Aspekt der Hand in der Be*hand*lung wie auch in der *Hand*lung ausdrückt. Der Pflegealltag ist geprägt von Berührungen, ob im Krankenhaus oder in einer Einrichtung der Alten- oder Behindertenhilfe. Blutdruckmessen, lagern, injizieren, Hilfe bei der täglichen Hygiene und all die kleinen und großen Verrichtungen der Pflege jeglicher Couleur, immer trifft Körper auf Körper, immer werden aber auch Botschaften ausgetauscht. Dieser Aspekt droht im alltäglichen Tun oft vergessen zu werden. Berühre ich den Menschen, so berühre ich aber nicht nur Fleisch, sondern außer dem Körper die Seele und somit eine Entität in ihrer historisch gewordenen Verfaßtheit. Das „wie?" der Berührung definiert das „wie?" des Berührtwerdens. Berührung ist aber immer auch Mitteilung und Urteil.

> Das Kind nimmt durch seine eigenen Muskel- und Gelenkrezeptoren auf, wie man es anfaßt und hält und dadurch sehr viel mehr als durch kutanes Druckempfinden, was der, der es trägt, ihm gegenüber fühlt (Montagu 1988, S. 72).

Diese Wahrnehmung zieht sich durch bis ins hohe Alter und manifestiert sich z. B. über den Eindruck, den wir durch einen Händedruck über eine Persönlichkeit erhalten. Eindruck, Wahrnehmung und deren Charakteristika sind die prägenden Überbegriffe bei der Beschreibung von Berührungsgeschehen. Gleichzeitig wird ersichtlich, daß im berührenden oder berührten Kontakt der direkte und unmittelbare Ort ist, an dem Qualität zum Ausdruck kommt und zum Eindruck, erfahrbar, wird. Montagu schreibt weiter:

> Nun ist befühlen zwar nicht unmittelbar Gefühl im Sinne von Emotion, aber die dadurch ausgelösten sensorischen Elemente rufen die neuralen, gladulären, Muskeln und Geist betreffenden Wandlungen hervor, die wir, wenn sie zusammen auftreten, eine Gefühlsregung nennen. Daher wird eine Berührung nicht als einfacher physischer Umstand, als Empfindung schlechthin, sondern affektiv als Gemütsbewegung erlebt. Wenn wir sagen, eine schöne Tat oder ein Akt der Zuneigung habe uns gerührt oder berührt, beschreiben wir eine emotionale Erfahrung (Montagu 1988, S. 86).

Nun hat jeder Mensch seine eigene Berührungsgeschichte und seine Wahrnehmung und Bewertung von Berührung ist individuell verschieden. Eine einheitliche Form der Behandlung und Berührung zur Sicherung einer gleichbleibenden Qualität ist deshalb ein krasser Widerspruch zur Idee der Qualität an sich. So wie das berührende Individuum, in unserem Fall die Pflegekraft, unter den Einflüssen der Begleiterscheinungen seiner Lebensumstände steht und nicht jeden Tag den gleichen emotionalen Grundton hat, den sie dann über die Berührung an den Klienten vermittelt, unterliegt auch dieser emotionalen Schwankungen, die seine Wahrnehmung von Berührungsqualität beeinflussen. Zur Aufrechterhaltung eines Qualitätsniveaus, das in seiner Gesamtbewertung durch den Klienten als befriedigend oder gut eingestuft wird, bedarf es von seiten der Pflegekraft einer Fähigkeit, die als taktile Intuition bezeichnet werden kann. Diese beinhaltet mehr als die richtige Handhabung von Pflegeabläufen. Durch Berührungen gebe ich nicht nur Botschaften ab, sondern nehme gleichzeitig wahr, wie der aktuelle Zustand des anderen ist, den ich berühre (vgl. das Schema der primären Kommunikation im folgenden Kapitel). So kann ich die Qualität der Berührung den Bedürfnissen des Klienten und den Notwendigkeiten in einem gewissen Rahmen anpassen. Jedoch stellt sich letztendlich die Frage: Wie ist die Qualität der Berührung, die einen höchst subjektiver Faktor darstellt, der in der Pflege als determinierender Faktor permanent vorliegt, zu messen? Wie ist dieser Faktor zu steigern? Das Maß dieser Basisqualität liegt im Individuum und entzieht sich einer einheitlichen, schematisierten Bewertung und Skalierung. Das Empfinden der Angemessenheit einer Berührung liegt im Eindruck des Berührten und in seiner Gesamtheit seines Berührungserlebens in der Zeit.

4.2.3
Die Qualität der Sprache und ihrer Anwendung

> Das Gespräch ist Heilfaktor, weil es die Existenz des Menschen miteinbezieht. Der Arzt kann wohl Organe behandeln; niemals kann er sich mit einem Organ besprechen. Die Sprache richtet sich immer an den Menschen in seiner Ganzheit (Condreau 1989, S. 166f.).

Dies gilt natürlich nicht nur für Ärzte, sondern besonders auch für Pflegekräfte, die im ständigen Kontakt mit dem Klienten sind.

Die aktuelle Sichtweise von Kommunikation neigt dazu, die sprachliche Form der Beziehungnahme des Gespräches auf einen rein digitalen Austausch von Information zu reduzieren. Alltagsgespräche erscheinen bei näherem Hinhören manchmal als eine nach Anzahl der Gesprächsteilnehmer variierende Abfolge von Monologen, die unter dem gleichen Thema stehen, sonst aber nichts miteinander zu tun haben. Professionelle Kommunikatoren wie etwa Talk-Master oder Handelsvertreter sind unschwer an ihrem uneigentlichen Sprachduktus zu erkennen.

Menschen in Institutionen des Gesundheits- und Sozialwesens sind auf Gespräche fundamental angewiesen. Dies ist alleine schon daraus zu ersehen, daß es sich beim Formalziel der Institution immer um irgendwie geartete menschliche Belange handelt. Der Mensch ist sprachlich verfaßt. Selbst wenn er des Ausdrucks in Sprache verbaler Ausprägung nicht mächtig ist, ist er doch der Sprache zugänglich, hat Verständnis. Die Sprache ist das determinierende Medium der Qualität einer Einrichtung. Sprache als Mitte zwischen Menschen hat immer zwei Seiten und stellt einen Anspruch, der sich allerdings nicht auf den reinen Hörvorgang und den Versuch der sinnhaften Entschlüsselung des Gehörten beschränkt, verlangt aber auch eine Antwort, einen Ausdruck des Angesprochenen als Reaktion auf diesen Anspruch. Sie ist das Medium der Klärung zwischen Menschen, sowohl von Befindlichkeiten wie auch von Beziehungen, unterschiedlichen Sichten von Welt, der gegenseitigen Bestätigung. Es ist dem Autor unverständlich, weshalb Gespräche im Leistungskatalog der Pflegeversicherung nicht aufgeführt sind.

In politischen Kreisen herrscht die Meinung, daß Gespräche eine schlechthin notwendige Begleiterscheinung von Pflegeleistungen sind. Nun gibt es eine beträchtlich divergierende Spanne von Gesprächsqualität. Ist das Gespräch eingebettet in den vorgegebenen Zeitrahmen einer speziellen Pflegeleistung, so hat wahrscheinlich die fristgerechte Erbringung der jeweiligen Leistung den Vorrang vor dem Gespräch, was natürlich die Aufmerksamkeit der Pflegeperson vorwiegend auf die Durchführung konzentriert, nicht aber auf das menschliche Subjekt der Pflegeleistung in seinem Ausdruck. Diese organisatorisch und kostenrechnerisch begründete vorgegebene Zeit zum Gespräch hat sowohl auf Pflegende wie auf die Klientel ihre Wirkung. Der Klient hat, obwohl er vielleicht über die ökonomische Begründung der begrenzten Zeit informiert ist, das Gefühl, daß er nicht ernstgenommen wird, daß kein ursächliches Interesse der Pflegenden an seiner Person vorhanden ist oder, weitergefaßt, daß er in seinem Zustand der Gesellschaft nichts Wert ist. Bei den Pflegenden entstehen Dissonanzen, da sie nicht nur Pflegeleistungserbringer sind, sondern wie der Klient der Spezies Mensch angehören und sich des unerfüllten Anspruches bewußt sind, den sie hinterlassen, wenn sie nach erbrachter Leistung ein Zimmer verlassen und ein angefangenes Gespräch mit der Begründung des Zeitdiktates abbrechen müssen. Ungenügende Zeit für Gespräche ist die Wurzel von Mißverständnissen und Unzufriedenheit, trennt Pflegende und ihre Klientel und verursacht große Probleme, die vermeidbar wären.

> Miteinandersprechen ist nicht primär Sich-miteinander-Auseinandersetzen. Es scheint mir bezeichnend für Spannungen innerhalb der Moderne, daß sie diese Wendung unserer Sprache so liebt. Miteinanderreden ist auch nicht primär Aneinandervorbeireden. Im Miteinander baut sich vielmehr ein gemeinsamer Aspekt des Beredeten auf. Das macht die eigentliche Wirklichkeit menschlicher Kommunikation aus, daß das Gespräch nicht die Meinung des einen gegen die Meinung des anderen durchsetzt oder die Meinung des einen zu der Meinung des anderen wie in einer Addition hinzufügt. Das Gespräch verwandelt beide. Ein gelungenes Gespräch ist von der Art, daß man nicht wieder zurückfallen kann in den Dissensus, aus dem es sich entzündete. Gemeinsamkeit, die so sehr gemeinsam ist, daß sie nicht mehr mein Meinen und dein Meinen ist, sondern gemeinsame Ausgelegtheit der Welt, macht erst sittliche und soziale Solidarität möglich. (...) Gemeinsames Meinen baut sich in der Tat ständig im Miteinandersprechen auf und sinkt dann zurück in die Stille des Einverständnisses und des Selbstverständlichen. Aus diesem Grunde scheint mir die Behauptung gerechtfertigt, daß alle außerverbalen Formen des Verstehens zurückzielen auf das Verstehen, das sich im Sprechen und Miteinandersprechen ausbreitet (Gadamer 1985, Bd. II, S. 188).

Die außerverbalen Formen des Verstehens beziehen sich in erster Linie auf Kommunikation mit Menschen, die sich aus verschiedenen Gründen nicht verbal äußern können. Zum Verständnis: Der Konstruktivismus geht (stark vereinfacht) davon aus, daß es „die Realität" als feststehendes Etwas nicht gibt. Jeder Mensch hat sein eigenes Bild, sein Konstrukt von Wirklichkeit und Welt, das aus seiner Geschichte und seiner eigenen Art des Erlebens und Verarbeitens resultiert. Aus dem konstruktivistischen Ansatz von Wirklichkeit erster und zweiter Ordnung findet Kommunikation auf der Basis der jeweiligen Ordnung statt. Watzlawick erklärt die Ordnung von Wirklichkeit und Wissen so:

> Wenn wir das sinnliche Gewahrsein Wissen erster Ordnung nennen wollen, so ist die andere Form von Wissen (Wissen über ein Objekt) ein Wissen zweiter Ordnung und daher Metawissen (Watzlawick et al. 1985, S. 242).

Mall hat ein Schema für die Kommunikation auf Basis der ersten Ordnung, der den Sinnesorganen unmittelbar zugänglichen und nicht sprachlich präformierten Eindrücken, das er primäre Kommunikation nennt, entwickelt. Der Ansatzpunkt dieses Schemas ist in der Aktualität, im Jetzt und geht davon aus, wie ich den anderen sehe, wie ich ihn in seiner aktuellen Befindlichkeit vorfinde. Die primäre Kommunikation läuft als Kreisprozeß und im Idealfall in folgenden Schritten ab.

1. Der andere tut irgend etwas.
2. Ich beziehe den anderen und sein Tun auf mich, nehme sein Verhalten als Äußerung wahr.
3. Ich antworte mit einem „passenden" Tun.
4. Der andere nimmt mein Tun als auf ihn bezogene Antwort wahr (Mall 1990, S. 35).

Aus den folgenden Verhalten kann ich entnehmen, ob meine Antwort paßt oder ob andere Antworten passender sind. Wichtig sind wirkliches Interesse am anderen und Intuition bei der Interpretation seines Tuns und seines Verhaltens. Gadamers gemeinsames Ein- und Selbstverständnis ist also auch graduell auf einer nonverbalen Ebene möglich. Die Kluft zwischen Pflegenden und Gepflegten kann verringert und evtl. nahezu aufgehoben werden, wenn eine adäquate Verstehens- und Ausdrucksbereitschaft bei den Beteiligten vorhanden ist. Dies entspricht der Dimension der Tiefenqualität, die erst über die Zeit erfahrbar ist und die auf jeden einzelnen Menschen individuell abgestimmt werden muß, um dem Anspruch wirklicher Qualität zu genügen. So braucht die Pflegeperson neben Interesse und Intuition auch Kreativität, um einen Dialog auf primärer Ebene zu gestalten und genügend Zeit, um den anderen zu erfahren und diese Erfahrung auszudrücken oder den Ausdruck der Erfahrung durch den anderen zu verstehen oder ggf. durch Erfragen oder durch Experimentieren mit Verhaltensweisen zum Verständnis zu gelangen. Auf dieser Ebene wird der Grund gelegt, wie Qualität erfahren wird und die grundlegende Qualitätserfahrung wirkt auf alle anderen Ebenen der Erfahrung von Institution und darin wirkender Menschen mit.

5
Vergleich des ökonomischen Qualitätsverständnisses mit den im menschlichen Miteinander wichtigen Qualitäten und Reflexion des Grades der Übertragbarkeit

Die Intention der industriellen Qualitätsdefinition ist eindeutig, eine Leistung oder ein Ding zu beschreiben mit dem Hintergedanken, die Beschaffenheit der Sache oder Leistung auf einem konstanten oder immer besseren Niveau zu erhalten und Verläßlichkeit zu garantieren. Sie ist somit eine Weise des Habens mit dem Bestreben, immer mehr immer billiger zu erzeugen oder zu erlangen. Die bisher im Gesundheits- und

Sozialbereich definierten, geprüften und zertifizierten Qualitäten sind aber genau betrachtet Quantitäten. Sie sind zwar für den gesamtqualitativen Eindruck des Klienten nicht gänzlich irrelevant, sagen aber über zwischenmenschliche Qualitäten, wie oben bereits skizziert, überhaupt nichts aus.

Das Zentrum der sozialen Qualität ist der Mensch oder als Metaebene die Sozietät. Was ist das Ziel der Qualität in der Arbeit von Menschen mit Menschen? Ist es die Produktion von Glück? Dies ist auf dem Wege der Pharmazie billig zu erreichen. Ist es die Erhaltung von Lebensmindestfunktionen, das klassische Warm – Satt – Sauber? Dies wäre maschinell mit sensorgesteuerten Reinigungs- und Nährstoffzuführgeräten sowie mit Klimaanlagen erreichbar, so daß in Institutionen menschliche Anwesenheit auf seiten der Pflege nur mehr zur Maschinenwartung notwendig wäre. So wäre der Mensch dem Menschen entzogen. Würden eine derart gestaltete Pflege, ein derartiges Qualitätsmanagement sich, konsequent zu Ende gedacht, nicht als eine das Individuum verschlingende Qualitätsmaschine, ein aufsaugendes und einlullendes Wattepolster ohne Reibung entpuppen und am Menschen eigentlich vorbeigehen?

Im Qualitätsmanagement ist eines der Leitprinzipien das Nullfehlerprinzip, welches besagt, daß im Ablauf eines geplanten Prozesses keinerlei Fehler toleriert werden darf. Nun sind Fehler nach Meinung des Autors eine gute Gelegenheit, das eigentlich menschliche, das Gespräch, den Austausch von Mitteilungen mit ihrer impliziten Bestätigung gegenseitigen Seins zu pflegen, statt diese Reibungsflächen, wo sich der Mensch als existent erfahren kann, aus Abläufen herauszuoptimieren. Aus der Perspektive des qualitativen Ansatzes bedeutet dies, daß Fehler und deren Folgen (wie beispielsweise Entschuldigungen, Richtigstellungen, Wiedergutmachung) Tiefenqualität erfahrbar machen. Konstante Qualität wird, da ihr Höhen und Tiefen fehlen, entweder gar nicht oder als selbstverständlich hingenommen, dringt also letztendlich günstigstenfalls rudimentär in das Bewußtsein des Qualitätsempfängers. Eine gewisse Schwankungsbreite, wie sie durch Fehler, die dem menschlichen Miteinander immanent sind, entsteht, macht Qualität erst erfahrbar, da sie in den Blick der Aufmerksamkeit gerückt wird. Hier sind natürlich nicht solche Fehler gemeint, durch die ein Mensch physisch oder psychisch verletzt wird. Die kleinen Fehler des Alltags wie Mißverständnisse, Freudsche Fehlleistungen (z. B. Versprecher), mißlungene Scherze, verpatzte Termine und vieles mehr bieten dadurch, daß sie Brüche in der Kontinuität des Zeitablaufes darstellen [laut Aristoteles ist der *Hiatus* (Bruch) der Ort des Denkens], viele günstige Gelegenheiten, ins Gespräch zu kommen, den anderen zu hören, ihn als Individuum mit Sorgen, Nöten oder seinem speziellen Humor wahrzunehmen. So kann ein Qualitätsmangel das Tor zur Entdeckung anderer Qualitäten sein, die, wie in der Nußanalogie bereits erwähnt, unter einer Oberfläche verborgen liegen und nur durch die Beschäftigung in der Zeit auf eine aufmerksam betrachtende Weise entdeckt werden können. Produktion im wirtschaftlichen Verständnis ist gekoppelt mit der permanenten Anstrengung, die Produktionsprozesse zu beschleunigen. Dies würde in unserem Fall die dauernde Steigerung der Geschwindigkeit der Pflegeabläufe bedeuten. So bräuchte die Institution wegen der in den Pflegeabläufen gesparten Zeit einen dauernden Kundenzuwachs, um wachsen und profitabel arbeiten zu können. Ist dies dem menschlichen Maß und Bedürfnis gerecht?

Ist menschliches Leben als Prozeß standardisierbar? Wo bleibt die Würde des Menschen, wenn sein Lebensvollzug in Standards festgelegt ist. Wo bleibt die Gleichberechtigung, wenn sich aus diesen Standards Abweichungen nur aufgrund eines höheren

Finanzpotentiales ermöglichen lassen. Durch Standardisierung wird das Leben in beschriebene Leistungen unterteilt. Welche Leistungen bezahlt werden und welche nicht, ist durch die Pflegekassen vorgeschrieben. Vollzieht sich Leben in beschreibbaren Leistungen? Der Lebensvollzug ist zu komplex, als daß er in Einzelleistungen aufgegliedert und umschrieben werden kann. Geschieht dies, so entsteht ein (um die Physik zu bemühen) immenser Leitungsverlust und vieles Essentielle, wie etwa das Gespräch um des Gespräches willen, bleibt auf der Strecke bei der Transkription einer Lebensganzheit in Einzelleistungen, die detailliert beschrieben und in der Durchführung (auch zeitlich) normiert werden. Wenn Leistungen in Standards beschrieben werden, besteht die Gefahr, daß irgendwann nicht mehr der Mensch, sondern die Leistung im Mittelpunkt des Interesses steht und die Leistung nicht mehr um des Menschen willen, sondern um des Selbstzweckes willen vollzogen wird. Dies ist vielleicht überspitzt formuliert und der Autor spricht sich nicht explizit dagegen aus, Leistungen, die in Institutionen erbracht werden, durch Beschreibungen der Öffentlichkeit transparent zu machen oder im Zuge der Professionalisierung der Pflege Leistungskataloge zu erstellen. Nur dürfen durch trockene Leistungsbeschreibungen und deren sklavische Einhaltung Spontaneität, Kreativität und vor allem der Flair des Lebendigen nicht aus den Institutionen eliminiert werden. Kann Leben auf beschreibbare Dienstleistungen reduziert werden? Die Konsequenzen dieser Auffassung sind allenthalben in den Altenheimen (wohlgemerkt, nicht in den Seniorenresidenzen und Wohnparks) zu beobachten. Wer bezahlt Arbeiten, die außerhalb standardisierter Prozesse ablaufen, die aber erfahrungsgemäß viel Zeit in Anspruch nehmen? Warum muß das Pflegepersonal in ein künstliches Dilemma von bezahlter Standardarbeit und notwendiger, unstandardisierter Pflegearbeit versetzt werden? Generell stellt sich die Frage, ob der Sozialbereich ein *Leistungsdienst* sein sollte, der gesellschaftliche und ökonomische Fehlentwicklungen widerspiegelt. Kann er eigene Alternativen formulieren, eigene Qualitätskriterien wie das der Verläßlichkeit ausbilden, die trotzdem, obwohl sie keiner Modeströmung unterliegen, ökonomisch fundiert sind?

Einschub:
Das Sprachspiel der Wirtschaft und Sprachspiel der Pflege – Jean-François Lyotard

Lyotard untersuchte im Auftrag des Universitätsrates der Regierung von Quebec den Zustand des Wissens in höherentwickelten Gesellschaften. Sein Ausgangspunkt ist die Theorie der Sprachspiele von Ludwig Wittgenstein. Als Sprachspiele bezeichnet Wittgenstein unterschiedliche Formen von Aussagen, die in Diskursen auftauchen und deren Wirkungen auf die Spieler, also die am Diskurs mittelbar oder unmittelbar Beteiligten. Aussageformen sind beispielsweise Fragen, Befehle, Aufforderungen.

> Er (Wittgenstein) gibt mit diesem Terminus zu verstehen, daß jede dieser verschiedenen Aussagekategorien durch Regeln, die ihre Eigenschaften und ihren möglichen Gebrauch spezifizieren, determinierbar sein muß, genauso wie sich das Sprachspiel durch einen Komplex von Regeln definiert, der die Eigenschaften der Figuren oder auch die erlaubte Art, sie zu bewegen, bestimmt (Lyotard 1994, S. 39).

Lyotard merkt hierzu an, daß die Regeln der Gegenstand eines Vertrages zwischen den Spielern sind und durch diesen legitimiert werden, daß es ohne Regeln kein Spiel gibt und daß eine Veränderung der Regeln das ganze Spiel verändert, sowie, daß jede Aussage als ausgeführter Spielzug gesehen werden muß. Wissen beschränkt sich nach Lyotard nicht auf die Wissenschaft und die Erkenntnis, die bezeichnen und beschreiben und zwischen wahr und falsch unterscheiden können, sondern beinhaltet die Ideen beispielsweise des Machen-, Leben-, Hörenkönnens und wird so zu einer Kompetenz, die sich nicht auf die Feststellung von wahr oder falsch beschränkt, sondern Kriterien wie Effizienz, Glück oder Schönheit anlegt.

Gemäß Lyotard ist Wissen also

> das, was jemanden befähigt, 'gute' denotative (sich auf eine konkrete Erscheinung der Wirklichkeit beziehende, beschreibende, bezeichnende) Aussagen hervorzubringen, aber auch 'gute' präskriptive (vorschreibende, auffordernde), evaluierende (bewertende, beurteilende) usw. (...) Es fällt mit einer umfassenden 'Bildung' von Kompetenzen zusammen: Es ist die einzige in einem Subjekt verkörperte Form, das aus verschiedenen Arten von es konstituierender Kompetenz zusammengesetzt ist (Lyotard 1994, S. 65).

Wissen aus der Sicht Lyotards beschränkt sich also nicht auf das Speichern von Fakten, sondern beinhaltet die Bewertung von Fakten nach norm-, traditions-, und präferenzgeleiteten Kriterien jeweils individueller Ausprägung und führt zu den entsprechenden individuellen Handlungsansätzen. Die Form des Wissens ist vorwiegend in erzählende Strukturen eingebettet, in Mythen, Legenden und Märchen, die einen Helden haben und von Erfolgen oder Mißerfolgen berichten. Diese Erzählungen beinhalten die Kriterien einer Gesellschaft, um vollbrachte oder mögliche Leistungen zu beurteilen und erwünschte oder unerwünschte Taten zu definieren. Die Verhaltensregeln, die erzählend überliefert werden, stellen nach Lyotard das soziale Band, die zwischenmenschliche Verbindung dar, welches eine Gesellschaft umfaßt und bringt die Kompetenzen des Sagen-, Hören- und Machenkönnens innerhalb dieser Gesellschaft wie auch in ihrer Beziehung zu anderen Gesellschaften zum Ausdruck. Da die erwünschten und erforderlichen Kompetenzkriterien der Erzählung selbst inneliegen, legitimiert sie sich auch selbst und bedarf keiner Legitimation von außen.

Ähnliches gilt für das Sprachspiel der Wissenschaft, das Lyotard in das Spiel der Forschung und das der Lehre aufteilt. Das Wissen der Wissenschaft ist eingegrenzt auf das Sprachspiel der Beschreibung und das Kriterium der Wahrheit. Zwar bedient sie sich auch anderer Aussageformen, Ziel ist aber immer eine denotative Aussage. Wissenschaft besteht aus eigenen Institutionen und Fachleuten und existiert getrennt von jenen Sprachspielen, die in ihren Kombinationen das soziale Band bilden. Wissenschaft ist unpersönlich und an keine persönliche Kompetenz gebunden. „Man braucht hier nicht, wie im Narrativen, das sein zu können, was das Wissen sagt, daß man sei" (Lyotard 1994, S. 82). Der Wissenschaftler, der in den Bahnen von Verifikation durch Argumentation und Beweis denkt, verweist das narrative Wissen, das sich diesen Kriterien oftmals entzieht, in den Bereich der nichtbewiesenen Behelfskonstrukte von Alltag und Sein. Die Rechtfertigung wissenschaftlichen Wissens und des wissenschaftlichen

Sprachspiels ist einzig der Konsens der Experten. Wissenschaft bewegt sich jedoch nicht isoliert im Raum, sondern ist eingebunden in die Gesellschaft. Soll der Wissenschaftler die Inhalte seiner Wissenschaft an die Öffentlichkeit weitergeben, so gerät er unter den „Druck des narrativen Spieles", muß sein faktisches Wissen in die Struktur der Erzählung kleiden, um sich verständlich zu machen und sein Tun zu legitimieren.

> Das wissenschaftliche Wissen kann weder wissen noch wissen machen, daß es das wahre Wissen ist, ohne auf das andere Wissen – die Erzählung – zurückzugreifen, das ihm das Nicht-Wissen ist; andernfalls ist es gezwungen, sich selbst vorauszusetzen, und verfällt so in das, was es verwirft, die Petitio principii, das Vorurteil (Lyotard 1994, S. 90).

Jede Einzelwissenschaft spielt ihr eigenes Sprachspiel mit einer jeweils eigenen Sprache und eigenen Experten, die die Gegenstände und die Modi der Forschung bestimmen. Seit langem jedoch steckt das Konzept der einzelwissenschaftlichen Wissensformen in der Krise. Die Grenzen zwischen den Einzelwissenschaften verschieben sich und verwischen, die klassischen Fakultäten zerfallen in unterschiedlichste Institutionen und Forschungseinrichtungen. Mit den Formen der Ausübung von Wissenschaften ändern sich die Modi der Forschung. Die Regeln der Beweisführung einer Wissenschaft beruhen, wie bereits erwähnt, auf dem Konsens der jeweiligen Fachleute. Ein Beweis ist die Feststellung einer Tatsache, die Tätigkeit des Feststellens ist aber selbst fragwürdig, weil sie durch störungsanfällige Sinnesorgane geschieht. Anders ausgedrückt: „Was ich sage, ist wahr, weil ich es beweise, aber was beweist, das mein Beweis wahr ist?169 (Lyotard 1994, S. 77). Hier ist der Ansatzpunkt der Techniken. Diese sind eigentlich menschliche Ersatzorgane zum Zwecke des Datenempfanges und unterliegen dem Prinzip der Leistungsoptimierung, also einer Steigerung des Output und einer gleichzeitigen Verminderung des Input.

> Es sind dies also Spiele, deren Relevanz weder das Wahre, noch das Richtige, noch das Schöne usw. ist, sondern das Effiziente: Ein technischer „Spielzug" ist „gut", wenn er es besser macht (...) und/oder wenn er weniger verbraucht als ein anderer (Lyotard 1994, S. 130).

Nun stellt sich die Frage, inwieweit sich dieses Prinzip der Effizienz auf die Institutionen des Gesundheitswesens und vor allem der sozialen Arbeit anwenden läßt. Möglichst wenig Input (Geld) soll zu möglichst hohem Output (Glück, Gesundheit, Zufriedenheit) führen, wobei das Input ständig reduziert, das Output ständig maximiert werden soll? Es handelt sich eindeutig um die Kollision zweier unterschiedlicher Sprachspiele, die schon aufgrund des jeweiligen Menschenbildes, auf dem sie beruhen, nicht vergleichbar sind. Das Menschenbild der Ökonomie, das sich im Kunden verkörpert, wurde bereits weiter oben spezifiziert. Auch die Sicht des Menschen im Bereich der sozialen Arbeit wurde ansatzweise mehrmals skizziert. Dies sind zwei vollkommen konträre Sichtweisen desselben Phänomens. Das Ideal der Herstellung in der Technik und der sich ihr bedienenden Wirtschaft ist das Fließband, die „assembly-line", die Qualität insofern garantiert und sichert, als sie die immer gleiche Gestaltung von Abläufen mit immer gleichen Materialien gewährleistet. Man betrachte die Gestaltung und den Aufbau von Qualitätsmanagementsystemen im Dienstleistungsbereich und man wird feststellen, daß sich diese in frappierender Weise an den Ablaufvorstufen zum Fließband aus der Frühzeit der Industrialisierung orientieren.

> Das Fließband bildet in unserer Zeit das Rückgrat der Fabrikation. Es handelt sich dabei ebenso um ein menschliches, wie um ein technisches und organisatorisches Problem. (...) Seit dem neunzehnten Jahrhundert bestehen die Ansätze zum Fließband in erster Linie in der planmäßigen Zusammenarbeit einer Belegschaft: Teamwork. Diese Zusammenarbeit geschieht, indem die Arbeitsteilung, die von Adam Smith im achtzehnten Jahrhundert als Grundlage der Industrie erkannt wurde, zeitlich reguliert und aufeinander abgestimmt wird (Giedion 1994, S. 111f.).

Inwieweit sich die Modi der Mechanisierung bereits in die menschliche Lebenswelt eingefügt haben und diese determinieren, ist exemplarisch an den Fast-food-Ketten oder auch am Sprachgebaren von EDV-Anwendern zu erkennen. Nun soll auch die Pflege unter dem Vorwand der Kosteneinsparung mechanisiert werden. Als Mittel der Unterwerfung des Bereiches bzw. des Sprachspieles Pflege unter die Leitbilder der Ökonomie dient die Einführung der Qualität, allerdings im bereits oben entworfenen ökonomischen Sinne. Will sich die Pflege nicht disqualifizieren lassen, so muß sie ihr Wissen, ihre spezifischen Modi der Qualität formulieren und den Mut aufbringen, zu versuchen, das nicht in objektiven Daten Ausdrückbare ihres Tuns trotzdem zu vertreten. Der Versuch, ein Sprachspiel (die Pflege) durch ein anderes Sprachspiel (die Wirtschaft) zu domestizieren, kann einhergehen mit dem, was Lyotard als Terror definiert.

> Wir verstehen unter Terror die durch Eliminierung oder Androhung der Eliminierung eines Mitspielers aus dem Sprachspiel, das man mit ihm spielte, gewonnene Wirkung. Er wird schweigen oder seine Zustimmung geben, nicht weil er widerlegt, sondern weil er bedroht wurde, des Spielens beraubt zu werden (es gibt viele Arten der Beraubung). Der Hochmut der Entscheidungsträger (...) reduziert sich auf die Ausübung dieses Terrors. Er sagt: Gleichen Sie Ihre Bestrebungen unseren Zielen an, sonst (Lyotard 1994, S. 184).

Es liegt an der Pflege, dem Hochmut der Finanzierenden selbstbewußt zu begegnen und deren Modellen von rationalen und effektiven Abläufen ihr eigenes Bild reflektierten Tuns entgegenzuhalten, ihre eigenen Notwendigkeiten mit den Notwendigkeiten der Bezahler abzustimmen. Sicherlich spielt Geld eine wichtige Rolle. Nur, darf Geld der alleinige Maßstab sein, an dem sich das Tun in der Pflege zukünftig orientiert? Dem Autor drängt sich der Eindruck auf, als habe die Pflege nur darauf gewartet, ihre Fachtermini in an Industrieprozessen orientierte Ablaufvorgaben einzufügen, um endlich als Profession anerkannt zu werden. Hier ist Vorsicht geboten, will man nicht zu einer mit Pflegetermini garnierten Sozialfabrik Taylorschen Ideales degenerieren. Zur Erläuterung:

> Das Problem, um das es Taylor (F. W. Taylor, 1856–1915, Ingenieur und Mitbegründer
> der wissenschaftlichen Betriebsführung) geht, ist eine genaue Analyse des Arbeits-
> vorgangs. Alles Unnötige soll ausgeschaltet werden, um die Leistungsfähigkeit zu
> erhöhen, und (...), die Arbeit zu erleichtern und funktionsgerecht durchführen zu
> können. Die Arbeit soll möglichst ohne Ermüdung getan werden. Dahinter taucht
> immer wieder das Ziel auf, von dem die Periode magisch angezogen wurde: Produk-
> tion, Erhöhung der Produktion um jeden Preis. Der menschliche Körper wird dar-
> aufhin untersucht, bis zu welchem Grade er in einen Mechanismus verwandelt
> werden kann (Giedion 1994, S. 122).

Qualität vollzieht sich in der Zeit. Hier ist ein möglicher Ansatzpunkt, zu bedenken, ob
Schnelligkeit ein dem Menschen angemessenes Kriterium darstellt oder ob hier die
Grundlage für eine mögliche Quantifizierung menschenwürdiger Behandlung läge.

6
Kontinuität und Reliabilität als institutionelle Qualitäten

Die oben behandelten humanspezifischen Qualitäten können die Grundlagen bilden
für ein menschengerechtes Qualitätenkonzept und, ergänzt durch den Faktor angemessen menschenwürdige Zeit, zu einem Marketingkonzept ausgebaut werden, das statt der
modischen Begriffe Innovation und Flexibilität auf Verläßlichkeit und Dauer beruht.
Natürlich wäre eine derartige Unternehmensphilosophie schwerlich nur durch Dia-
gramme, Leistungsbeschreibungen und vor allem evaluierbare Fakten darstellbar, hätte
aber den Anspruch, eine wirkliche Philosophie zu sein, statt den Begriff der Philosophie
zur Tarnung der Bereicherungsmentalität zu mißbrauchen. Von Seiten der Politik wird
häufig verlangt, daß Institutionen den gesellschaftlichen Wandel mitvollziehen, also
sich die durch den Einfluß von ökonomischen und politischen Interessengruppen
herbeigeführten psychologischen und ethischen Veränderungen einer Gesellschaft an-
zueignen und in ihren Ablauf einzubeziehen. Die Institutionen sollen modern sein, also
der jeweiligen Mode entsprechen. Diese Forderungen implizieren kurzfristige Perspektiven, die an der Schnellebigkeit der Zeit orientiert sind. Im Interesse der Klientel muß
aber eine Institution langfristig und jenseits aktueller Modeströmungen planen, will es
seinem Anspruch einer dem Menschen angemessene Einrichtung gerecht werden.

> Im Begriff der Mode liegt schon sprachlich, daß es sich dabei um ein veränderungs-
> fähiges Wie (*Modus*) innerhalb eines bleibenden Ganzen des geselligen Verhaltens
> handelt. Was bloße Modesache ist, das enthält an sich keine andere Norm als die
> durch das Tun aller Gesetzte. Die Mode regelt nach ihrem Belieben nur solche Dinge,
> die ebensogut so wie auch anders sein können (Gadamer 1985, S. 42).

Menschliche Grundbedürfnisse ändern sich trotz der Moden nicht und sind auch ob
der grundsätzlichen Verfaßtheit menschlicher Gegebenheiten nicht modernisierbar.
Der Mensch ist ein soziales Wesen, trotz all der Deformationen, die die Anpassung
menschlichen Seins an wirtschaftliche Vorgaben und Anforderungen verursacht bis hin
zu einer Atomisierung der Formen menschlichen Zusammenlebens. Anknüpfend an

das bereits weiter oben entwickelte Konzept der Tiefenqualität spielt der Faktor Zeit, mit den zwischenmenschlichen Qualitäten einer Institution gekoppelt, eine große Rolle in der gesamtqualitativen Bewertung durch den Klienten. Auch gemeinsam verbrachte Zeit ohne erkennbare Leistung der Pflegekraft am Klienten stellt Arbeit dar. Pflege ist mehr als eine Aneinanderreihung von qualifiziert ausgeführten genau definierten Einzelleistungen, sie ist auch ein menschliches Miteinander, eingebettet in die Zeit, die Lebenszeit des Pflegenden und die Lebenszeit des zu Pflegenden. Starre Einzelleistungen, die in fixierte Zeitkorridore gepreßt werden, können schnell zu ritualisierten Arbeitseinheiten ohne eigentliches Miteinander-zu-tun-haben von Pflegenden und Klienten mutieren und als Begleiterscheinungen entsprechende Hospitalismuserscheinungen und ein immenses Maß an Arbeitsunzufriedenheit mit sich bringen. Konsequent zu Ende gedacht enthöbe eine derart fixierte Leistungsspezifizierung alle pflegerischen Berufe der Notwendigkeit einer fundierten Ausbildung, da derartige Dienstleistungen auch von angelernten Kräften ausgeführt werden könnten. Das Primat der puren Ablauforientierung setzt Verstehens- und Handlungskompetenz, Wissen um Zusammenhänge und Erfahrung nicht notwendig voraus, sondern orientiert sich an den formulierten Standardprozessen. Hier liegt ein wunderbarer Sparansatz und es ist nicht von der Hand zu weisen, daß dieser Ansatz bei Kosten- und Institutionsträgern ernstlich erwogen wird. Letztendlich würde dies in allen Bereichen pflegerischen Tuns aber einen erheblichen Rückschritt und insgesamt eine Forcierung sozialer Deformationen bedeuten. Dem Menschen gerechter erscheint die Formulierung von Zielen pflegerischen Handelns und von Zielkomplexen, deren Zeitrahmen so weit gesteckt ist, daß sowohl von den veränderlichen und anpaßbaren Zielen als auch den Methoden her genügend Raum vorhanden ist, damit sich Qualität von Menschen für Menschen entfalten und als Grundkonstante, natürlich in veränderlichem Maße, wahrgenommen werden kann. Dieser Gedanke impliziert einen längerfristigen, zeitlichen Qualitätsansatz, da Lebenszeit weder als zu verschwendende solche noch als effizient zu verplanende betrachtet werden kann, sondern als sinnvolle Mitte zwischen Machen und Sein-lassen. Wer permanent durchgeplante Pflegeabläufe fordert, muß der Tatsache eingedenk sein, daß er gleichzeitig permanent geplante Lebensvollzüge bei den Klienten fördert. Das dies nicht der Sinn einer erfüllenden und erfüllten Pflege sein kann, ist evident, da ja andererseits die Forderung nach dem Klienten als Maßstab und Mittelpunkt des Tuns diesen geplanten Lebensvollzüge kraß konträr gegenübersteht. Die Pflege des Menschen beinhaltet zwangsläufig die Pflege des Menschlichen und dem sich daraus ergebenden Anspruch, nicht als Stück nach Kriterien der Stückkostenrechnung mit entsprechendem fallspezifischen Zeitbudget bekalkuliert zu werden. Ein Unternehmenskonzept, das den Menschen in den Mittelpunkt stellt, sollte eine Gesprächskultur fördern, die nicht auf bloße Kommunikation als Informationsaustausch reduziert ist. Diese läßt sich begründen auf eine entsprechende Fortbildung aller dazu bereiten Mitarbeiter mit Schwerpunkt auf die oben skizzierten zwischenmenschlichen Qualitäten wie auch die Gestaltung der Kommunikation innerhalb der Institution. Es kann davon ausgegangen werden, daß Mitarbeiter Qualität, gerade im Hinblick auf die weiter oben skizzierten Basisqualitäten, nur in den Maße weitergeben können, wie sie Qualität selbst erfahren. Dies stellt einen hohen Anspruch an das Unternehmen. Wie stellt sich die Institution nach innen dar? Ist sie durch zwanghafte, hierarchisch strukturierte Kommunikationsabläufe gekennzeichnet? Herrscht die reine Sachorientierung, gibt es interne Sprachregelungen und unterdrückt die möglicherweise bestehende Angst vor einem in einer entspannten Atmosphäre vielleicht überhand nehmenden Small talk, die Entwicklung einer Gesprächskultur, basiert also das Verhältnis von Unternehmensleitung und Mitarbeitenden auf Mißtrauen statt auf Vertrauen in Kompetenz und Disziplin? Ist Raum für Humor oder herrscht ein eher eisiges Klima? Statt Qualitätszirkeln sollten Reflexionszirkel initiiert werden, an denen nicht nur Mitarbeiter, sondern auch Klienten, Angehörige u. a. beteiligt wären. Dies schüfe Raum für Qualitätsentfaltung in einem großen einvernehmlichen Rahmen. Notwendig ist eine fundierte theoretische Basis, die sich ergibt aus der kritischen Reflexion der traditionellen Leitlinien einer Institution, zumal, wenn diese weltanschaulicher Provenienz sind, und der Schulung in humanwissenschaftlichen Konzepten sowie deren Umsetzung in die Alltagspraxis, was statt zu Flexibilisierung zu einem dem Individuum angepaßten Umgang unter Beibehaltung einer grundlegenden Wertekonstanz und also zu Verläßlichkeit und Kontinuität einer Institution führen könnte. Basis einer anderen Unternehmenskultur wäre also die Zeit, die sowohl Personal als auch Klientel in der Institution im Miteinander leben und das ernsthafte Bestreben, diese Zeit angemessen auszufüllen. In einem derartigen Klima könnte sich Qualität zur beiderseitigen Zufriedenheit entfalten, wäre quasi das verbindende Glied zwischen allen Menschen der Institution und gleichzeitig ein Aushängeschild für die Einrichtung. Der Autor ist sich bewußt, daß dies etwas utopisch anmutet, gibt jedoch zu bedenken, daß die Möglichkeit, Konflikte überhaupt auszutragen und die Art, wie dies geschieht, ebenfalls zu den Qualitätsmerkmalen einer Institution gehört. Das große Problem der Umsetzung derartiger Konzepte ist möglicherweise das mangelnde Selbstbewußtsein der Institutionen und der in ihnen Arbeitenden. Soziale und gesundheitliche Institutionen tragen das Stigma der Almosenempfänger, die am Tropf der öffentlichen Hand hängen und folglich nichts zu fordern haben. Dies ist eine sehr einseitige Sicht der Dinge. Der Gesundheits- und Sozialbereich stellt volkswirtschaftlich einen beträchtlichen Faktor dar, hat aber kein eindeutiges Produkt, mit dem er glänzen kann. Beleuchtet man die Sachlage unter dem Blickwinkel der Unterscheidung von Spezialisten und Generalisten, so eröffnen sich ökonomische Aspekte, die dem Selbstbewußtsein aller pflegerischen Bereiche, sowohl im Gesundheits – als auch im Sozialwesen, förderlich sein können.

> Der Spezialist maximiert seine Leistung oder das Einkommen in dem Bereich, in dem er sich spezialisiert hat. Der Generalist bedient sich seines Urteilsvermögens und seines Wissens, um über die Verteilung der Ausgaben und den Einsatz der diversen Spezialisten zu entscheiden und damit irgend ein relativ weit gefaßtes Ziel zu erreichen, wobei letzteres meistens zu umfassend ist, um es einem einseitig fachorientierten Spezialisten anvertrauen zu können. Die Aufgabe des Generalisten ist insofern anders und sehr viel schwieriger als die des Spezialisten (Scitovsky 1989, S. 223f.).

Der Spezialist ist in unserem Fall die produzierende Wirtschaft, die irrtümlicherweise oft als Alleinvertreter dessen, was mit Ökonomie bezeichnet wird, angesehen wird und deren Werte, die sich aus einer reinen Kosten-Nutzen-Analyse ergeben, als allgemeine gesellschaftliche Normen übernommen zu werden drohen. Genauso wichtig wie die Beschaffung von Mitteln ist aber die sinnvolle Verwendung derselben. Hier liegt das Aufgabenfeld des Generalisten, der für die andere, mindestens ebenso wichtige Seite der

Wirtschaft, die Ausgabenseite steht. Welche Verantwortung der Generalistenfunktion zukommt, ist bereits weiter oben erwähnt.

> Die Zielsetzung des Generalisten sind weit gesteckt und dementsprechend schwer quantifizierbar – was natürlich auch für deren Erfüllung gilt. Diese Schwierigkeit führt gewöhnlich zu einer Unterbewertung des monetären Wertes, der den Leistungen des Generalisten beigemessen wird, und ist gewöhnlich für die geringen Verdienste derjenigen verantwortlich, deren Leistungen über den Markt gehen (Scitovsky 1989, S. 225).

Die in der Gesellschaft primäre Hochschätzung produktiver Strategien verstellt den Blick auf die Wichtigkeit angemessener Ausgabenstrategien, die jedoch gleichberechtigter Teil des Haushaltes einer Gesellschaft sind. Der Sozial- und der Gesundheitsbereich erscheinen im öffentlichen Haushalt mangels anderer Maßzahlen immer nur als Kosten. Sicherlich soll nicht mehr ausgegeben werden, als an Einkommen vorhanden ist. Die Modi der Ausgaben sind aber nicht notwendig die der Einkommensbeschaffung. Als wichtiger Teil der Volkswirtschaft sollte der Gesundheits- und Sozialbereich sich der Eminenz seiner Rolle bewußt werden und eher agieren als reagieren. Maßstab seines Handelns ist der Mensch, der anderen Gesetzmäßigkeiten unterliegt als die materielle Güterproduktion und dessen Wesen individuell und nicht normiert behandelt werden will. Aus diesem Wissen heraus sollten die Konzeptionen und Leitbilder sozialer und gesundheitlicher Institutionen Definitionen eigener, menschengerechter Qualitätsmaßstäbe enthalten, die es erst zu entwickeln gilt und die nicht rein nach Kosten zu bewerten sind.

7
Schlußbemerkungen

Es geht dem Autor nicht darum, das gesamte Konzept des Qualitätsmanagements in Bausch und Bogen zu verdammen und der Untauglichkeit zu überführen. Die Arbeit soll einen Beitrag dazu leisten, den Begriff der Qualität nicht unreflektiert hinzunehmen, sondern zu be- und durchdenken, die Potentiale für mögliches Leid zu erkennen und zu benennen, Pflegende wie deren Leiter sowie die Einrichtungs- und Kostenträger zu sensibilisieren für das, was mit dem Qualitätsbegriff und dessen Bewirtschaftung angerichtet werden kann, welche Fährnisse auf dem Weg zu einem qualitätsbewußten Tun in Organisationen lauern und welche Möglichkeiten des Erkennens und Formulierens bisher unerkannter Qualitätsdimensionen sich auftun können. Der Sinn des Faktors Qualität ist ein „für" und geplante Qualität ist ohne entsprechende Resonanz beim Empfänger sinn-los. Qualität wird über die Sinne erfahren und kann auf die Formel „Sinnesqualität ist Lebensqualität" gebracht werden. Diese Erfahrung, die sich aus vielen unterschiedlichen Sinneseindrücken schließlich zu einem Sinnganzen zusammensetzt, messen zu wollen, erscheint wegen der Problematik der Transkription von sprachlich erfaßbaren Zuständen in Zahlenausdrücke zumindest problematisch. In der Qualitätssicherung werden Baulichkeiten und Raumgrößen, die Ausstattung mit Pflegehilfsmitteln und die Anzahl und Qualifikationen der Mitarbeitenden erfaßt. Genau genommen sind dies alles Größen, die sich an der Oberfläche der Institution befinden, die sichtbar und meßbar sind, also Quantitäten, die selbst erst Qualität entfalten können in der Zeit und in ihrem Zusammenwirken mit den Menschen. Als Maß wird der Begriff der Zufriedenheit vorgeschlagen. Dieser Begriff oder Zustand ist relativ und eher eine Variable als ein sicherer Maßstab, da er selbst unter dem Diktat der verschiedensten Einflußgrößen vom Ärger über Angehörige bis hin zum Zahnschmerz steht. Zufriedenheit ist nur vom einzelnen Subjekt und dessen Verfaßtheit her zu definieren und stellt keinen verallgemeinerbaren Wert dar, da jeder etwas anderes darunter versteht. Im Sozial- und Gesundheitsbereich einfach der Wirtschaft entlehnte Qualitätsmanagementsysteme zu implementieren, muß notwendig zu Verzerrungen führen, da hier der Mensch, nicht das Ding, Qualitätsträger und -empfänger ist. Es gilt, neue, dem Menschlichen angemessene Qualitätssysteme zu entwickeln und Kriterien der Wirtschaftlichkeit aus den Spezifika der Gesundheits- und Sozialarbeit heraus zu definieren. Der Autor hofft, mit diesem Beitrag einen Anfang gemacht zu haben.

Literatur

Buber M (1984) Das dialogische Prinzip. Lambert Schneider, Heidelberg

Büse F (1995) Qualitätsmanagement und Qualitätssicherung in Pflegeeinrichtungen, Selbstverlag, Schwarzenbruck

Condreau G (1989) Daseinsanalyse – Philosophisch anthropologische Grundlagen. Die Bedeutung der Sprache. Huber, Freiburg

Fromm E (1983) Haben oder Sein – Die seelischen Grundlagen einer neuen Gesellschaft. dtv, München

Gabler (1988) Wirtschafts-Lexikon. Gabler, Wiesbaden

Gadamer H-G (1985) Wahrheit und Methode – Grundzüge einer philosophischen Hermeneutik. Mohr, Tübingen

Gelberg H-J (Hrsg) (1984) Augenaufmachen. 7. Jahrbuch der Kinderliteratur. In: Martin E, Wawrinowski U (1991) Beobachtungslehre – Theorie und Praxis reflektierter Beobachtung und Beurteilung. Juventa, Weinheim

Giedion S (1994) Die Herrschaft der Mechanisierung – Ein Beitrag zur anonymen Geschichte. Büchergilde Gutenberg, Frankfurt am Main

Hermann U (1982) Knaurs Herkunftswörterbuch – Etymologie und Geschichte von 10.000 interessanten Wörtern. Lexikographisches Institut, München

Klaus G, Buhr M (Hrsg) (1976) Philosophisches Wörterbuch, Bd 2. verlag das europäische buch, Berlin

Kluge F (1975) Etymologisches Wörterbuch der deutschen Sprache. De Gruyter, Berlin

Lyotard J-F (1994) Das postmoderne Wissen – Ein Bericht. Passagen, Wien,

Mall W (1990) Kommunikation mit schwer geistig behinderten Menschen – Ein Werkheft. HVA, Heidelberg

Marcuse H (1985) Der eindimensionale Mensch – Studien zur Ideologie der fortgeschrittenen Industriegesellschaft. Luchterhand, Darmstadt

Montagu A (1988) Körperkontakt. Die Bedeutung der Haut für die Entwicklung des Menschen. Klett-Cotta, Stuttgart

Scitovsky T (1989) Psychologie des Wohlstands. Campus, Frankfurt am Main

Sennet R (1998) Der flexible Mensch. Die Kultur des neuen Kapitalismus. Berlin, Berlin,

Wahrig G (1970) Deutsches Wörterbuch, Bertelsmann, Gütersloh

Watzlawick P, Beavin J, Jackson D (1985) Menschliche Kommunikation – Formen, Störungen, Paradoxien. Huber, Bern

Windelband W (1928) Lehrbuch der Geschichte der Philosophie. Mohr, Tübingen

Lernziel „guter Mensch"?
Ethik in der Aus- und Fortbildung pflegerischer Berufe

L. Lindner

Inhaltsverzeichnis

1   Einleitung 46

2   Bestandsaufnahme 47
2.1   Theoretische Ausbildung 48
2.1.1 Der Lehrplan für das Fach Berufsethik 48
2.1.2 Literatur zum Fach Berufsethik 48
2.1.3 Grenzen und Chancen des berufsethischen Unterrichts 49
2.2   Praktische Ausbildung 50
2.2.1 Der große Graben zwischen Theorie und Praxis 50
2.2.2 Nichtreflektierte Emotionen 50
2.2.3 Die „traditionelle Hierarchie" 51
2.2.4 Das unklare Berufsbild 52
2.2.5 Das Dilemma der Berufsanfänger 52
2.2.6 Berufsethos 53
2.3   Ethik in der Fortbildung 54
2.4   Zusammenfassung 54

3   Wie entsteht ein ethisches Bewußtsein? 55
3.1   Was ist ethisch verantwortliches Handeln? 55
3.2   Ethisches Bewußtsein als Ziel einer prozeßhaften
       Persönlichkeitsentwicklung 55

4   Problemanzeige: Unsicherheiten in einer pluralistischen Welt 56
4.1   Die von Pluralismus und individueller Freiheit geprägte Postmoderne
       hat zunehmend Verhaltensunsicherheiten zur Folge 56
4.2   Der technische Fortschritt wirft immer neue
       und komplexere ethische Fragen auf 57
4.3   Zusammenfassung 58

5   Überlegungen zu einer zielgerichteten Unterstützung
       der ethischen Entscheidungsfindung in der Postmoderne 58
5.1   Inhaltliche Grundfragen ethischer Unterweisung 59
5.1.1 Klärung theoretischer Grundbegriffe 59
5.1.2 Schritte ethischer Urteilsfindung 59
5.1.3 Verstärkung der Wahrnehmungsfähigkeit 60
5.1.4 Förderung der kommunikativen Fähigkeiten 60

5.2   Methodische Überlegungen *61*
5.2.1 Unterrichtsstil *61*
5.2.2 Interdisziplinarität *61*
5.2.3 Fallbeispiele als exemplarische Entscheidungssituationen *61*
5.3   Anregungen für die Fortbildung *62*
5.4   Ethikkommissionen und gesellschaftspolitische Aspekte *62*

6   Kritische Sichtung und Ausblick *63*

Literatur *65*

1
Einleitung

Lernziel: Guter Mensch? Oder anders gefragt: Was wollen wir erreichen, wenn wir Ethik als wichtigen Ausbildungsinhalt, als notwendiges Thema in der Aus- und Fortbildung für pflegerische Berufe einfordern? Ist Ethik überhaupt im Unterricht oder in Seminaren, also in theoretischer Form, vermittelbar? Der griechische Philosoph Sokrates würde entsetzt verneinen, denn nach seiner Meinung war Tugend nicht lehrbar. Er selbst verstand sich als eine Art Geburtshelfer, der seine Schüler dazu anleitete, selbst nach Antworten auf die Lebensfragen zu suchen. Zusätzlich zu der Frage, ob und wenn ja auf welche Weise Ethik überhaupt lehrbar sei, äußern Pflegende im Blick auf ethische Themen auch verschiedene Befürchtungen. Ist mit dem Thema Ethik womöglich eine neuerliche Verstärkung des ohnehin schon überdimensionalen Pflichtkatalogs für diese Berufsgruppe im Blick? Eine berufsethische Veröffentlichung (Ihr Einsatz 1981) nimmt diese Mutmaßung bereits im Titel auf: „Ihr Einsatz: *Mehr* als Pflegen". Dies sind historisch geprägte Sichtweisen. So wurden beispielsweise noch Anfang dieses Jahrhunderts in berufsethischen Veröffentlichungen von den Pflegenden vor allen Dingen Liebe, Aufopferung, unendliche Geduld, Selbstlosigkeit, Demut und Entsagung gefordert (Zimmermann 1911, S. 19). Gelegentlich werden ethische Überlegungen auch mit dem sprichwörtlichen „erhobenen Zeigefinger", einem streng fordernden „Du sollst!" oder anderen ebenso diffusen wie negativ besetzten Bildern einer antiquierten Sittenlehre verbunden und aus diesem Grund von vornherein abgelehnt. Dieses moralische Mißverständnis ist bedauerlich, weil dadurch die eigentliche Intention ethischer Überlegungen und Diskussionen übersehen wird. Insbesondere bleibt dabei unberücksichtigt, wie hilfreich ethische Grundkenntnisse für Pflegende sein können, die sich innerhalb ihres beruflichen Alltags regelmäßig großen ethischen Herausforderungen oder gar ethischen Dilemmata ausgesetzt sehen. Dabei ist Ethik an sich nicht Pflicht oder Forderung, wie es das Klischee oft darzustellen versucht. Ethik ist zunächst schlicht die „systematische Besinnung auf das menschliche Handeln im Hinblick auf seinen spezifischen humanen Charakter" (Sporken 1989, Sp. 714). Eine systematisch geordnete Reflexion des pflegerischen Alltags also, um den zu versorgenden Menschen in der ihnen eigenen Würde voll gerecht zu werden. Das Nachdenken über ethische Fragen in der Aus- und Fortbildung der Pflegeberufe soll vor allen Dingen die Voraussetzungen dafür schaffen, den Pflegenden zu einer eigenständigen Entscheidungsfähigkeit zu verhelfen – mitten im Gesamtzusammenhang ihrer beruflichen, institutionellen und gesellschaftlichen Rahmenbedingungen. Um Ethik nicht als Normsetzung zu mißverstehen, ist es nötig, zwischen der Begründung eines besseren Handelns sowie dem Aufruf dazu oder der Durchsetzung desselben zu unterscheiden: Nur auf der Ebene der Begründung ist Ethik angesiedelt (Illhardt 1989, Sp. 807). Der Aufruf zu ethisch verantwortlichem Handeln oder auch dessen Durchsetzung sind demgegenüber Fragen der Motivation oder der Kontrolle, denen sich Führungskräfte stellen werden. Das Mißverständnis im Blick auf die Intention ethischer Überlegungen und damit deren Ablehnung birgt leider nicht zu unterschätzende Gefahren in sich. Mitarbeitende in pflegerischen Berufen sind – ob sie das wollen oder nicht – ständig mit ethischen Herausforderungen konfrontiert und treffen im pflegerischen Alltag – bewußt oder unbewußt – ständig ethische Entscheidungen. Wenn sie sich grundsätzlichen ethischen Überlegungen verweigern, handeln sie unreflektiert und situativ und setzen die von ihnen gepflegten Patienten möglicherweise willkürlichen oder rein emotionalen Reaktionen aus. Letztlich kann solch ein „spontanes" Verhalten nicht befriedigen und wird der Entwicklung eines eigenständigen Berufsverständnisses kaum förderlich sein.

* Wie also kann die professionelle Auseinandersetzung mit ethischen Fragestellungen im Pflegeberuf am besten gelehrt und gelernt werden?
* Kann sie es überhaupt?
* Wie kann die Einsicht vermittelt werden, daß ethisch verantwortliches Handeln nicht das Ergebnis eines rein kognitiven Erkenntnisweges ist, sondern eine umfassende theoretische Kompetenz mit unmittelbarer Relevanz für das Handeln in der pflegerischen Praxis?
* Wie kann der Blick geschärft werden für konkrete ethische Fragen im Alltag und wie kann die Entscheidungsfindung und -begründung für das eigene berufliche Handeln eingeübt werden?

Diesen Fragen soll im folgenden nachgegangen werden. Zunächst ist dazu eine Bestandsaufnahme nötig.

2
Bestandsaufnahme

Wo, wie und in welchem Umfang wird Pflegeethik an pflegerischen Ausbildungsstätten unterrichtet? Kommen ethische Themen in Fortbildungsveranstaltungen vor und wie werden sie ggf. angenommen? Gibt es entsprechende Veröffentlichungen? Diese Bestandsaufnahme wird auf einzelne Aspekte der theoretischen und praktischen Ausbildung eingehen, sowie kurz die pflegerische Fortbildung und Veröffentlichungen zum Thema in den Blick nehmen. Ich begrenze mich dabei auf die Krankenpflegeausbildung, aus der meine persönliche Erfahrung resultiert.

2.1
Theoretische Ausbildung

2.1.1
Der Lehrplan für das Fach Berufsethik

In der Ausbildungs- und Prüfungsverordnung für die Krankenpflege[1] von 1985 ist nur ein kleiner Teil der insgesamt 1.600 Theoriestunden für berufsethische Inhalte vorgesehen. Für den Fachbereich Berufs-, Gesetzes- und Staatsbürgerkunde sind insgesamt 120 Stunden eingeplant. In diesen Stunden sollen unter anderem folgende Themen unterrichtet werden:

- das Gesundheitswesen in Deutschland
- sowie internationale Organisationen,
- aktuelle Berufsfragen,
- arbeits- und berufsrechtliche Regelungen,
- Unfallverhütung,
- strafrechtliche Fragen,
- Arzneimittel- und Betäubungsrecht,
- Sozialpolitik einschließlich einer Einführung in die Systeme der sozialen Sicherung,
- die Grundlagen der staatlichen Ordnung Deutschlands,
- die Wirtschaftsordnung
- und neben der Geschichte des Berufs ganz nebenbei
- noch die Berufskunde im engeren Sinne sowie die Ethik.

Ein wahrlich niederschmetternder Befund! Im bayerischen Lehrplan werden die 120 Stunden für den genannten Fachbereich dann zwar auf 140 Stunden aufgestockt und davon ausdrücklich vierzig Stunden für die Ethik angesetzt – verteilt auf drei Ausbildungsjahre und im Blick auf die Bedeutung ethischer Entscheidungsfähigkeit für die Angehörigen pflegerischer Berufe ist das aber immer noch nicht sehr beeindruckend.[2] Ähnliches gilt für andere Berufe im Gesundheitswesen.

2.1.2
Literatur zum Fach Berufsethik

Auch im Blick auf Veröffentlichungen zu berufsethischen Fragen ergibt sich im Bereich der Pflegeberufe ein ähnlich schwaches Bild. Lange Zeit wurden Fragen einer speziellen Pflegeethik in Veröffentlichungen zur Medizinethik abgehandelt – in der Mehrzahl von Medizinern und Theologen, und damit auch überwiegend aus deren Blickwinkel dargestellt und beurteilt. Als ein Beispiel sei das von Kruse und Wagner herausgegebene Buch „Ethik und Berufsverständnis der Pflegeberufe" genannt, in dem im Vorwort zwar zugestanden wird,

> beim Nachdenken um das Ethos der Pflegeberufe geht es darum, wie die hier Tätigen in ihrer je spezifischen Position Anteil haben und Anteil haben müssen an Entschei-

---

[1] Für die Ausbildung in der Kinderkrankenpflege gilt dies entsprechend.
[2] Schulordnung für die Berufsfachschulen für Krankenpflege, Kinderkrankenpflege, Krankenpflegehilfe und Hebammen (BFSOKrHeb), § 9 Abs. 4.

dungen über Richtig und Falsch, Gut und Böse heilend-pflegerischen Handelns (Kruse und Wagner 1994, S. VI).
Es wird aber ebenso festgestellt, es ergebe sich aus der Sache, „daß Ärzte in solchen Zusammenhängen eine gewichtige Stimme haben"(Kruse und Wagner 1994, S. VI).

Auch bei der Suche nach dem Fach Pflegeethik in einem immer noch weitverbreiteten zweibändigen Lehrbuch für Krankenpflege kommt man im ausführlichen Inhaltsverzeichnis desselben zu dem Ergebnis: Fehlanzeige! (Beske 1986) In dem ansonsten umfassenden Lehrbuch für die Krankenpflege fehlt das Thema Pflegeethik gänzlich. Lange Zeit suchte man tatsächlich vergebens nach dem eigenständigen Entwurf einer Pflegeethik von Pflegenden, der unmittelbar aus der Perspektive eigener pflegerischer Erfahrung entstanden wäre und diese nicht nur marginal erörterte. Inzwischen hat'sich jedoch auf diesem Gebiet erfreulich viel getan. Es gibt schon eine ganze Reihe grundlegender Arbeiten (s. Literatur), und in den gängigen Pflegezeitschriften – insbesondere in der wissenschaftlichen Zeitschrift für Pflegeberufe aus dem Verlag Huber in Bern/Göttingen – werden immer wieder konkrete ethische Fragestellungen diskutiert. Darin wird nun nicht mehr primär die medizin-ethische oder die theologische Perspektive der ethischen Fragestellungen in den Blick genommen, sondern auf die direkte Beteiligung der Pflegenden gerade auch bei den sog. medizin-ethischen Themen hingewiesen, beispielsweise bei lebensverlängernden Maßnahmen, Organtransplantationen und ähnlichen Fragen. Auch Materialien zur Unterrichtsgestaltung liegen inzwischen zu unterschiedlichsten Themen vor.[1] Leider läßt jedoch immer noch die Wahrnehmung und Akzeptanz dieser Veröffentlichungen sowohl innerhalb als auch außerhalb der Berufsgruppe der Pflegenden sehr zu wünschen übrig – eine Ausnahme bilden erfreulicherweise zunehmend Mitarbeitende an Ausbildungseinrichtungen und Studierende der Pflegewissenschaften. Es ist meines Wissens bisher nicht eindeutig geklärt, weshalb Pflegende sich mit regelmäßiger Fachlektüre deutlich weniger auseinandersetzen als andere Berufsgruppen (Van der Arend und Gastmans 1996, S. 12). Es ist jedoch zu hoffen, daß die zunehmende Akademisierung in den Pflegeberufen hier langfristig zu einer deutlichen Verhaltensänderung führen wird.

2.1.3   Grenzen und Chancen des berufsethischen Unterrichts

Haupt- und nebenberufliche Dozentinnen an pflegerischen Schulen bestätigen die beschriebenen Beobachtungen und Einschätzungen. Als schwierig für die Gestaltung des Ethikunterrichts nennen sie außerdem die engen Zeitvorgaben, die praktisch für alle engagierten Ethiklehrenden ein Problem darstellen. Andererseits heben sie die Freiheit von einer Benotung im Fach Ethik als sehr positiv hervor. Die Unterrichtsstunden zu ethischen Themen werden damit durchweg als Chance betrachtet, auch sehr persönliche Fragen der Schülerinnen anzusprechen. Die besprochenen Themen sind dementsprechend vielfältig: So wird z. B. das Thema Aggression ebenso behandelt wie der Umgang mit Verwirrten, der Suizid kommt in den Blick wie auch Fragen der

---

[1] Zum Beispiel sei der Rocom-Ordner „Gesundheit ist lernbar" (Troschke 1978) genannt oder die Handreichung für den Unterricht, die 1990 in Stuttgart herausgegeben wurde unter dem Titel „Ethisch handeln lernen an Krankenpflegeschulen" (Hamann 1990)

Kommunikation bis hin zu Methoden der Gesprächsführung. Es geht um den Umgang mit der Zeit ebenso wie um Sexualität, Tod und Sterben, Heilung und Heil – und oftmals werden auch aktuelle Fragen der Schülerinnen jenseits der Lehrplanvorgaben bearbeitet. Wo immer möglich wird versucht, die einzelnen Unterrichtsstunden zu „Ethiktagen" oder wenigstens zu größeren Unterrichtseinheiten zusammenzufassen, um die umfangreichen Themenbereiche möglichst konzentriert bearbeiten zu können. An manchen Schulen hat sich auch die Methode des „team teaching" bewährt: Die Lehrkraft für Krankenpflege gestaltet den Ethikunterricht z. B. zusammen mit einem Theologen oder einer Theologin. Insgesamt ergibt sich als Ergebnis der Gespräche mit Lehrenden an pflegerischen Ausbildungsstätten wie auch aus meinen eigenen Erfahrungen und Beobachtungen, daß – im vorgegebenen zeitlichen Rahmen – mit durchaus großem persönlichen Einsatz viele wichtige Themen der Ethik in der pflegerischen Ausbildung behandelt werden. Die Einübung in die eigene Entscheidungskompetenz und in die Fähigkeit zu argumentierender Kommunikation scheint jedoch eher selten zu erfolgen, ja oftmals nicht einmal als Ziel vor Augen zu stehen. Auch hier ist aber eine Verbesserung der momentanen Situation von den neuen pflegerischen Studiengängen zu erwarten, die in stärkerem Maße als die stark praxisorientierte Ausbildung und auch stärker als manche der bisherigen Weiterbildungslehrgänge für Pflegende auf eigenständige Entscheidungsfindung zielen und die kommunikativen Fähigkeiten der Studierenden im wissenschaftlichen Diskurs zu wecken und unterstützen suchen.

2.2   Praktische Ausbildung

2.2.1   Der große Graben zwischen Theorie und Praxis

Immer noch beurteilt eine große Anzahl Pflegender ihren Beruf als primär praktische Tätigkeit, vernachlässigt – zumindest nach der Ausbildung – eine kontinuierliche Auseinandersetzung mit neuen Theorien und entzieht sich der aktuellen berufsfachlichen Diskussion innerhalb der eigenen Berufsgruppe wie auch mit anderen Berufsangehörigen im Gesundheitswesen. Diese distanzierte Haltung gilt auch für ethische Fragestellungen mit der Folge, daß ethische Entscheidungen selten bewußt, dafür um so häufiger spontan und unreflektiert getroffen werden. Es kann ohne Zweifel von einem pflegerischen Hang zur Situationsethik mit ihren Chancen aber auch ihren Risiken gesprochen werden. Der Graben zwischen Theorie und Praxis vergrößert sich dabei mit zunehmendem Abstand zur Ausbildungszeit ebenso wie durch das Anwachsen der Belastung im pflegerischen Alltag etwa durch chronischen Personalmangel oder dauernde persönliche Überforderung.

2.2.2   Nichtreflektierte Emotionen

Besonders problematisch wird dies, wenn – wie beispielsweise Horst Schmidbauer in seinen Veröffentlichungen zum Thema Helfersyndrom (Schmidbauer 1977) darstellt – bestimmte Persönlichkeitstypen jeweils in der ihrer psychischen Struktur entsprechenden Weise emotional reagieren. Aus nichtreflektierter Emotionalität und fehlender professioneller Distanz in der pflegerischen Tätigkeit können sich bei den Pflegenden die sog. Burn-out-Symptome entwickeln. Dabei treten beispielsweise im körperlichen Symptombereich alle Erscheinungsformen psychosomatischer Krankheitsbilder ebenso auf wie chronische Überlastung, Müdigkeit und ausgeprägte Erschöpfungszustände. Daneben werden häufig auch Störungen innerhalb der seelischen Befindlichkeit beobachtet, die bis zu schweren Depressionen oder zwanghaften Verhaltensanomalien reichen können. Auffallenderweise treten diese Burn-out-Symtome besonders bei Pflegenden in Erscheinung, die ihre Berufstätigkeit einmal voller Idealismus begonnen haben. Die fehlende Fähigkeit, sich selbst in der Begegnung mit Leid und Tod professionell zu schützen, läßt gerade diese Menschen regelrecht „ausbrennen".

Durch nichtreflektierte Emotionalität können aber auch bedrohliche Situationen für die Patienten entstehen. Schröck beschreibt drastisch die möglichen Folgen:

> Die Einbrüche in die Privatheit des Patienten, die Halbwahrheiten und Lügen, die gebrochenen Versprechen, die großen und kleinen alltäglichen Freiheitsberaubungen, der Mangel an Respekt, die Verletzungen menschlicher Würde, die unangemessene Machtausübung, die verbalen und physischen Gewalttätigkeiten, das Mitansehen und das Dabeistehen und das Wegschauen, die Vertrauenseinbrüche, das Fehlermachen, die Gehorsamkeit aus Bequemlichkeit (...), all dieses und mehr hat in erster Linie nur etwas mit den Pflegenden selbst zu tun (Van der Arend und Gastmans 1996, S. 36).

Allerdings gilt auch:

> Die ethische Reflexion macht das spontane ethische Reagieren nicht überflüssig. Im Gegenteil, eine Ethik, die authentisch und glaubwürdig sein will, muß von durchlebten Erfahrungen von Menschen ausgehen, die ihre Verantwortlichkeit wahrmachen. Es ist die spezifische Aufgabe des Ethikers, daß er das spontane ethische Einfühlen von Menschen kritisch analysiert und die dahinter stehenden Auffassungen, Gefühle und Annahmen klärt, ohne daß dadurch die Verantwortlichkeit des Betroffenen ins Abseits gestellt wird (Van der Arend und Gastmans 1996, S. 36).

Pflegerisches Handeln in ethischer Verantwortung kann niemals von der gefühlsmäßigen Anteilnahme und Betroffenheit gegenüber den Pflegebedürftigen absehen – aber das Handeln und die zugrundeliegenden Emotionen sind von professionellen Pflegenden immer wieder kritisch zu reflektieren. Unabdingbar ist demnach in jedem Fall die Fähigkeit der Pflegenden, die eigene Person und das eigene Handeln in kritisch reflektierender Distanz zu analysieren.

2.2.3   Die „traditionelle Hierarchie"

Eine weitere Schwierigkeit, die sich für den ethischen Diskurs innerhalb der pflegerischen Praxis stellt, ist die traditionelle Abhängigkeit der Pflegenden vom in der Hierarchie höher stehenden Mediziner zu nennen, aber auch das spannungsreiche Verhältnis von Mann und Frau in der spezifischen Verteilung auf die Berufe Arzt und Krankenschwester ist dabei von Bedeutung. Gerade durch die untergeordnete Position Pflegender im Berufsalltag und ihre daraus resultierende Abhängigkeit von ethischen Entscheidungen anderer, etwa bei der Information von Patienten über infauste Prognosen oder bei der Beendigung einer Therapie von komatösen Menschen entstehen für Pflegende oft ethische Dilemmata, soweit sie im konkreten Fall eine andere Meinung vertreten, diese Position aber aufgrund ihrer untergeordneten Stellung in der Krankenhaushierarchie nicht durchsetzen können. – Auch die zunehmende Dominanz betriebswirtschaftlicher Argumente beispielsweise von seiten der Verwaltung bringt Pflegende immer häufiger in Entscheidungsnöte. Die Deckelung der Pflegesätze etwa führt zwangsläufig auch zu Einsparungen im Personalbereich. Das bedeutet dann weniger und u. U. auch schlechter qualifiziertes Pflegepersonal in den jeweiligen Einrichtungen. Dadurch ist es vielerorts den Pflegenden nicht mehr oder nur noch mit Einschränkung möglich, die Patientinnen oder Bewohner „nach allen Regeln der (pflegerischen) Kunst" zu versorgen. Eine weitere Schwierigkeit besteht darin, daß Pflegende als die „rund-um-die-Uhr" anwesende Berufsgruppe gerne von vielen Seiten innerhalb der Institution Krankenhaus „in die Pflicht genommen" wird – ihre Einflußmöglichkeiten in die Organisation der Institution sind jedoch immer noch zu gering.

2.2.4   Das unklare Berufsbild

Ein großer Teil der Pflegenden hat – obwohl von den Berufsverbänden längst ein umfassendes Berufsbild[1] definiert ist – immer noch ein „diffuses Bild" des eigenen Berufes, wie die Untersuchung von Weidner (1995, S. 253f.) zum pflegerischen Selbstverständnis zeigt:

> Die Grenzen des eigenen Berufs bleiben unklar. Einige Pflegekräfte arrangieren sich mit diesem Umstand und bewerten das Chaos als wünschenswerte Vielfältigkeit (...). Die überwiegenden Aussagen aber zeigen eine deutlich unzufriedene Haltung gegenüber dieser Diffusität (Weidner 1995, S. 253).

Häufig fällt es immer noch schwer, die Grenzen des beruflichen Aufgabenbereichs zu erkennen und gegenüber anderen Berufsgruppen oder gegenüber den Vorgesetzten argumentativ zu vertreten. Dies gilt etwa in der Abgrenzung pflegerischer Tätigkeit gegenüber hauswirtschaftlichen Diensten ebenso wie gegenüber ärztlichen oder administrativen Aufgaben. Diese diffuse Wahrnehmung der eigenen beruflichen Möglichkeiten und Chancen erschwert die Entstehung selbstbewußter pflegerischer Persönlichkeiten, die eigenverantwortlich ethische Entscheidungen fällen und für sie auch einzustehen bereit sind.

2.2.5   Das Dilemma der Berufsanfänger

Mitten in diese diffuse Praxissituation hinein werden die Schülerinnen der Pflegeberufe mehr oder weniger unvorbereitet gestellt. Fragen, die sie vorbringen, werden von übermäßig belasteten erfahrenen Pflegenden entweder abgeschmettert („Dazu haben

---

[1] Berufsbild für Altenpfleger, Kinderkrankenschwester/-pfleger, Krankenschwester/-pfleger, Krankenpflegehelfer des Deutschen Berufsverbands für Pflegeberufe e. V. Frankfurt 1990/1992/1993/1995/1997 sowie die Berufsordnung des Deutschen Berufsverbandes für Pflegeberufe verabschiedet von der Delegiertenversammlung des DBfK im Mai 1992.

wir wirklich nicht auch noch Zeit.") oder als Reaktion auf eigene Verdrängungsmechanismen verharmlost („Daran gewöhnst Du Dich schon, wenn Du nur lange genug im Geschäft bist."). Trotz des in den letzten Jahren verstärkten Einsatzes von Praxisbetreuern sind die Schülerinnen wie auch die Berufsanfänger vielerorts noch immer der Spannung zwischen theoretisch Gelerntem und angeblich praktisch Möglichem ziemlich alleine ausgeliefert – eine Situation, die sich durch die zunehmende Personalbelastung als Folge der Gesundheitsreform sowohl in der Krankenpflege als auch in der Altenpflege derzeit noch zuspitzt.

2.2.6   Berufsethos

Das Pflegeverständnis der Pflegenden wird von vielen, im Laufe der Entwicklung der Pflegeberufe entstandenen und sich immer wieder verändernden, ungeschriebenen Normen geformt. Unbewußt, aber dadurch an vielen Stellen um so stärker, wirken so in den Pflegenden die Wertvorstellungen weiter (Rüller 1995, S. 117f.), die „der Pflege" auf ihrem Weg zu einem anerkannten Berufsbild von Seiten der Gesellschaft aufgeladen wurden. Es war besonders das bürgerliche Frauenideal, das auf das Idealbild der Kranken*schwester* übertragen wurde, und mit dem die pflegerische Tätigkeit insgesamt lange Zeit in den Bereich der Familienarbeit abgedrängt wurde (Bischoff 1984). Auf diese Weise wurde der verantwortungsvollen pflegerischen Tätigkeit die Anerkennung als professioneller, selbständiger und auch angemessen bezahlter Beruf lange Zeit verweigert. Die christlichen Anfänge der deutschen Krankenpflege haben dafür unter anderem die Weichen gestellt, denn Pflege als christlicher Liebesdienst hieß lange Zeit gleichzeitig Selbstlosigkeit, Aufopferung und Demut als Idealbild der (vorwiegend weiblichen) Pflegenden. – Aus diesen unbewußten berufsethischen Prägungen heraus wurden ab dem 19. Jahrhundert ethische Grundlagen für die Pflegeberufe wie beispielsweise das Gelübde der Florence Nightingale (Van der Arend und Gastmans 1996, S. 49) formuliert. In der Folgezeit entwickelten daraus die pflegerischen Berufsorganisationen unterschiedliche Berufskodizes für Pflegende, welche die Pflege als professionellen und für die Gesellschaft bedeutsamen Beruf darstellen und sich an international anerkannten Regeln der Menschlichkeit (beispielsweise die Menschenrechtskonvention) orientieren. So wurden 1953 vom International Council of Nurses (ICN) die „Ethischen Grundregeln für Krankenschwestern und Krankenpfleger" verfaßt, die in ihrer Fassung von 1973 auch heute noch als Grundregeln für die Krankenpflege gelten. In ihnen werden vier grundlegende Aufgaben der Krankenpflege beschrieben:
* Gesundheit fördern,
* Krankheit verhüten,
* Gesundheit wiederherstellen und
* Leiden lindern.

  Als grundlegende Normen werden genannt:
* Die Achtung vor dem Leben,
* vor der Würde und
* den Grundrechten des Menschen.

Pflege wird nach den Grundregeln des Weltbundes der Krankenpflege ohne Rücksicht auf die Nationalität, die Rasse, den Glauben, die Hautfarbe, das Alter, das Geschlecht, die politische Einstellung oder den sozialen Rang ausgeübt. Auch konfessionelle Berufsorganisationen haben den berufsethischen Grundkonsens in berufsethischen Kodizes aus ihrer spezifischen Sicht zusammengefaßt. Diese Regeln können zwar als grundlegende Orientierung die Grundnormen für die Berufsangehörigen festlegen – für die einzelne ethische Entscheidung im pflegerischen Alltag sind sie jedoch wenig hilfreich. In der Aus- und Fortbildung müssen diese allgemeinen Schematisierungen der berufsethischen Richtlinien aufgeschlüsselt und daraus für den konkreten Entscheidungsfall Lösungswege entwickelt werden.

> Ein Berufskodex kann jedoch sinnvoll sein, wenn dieser die ethische Reflexion des Handelns der Berufsgruppe und der Berufstätigen stimuliert (Van der Arend und Gastmans 1996, S. 65).

Außerdem bietet der berufsethische Kodex eine Orientierung für die grundlegenden Normen und Werte, nach denen ethische Entscheidungen getroffen werden können.

2.3
Ethik in der Fortbildung

Die derzeitige Personalsituation belastet auch die Durchführung von Fortbildungen für Angehörige in den Pflegeberufen. Die schwierige Stellensituation läßt die Teilnahme an Kursen und Seminaren eher zurückgehen und bei der Auswahl der angebotenen Themen werden ethische Fragestellungen eher weniger berücksichtigt. Im Vordergrund des Interesses stehen z. Z. betriebswirtschafliche Themen und Fragen des Qualitätsmanagements, rechtliche Fragestellungen und neue Behandlungsmethoden – alles Themen, zu denen klare Fakten vermittelt werden können. Ethische Themen dagegen zwingen dazu, die Diskrepanz wahrzunehmen, zwischen dem eigentlich gewollten Handeln und der tatsächlichen Situation, den konkreten Möglichkeiten in der Praxis. Dadurch entsteht Frustration und die Ablehnung, sich mit dieser Thematik überhaupt zu beschäftigen. Wie eingangs schon erwähnt, wird Ethik oftmals als zusätzliche Forderung verstanden, die aufgrund der belastenden Praxis als nicht mehr tragbar erscheint. Gelegentlich wird auch die Einschätzung geäußert, Ethik sei doch nur allgemeines oder frommes Gerede ohne konkrete Relevanz für den pflegerischen Alltag. Die Folge ist, daß ethische Inhalte (selbst bei kirchlichen Einrichtungen) immer weniger Thema eigenständiger Fortbildungsveranstaltungen sind, sondern nur als Anhängsel anderer Fachthemen wie spezieller Pflegetechniken oder neuer Behandlungsmethoden fungieren – am Ende eines langen und erschöpfenden Tagungsprogramms und zur Gewissensberuhigung aller Beteiligten.

2.4
Zusammenfassung

Sowohl die Beobachtungen in der theoretischen und praktischen Ausbildung wie in der Fortbildung der Pflegeberufe stellen keine günstigen Voraussetzungen für die Einübung selbständiger ethischer Urteilsfindung für die Pflegenden dar. Trotzdem wird an vielen Stellen durch herausragenden persönlichen Einsatz punktuell sehr guter Unterricht vermittelt. Leider scheint dabei die grundsätzliche und regelmäßige Einübung der ethischen Entscheidungsfindung im Vergleich zur Beschreibung konkreter ethischer Fragestellungen zu kurz zu kommen. Es bleibt damit fraglich, ob die Schülerinnen oder die Teilnehmer von Fortbildungsveranstaltungen aus den derzeitigen Unterrichts- und Fortbildungsangeboten selbständig sowohl ein Bewußtsein für die Notwendigkeit regelmäßiger ethischer Reflexion als auch die Fähigkeit zu eigenverantwortlicher ethischer Urteilsfindung und daraus folgendem Handeln in den unterschiedlichen Situationen ihres praktischen Arbeitsfeldes entwickeln können.

3
Wie entsteht ein ethisches Bewußtsein?

Vor den Überlegungen, wie Ethikunterricht gestaltet sein müßte, um Pflegende zu eigenständigen und selbstverantworteten ethischen Entscheidungen hinführen zu können, muß notwendigerweise das Ziel dieser ethischen Unterweisung genauer beschrieben werden. Was also meinen wir, wenn wir von ethisch verantwortlichem Handeln in der Pflege sprechen?

3.1
Was ist ethisch verantwortliches Handeln?

In der Einleitung habe ich Ethik als „systematische Besinnung auf das menschliche Handeln im Hinblick auf seinen spezifischen humanen Charakter" (Sporken 1989, Sp. 714) beschrieben. Ethik ist also Reflexion, Ethik ist nicht Handeln, sondern Theorie. Es ist jedoch eine Theorie, die helfen will, Probleme der Praxis zu verstehen und durch Argumentationen und Diskurs zur Lösung zu bringen. Ethische Reflexion alltäglichen Handelns kann damit Hilfe für die Praxis sein – sie fragt aber auch kritisch nach der Motivation und den Folgen spontaner Entscheidungen und ist damit u. U. auch unbequem. Im Verständnis einer christlich ausgerichteten Ethik orientiert sich ethisch verantwortliches Handeln am christlichen Menschenbild, das den Menschen in der Ganzheit seiner körperlichen, seelischen, sozialen und geistlichen Bedürfnisse wahrnimmt und ihn als von Gott erschaffene und geliebte, eigenständige Person mit ihrer je eigenen Würde anerkennt. Anteilnahme und helfende Begleitung für Menschen in den Krisensituationen akuter oder chronischer Krankheit sowie am Ende ihres Lebens sind dabei selbstverständlich. Jede pflegerische Tätigkeit hat sich dabei an dieser grundlegenden, von Gott geschenkten Würde zu orientieren und sich für ihre Bewahrung einzusetzen. Pflegende sollten deshalb in ihrer jeweiligen Ausbildung so begleitet werden, daß sie ethische Problemsituationen in ihrem Arbeitsbereich erkennen und reflektieren können und auf der Basis des christlichen (oder des für sie entscheidenden) Wertesystems beziehungsweise der Normen ihrer Berufsgruppe zu einer eigenständig verantworteten ethischen Entscheidung kommen können.

3.2
Ethisches Bewußtsein als Ziel einer prozeßhaften Persönlichkeitsentwicklung

Jede unserer Handlungen ist geprägt von unseren Erfahrungen, unseren Vorstellungen und den Grundwerten oder Normen, von denen wir uns leiten lassen, ob wir das bewußt oder unbewußt tun – es gibt kein wertneutrales Handeln. Im Laufe unseres Lebens verändern sich unsere Erfahrungen und Vorstellungen und damit auch unser Wert- und Normsystem sowie unsere Einschätzung der Wirklichkeit. Eigenständiges, ethisch verantwortliches Handeln ist aus diesem Grunde, wie etwa auch die Persönlichkeits- oder die Glaubensentwicklung, ein prozeßhaftes Geschehen, das immer wieder der Reflexion bedarf. Ethisches Bewußtsein als endgültig erreichtes und dann nicht mehr zu veränderndes Ausbildungsziel kann es demnach nicht geben. Die Entstehung eines ethischen Bewußtseins als prozeßhaftes Geschehen ist immer auch in der Beziehung zur jeweiligen Ausbildungs- aber auch Lebensphase zu sehen und vor diesem Hintergrund neu zu definieren. Während der Ausbildung, aber auch während der weiteren Berufstätigkeit, ist es deshalb immer wieder nötig zu fragen, welche Grundhaltungen und Wertvorstellungen das jeweilige Handeln der Pflegenden leiten. Aus diesem Grund ist Ethikunterricht nicht nur in einem Ausbildungsabschnitt (etwa im ersten Kursjahr), sondern über die gesamte Ausbildungszeit hinweg anzubieten und der ethische Diskurs sollte auch während der Zeit der Berufstätigkeit, beispielsweise in Supervisions- oder Balint-Gruppen weiter geübt werden. Nur auf diese Weise wird es möglich sein, dem prozeßhaften Geschehen der Entstehung eines verantwortlichen ethischen Bewußtseins in der Aus- und Fortbildung gerecht zu werden.

4
Problemanzeige: Unsicherheiten in einer pluralistischen Welt

Pflegende und die von ihnen zu betreuenden Menschen leben nicht in einem geschichtslosen Raum, sondern inmitten unserer postmodernen Gesellschaft, die sie – bewußt oder unbewußt – in vielfältiger Hinsicht beeinflußt. Das hat Auswirkungen, sowohl im Blick auf die akzeptierten Werte und Normen, als auch im Blick auf Hoffnungen, Wünsche und Erwartungen der Menschen aneinander oder auf die Ängste, die sie belasten.

4.1
Die von Pluralismus und individueller Freiheit geprägte Postmoderne hat zunehmend Verhaltensunsicherheiten zur Folge

In unserer heutigen, von Pluralismus und Individualität gekennzeichneten postmodernen Gesellschaft, hat die Freiheit des Individuums im Blick auf die persönliche Lebensgestaltung und die individuelle Wert- und Normenwahl bei allen Entscheidungen einen hohen Stellenwert. Dadurch werden eine Vielzahl von Lebensmodellen und Entscheidungsmustern nebeneinander gesellschaftlich akzeptiert. Es gibt jedoch zunehmend mehr Menschen, die mit der daraus resultierenden Notwendigkeit ständiger persönlicher Entscheidungen überfordert sind oder davon existentiell verunsichert werden und sehnsüchtig nach den alten Sicherheiten rufen. Der amerikanische Religionssoziologe Peter Berger beschreibt in seinem Buch „Sehnsucht nach Sinn" (1995) die gesellschaftliche Situation unserer Zeit:

> Statt eines einzigen allumfassenden Weltverständnisses gibt es hier verschiedene Glaubens- und Wertesysteme, die miteinander konkurrieren. Diese Situation verlangt den Menschen in der Regel zwar ein gewisses Maß an Toleranz ab, sie verschärft

aber auch die kognitiven Dissonanzen und führt so ein Element des Fanatismus in den Streit um die Wahrheit ein (Berger 1995, S. 15).

Der Ruf nach den „alten Sicherheiten" gilt gerade auch für die Diskussion der grundlegenden Werte, die unser ethisches Handeln bestimmen. Diese Entwicklung birgt zugleich Risiken und Chancen. Es gibt keine vorgegebenen Maßstäbe mehr, keine generell verbindlichen Normen oder Werte. Es gibt aber eben auch keine harmonische Gesamtordnung und keine allgemein anerkannte Definition des Guten mehr. Es gibt nur den Widerstreit unterschiedlicher Interessen, Ansprüche und Sichtweisen. Daraus folgt:

„Eine prinzipiell pluralistische Gesellschaft ist stark konfliktgefährdet" (Brakemeier 1997, S. 145).

Die Fähigkeit zur Teilnahme am ethischen Diskurs ist somit in der postmodernen Gesellschaft nötiger denn je als ein gegeneinander Abwägen der unterschiedlichen Vorstellungen vom Guten. Diese immer wieder neu notwendige Auseinandersetzung mit anderen Positionen kann bei fehlender Selbstsicherheit und mangelnder Schulung der kommunikativen Fähigkeiten zur Verunsicherung führen und gelegentlich dazu, sich um (scheinbar Sicherheit bietende) starre Verhaltensregeln zu bemühen – mit der Folge, daß schematische Verhaltensmuster situationsgerechtes, individuell-reflektiertes ethisches Handeln ersetzen. Andererseits stellen das wachsende Interesse der Menschen nach Orientierung und ihre oft verzweifelte Suche nach Sinn einen ermutigenden Ausgangspunkt für die Beschäftigung mit ethischen Themen dar. Und die Beschäftigung mit der postmodernen Vielfalt von Wertsystemen kann, wie ja auch Peter Berger konstatiert, auch dem gegenseitigen Verständnis und der Toleranz gegenüber anderen Wertesystemen förderlich und somit eine Bereicherung für alle Beteiligten sein.

4.2
Der technische Fortschritt wirft immer neue und komplexere ethische Fragen auf

Verschärfend in dieser Situation wirkt sich die kaum vorstellbare, ja revolutionäre technische Entwicklung aus, die in unserem Jahrhundert auch für die Medizin und die ihr nahestehenden naturwissenschaftlichen Disziplinen eine enorme Weiterentwicklung gebracht hat. Die therapeutischen Möglichkeiten sind immens, die technischen Varianten der Diagnostik und der kurativen Medizin schier nicht mehr überschaubar. Im Bereich der Gentechnik oder der Transplantationsmedizin, in der pränatalen Diagnostik, der Intensivmedizin oder bei den Infertilitationstechniken entstanden ungeahnte Möglichkeiten der Hilfe, aber eben auch ungeahnte ethische Probleme. Es stellt sich heute nicht mehr nur die Frage, was ggf. für wen noch finanzierbar ist, sondern auch, was von dem technisch Möglichen u. U. aus ethischer Perspektive besser unterlassen werden sollte. Pflegende sind in ihrem Handeln praktisch von allen angedeuteten Problembereichen unmittelbar tangiert – haben jedoch in den seltensten Fällen die Gelegenheit, ihre Befürchtungen oder Bedenken zu äußern. Die Diskussion dieser Problematik ist bisher nur ansatzweise und punktuell erfolgt. Die entsprechenden gesetzlichen Regelungen hinken der technischen Entwicklung längst in großem Abstand hinterher. Die Bemühungen einzelner Ethikkommissionen in Krankenhäusern sind zwar anzuerkennen, sie werden jedoch in vielen Fällen nur im eigenen Umfeld wirksam, sind nur für wenige Einzelfälle relevant und reagieren in der Regel, statt effektiv zu agieren. Die von einzelnen Personen, seien es Mediziner, Pflegende oder Angehörige anderer Berufsgruppen im Gesundheitswesen, nicht mehr absehbaren ethischen Folgen der technischen Möglichkeiten unserer Zeit bedürfen dringend einer systematischen und durchgehenden ethischen Betrachtung in dafür eingesetzten Teams, die selbstverständlich von Vertretern aller beteiligten Berufsgruppen gebildet werden müssen.

4.3
Zusammenfassung

Gerade weil es für immer mehr Menschen so schwierig erscheint, sich im Dschungel vieler konkurrierender Wertesysteme zurechtzufinden, scheint mir die postmoderne Situation geradezu eine Herausforderung für den ethischen Diskurs und für eine Intensivierung desselben in der Aus- und Fortbildung für Pflegeberufe zu sein. Angeleitet zu selbständiger Entscheidungsfindung könnten dadurch Menschen zum eigenverantwortlichen beruflichen Handeln befähigt werden. In der Vielfalt der Wertsysteme sehe ich auch eine Herausforderung für Christinnen und Christen, die sie tragende Motivation für sich selbst zu klären und die Normen und Werte, denen sie sich verpflichtet fühlen sowie das Menschenbild, das sie leitet, anderen Positionen gegenüber glaubhaft und überzeugend zu vertreten. Würde sich christliche Ethik dieser Herausforderung stellen, könnte sie damit außerdem einen nicht zu unterschätzenden Beitrag zur Toleranz gegenüber Andersdenkenden und Andersgläubigen wie auch innerhalb der eigenen Kirche leisten. Auf diese Weise würde auch das historisch begründete und immer noch weit verbreitete Mißverständnis aufgelöst werden, christliche Ethik sei (im Gegensatz zur humanistischen Ethik) rein imperativisch (Weidner 1995, S. 74) und deckungsgleich mit bürgerlichen Moralvorstellungen.

5
Überlegungen zu einer zielgerichteten Unterstützung
der ethischen Entscheidungsfindung
in der Postmoderne

Ethisch verantwortliches Handeln als Ziel einer Berufsausbildung oder beruflicher Fortbildungen kann nach allem bisher Besprochenen nicht ausschließlich über kognitive Unterrichtsinhalte und -methoden vermittelt werden. Im Hinblick auf das prozeßhafte Entstehen ethischer Verantwortungsfähigkeit ist dieses Ziel auch nicht in einem begrenzten Zeitraum zu erreichen. Ethisch verantwortliches Handeln als Ausbildungsziel braucht ein weitgefaßtes und vernetztes Lehr- und Lernkonzept, für das im folgenden Abschnitt einige Vorüberlegungen beschrieben werden sollen.

5.1
Inhaltliche Grundfragen ethischer Unterweisung

5.1.1
Klärung theoretischer Grundbegriffe

Wir haben gesehen, daß gegenüber der Ethik als theoretischer Wissenschaft mancherorts Ablehnung besteht. Einerseits mag theoretische Reflexion für Praktiker unter dem Verdacht abgehobener, „trockener" Theorien stehen, andererseits begegnet immer noch das moralische Mißverständnis, bei dem Ethik mit Moral, Schuldzuweisung und strengen Rechtsforderungen gleichgesetzt wird. Dem kann und sollte zu Beginn einer Ethikunterweisung mit der Klärung und Abgrenzung grundlegender Begriffe begegnet werden. Wenn Ethik als die theoretische Reflexion praktischen Handelns verstanden wird, die – zunächst – wertneutral nach der bestmöglichen Handlungsalternative unter dem Blickwinkel der Normen und Werte sucht, für die sich die Beteiligten entschieden oder die sie für sich als richtungsweisend bestimmt haben, dann können die genannten Mißverständnisse rasch beseitigt werden.

5.1.2
Schritte ethischer Urteilsfindung

Zur theoretischen Vorarbeit ethischer Unterweisung sollte auch gehören, den Lernenden ein Modell zur Problemlösung zu präsentieren, mit dessen Hilfe sie komplexe Problemsituationen strukturieren und damit überschaubar gestalten können. Eine der Möglichkeiten ist das Modell ethischer Urteilsfindung von Tödt (1988), das in verschiedenen Schritten die komplexen ethischen Problemsituationen aufzuschlüsseln hilft. In der Bearbeitung von Haag (ohne Jahr) entstehen daraus folgende Schritte:
1. Feststellung des Problems und Klärung der ethischen Herausforderung.
2. Analyse der Situation bzw. des zugrundeliegenden Sachverhalts.
3. Erörterung der möglichen Verhaltensalternativen.
4. Prüfung der Normen, die für das anstehende Problem relevant sind und übernommen werden sollen.
5. Entscheidung für die Verhaltensalternative, die am deutlichsten der als verpflichtend anerkannten Norm entspricht.
6. Überprüfung der Entscheidung im oder nach Vollzug der Handlung.

Eine andere Variante, die ein in der Krankenpflege bekanntes Problemlösungsschema – den Pflegeprozeß – aufnimmt, beschreibt Tschudin in ihrem 1988 erschienenen Buch. Für welche Problemlösungsstruktur man sich auch entscheidet: Es sollte bei der Vermittlung für die Lernenden deutlich werden, daß Problemlösungsstrategien nicht schematisch verwendet werden können. Sie sind lediglich ein Hilfsmittel, um die komplizierten und mehrschichtigen Sachverhalte ethischer Entscheidungssituationen zu entwirren und für eine verantwortliche und am konkreten Fall orientierte Reflexion zugänglich zu machen. Sie sind Werkzeug, Hilfsmittel, nicht mehr. Als solche können sie jedoch im Verlauf des ethischen Unterrichts bei der Besprechung einzelner Fallbeispiele angewendet und damit immer wieder eingeübt werden.

5.1.3
Verstärkung der Wahrnehmungsfähigkeit

In den Anfängen der Krankenpflege galt die Krankenbeobachtung als die Kunst der Pflege schlechthin – war man doch ohne die heute üblichen technischen Untersuchungsmöglichkeiten in viel größerem Maße als heute im Blick auf Diagnose und Therapie auf die Beobachtungen über Aussehen, Verhalten und Befinden der Patientinnen und Patienten angewiesen. Mit der Zunahme der technischen Möglichkeiten ging die Bedeutung dieser gezielten Beobachtungsarbeit zurück – heute jedoch erlebt sie eine Renaissance durch die Einsicht, daß technische Analysen immer nur einen kleinen Ausschnitt der ganzheitlichen Befindlichkeit von Menschen analysieren können. Die Beobachtungsfähigkeit von Pflegenden zu trainieren und sie zu erweitern hin zu einer ausgeprägten Wahrnehmungsfähigkeit auch für ethische Probleme im Umfeld ihres Handelns wäre wünschenswert und eine wichtige Voraussetzung, um zu veranwortlichen ethischen Entscheidungen zu kommen. Im pflegerischen Alltag werden viele Handlungen so routiniert und selbstverständlich vollzogen, daß möglicherweise ein kritischer Blick für ethische Problemsituationen neu eingeübt werden muß, damit die Sensibilität für ethische Situationen neu entwickelt wird oder in der beruflichen Routine erhalten bleibt. Dabei wäre m. E. hilfreich, im kollegialen Gespräch auf Fragen und Eindrücke neuer Mitarbeiterinnen ebenso zu hören wie auf die Rückmeldungen von Berufsanfängern – also Menschen, die noch nicht durch die Brille der Routine sehen. Auch der (wenn irgend möglich institutionalisierte) Austausch mit Patientinnen oder ihren Angehörigen über ihre Erfahrungen mit der Pflege beispielsweise vor ihrer Entlassung könnte dafür den Blick öffnen. Voraussetzung ist dazu in jedem Fall, diese Anregungen und Rückmeldungen nicht als Angriff auf die persönliche berufliche Qualifikation zu verstehen, sondern als konstruktive Möglichkeit der Kritik, die einzelne Pflegende und letztlich das ganze Team weiterbringen kann.

5.1.4
Förderung der kommunikativen Fähigkeiten

Ethische Entscheidungen werden im ethischen Diskurs gefunden, d. h. sie verlangen ein hohes Maß an Kommunikationsfähigkeit. Die Beteiligten müssen fähig sein, beobachtete Sachverhalte schlüssig und klar zu schildern sowie ihre Argumente für oder gegen eine Handlungsalternative zu vertreten. Ethische Entscheidungen sollen selbstverständlich auch mit dem Subjekt des pflegerischen Handelns, dem Patienten, besprochen werden – auch wenn dies je nach Krankheitsbild, Alter und körperlich-geistigem Zustand der Betroffenen gelegentlich sehr mühevoll sein kann. Hier ist neben verbaler Kommunikation auch Wert auf die Wahrnehmungsfähigkeit für nonverbale Signale zu legen. Kommunikationsfähigkeit ermöglicht außerhalb der Beziehung zu den Patienten auch den Austausch mit den Kolleginnen oder mit den verschiedenen Berufsgruppen im Krankenhaus, wo den Pflegenden als der (zahlenmäßig) stärksten Berufsgruppe mit den intensivsten Kontakten zu den Kranken, eine enorme Vermittlungsaufgabe im therapeutischen Team zukommt. Letztlich ist die Sprachfähigkeit der Pflegenden auch nötig, um im gesamtgesellschaftlichen Kontext für ein Gesundheitssystem einzutreten, das menschenwürdige Pflege ermöglicht. Die Förderung der Kommunikationsfähigkeit ist also in keinem Falle auf den ethischen Unterricht begrenzt, sondern könnte und sollte in möglichst vielen Fächern des theoretischen Unterrichts wie auch in der praktischen Pflege im Team immer wieder unterstützt werden.

5.2
Methodische Überlegungen

Ethisch verantwortliches Handeln verlangt von den Pflegenden den sinnvollen Transfer theoretischen Wissens in die Praxis des pflegerischen Alltags. Es verlangt die Fähigkeit, die eigenen Normen und Wertschätzungen kritisch zu analysieren und in komplexen Entscheidungssituationen zur bestmöglichen Lösung zu kommen. Letztlich ist mit dem Ziel ethisch verantwortlichen Handelns eine Weiterentwicklung der Persönlichkeit verbunden. Damit wird klar, daß Ethik nicht als übliches Lern- oder Paukfach verstanden werden kann, sondern besonders sorgfältige Unterrichtsgestaltung und hochmotivierte, erfahrene Lehrpersönlichkeiten voraussetzt.

5.2.1
Unterrichtsstil

Das Ziel, die Lernenden zu eigenständigen ethischen Entscheidungen zu führen, gebietet es, bereits im unterrichtlichen Geschehen nichtautoritäre Lehr- und Lernformen zu wählen (Borsi 1995, S. 181f.). Die Lehrenden fungieren nicht als moralisches Vorbild ihrer Schülerinnen. Bereits im Ethikunterricht sollen die Lernenden sich in die Grundformen der Kommunikation und der Argumentation einüben können und dies in einem möglichst freien Raum, in dem sie erleben, daß auf ihre Argumente gehört und ihre Meinung geachtet wird. Die Lehrenden sollten sich als Teil eines kollegialen Teams verstehen, in denen auch die Lernenden als Subjekte (Ach 1998, S. 164) geachtet werden, mit denen gemeinsam nach der jeweils bestmöglichen Lösung oder Verhaltensalternative gesucht wird. Dieser Unterrichtsstil ist daneben auch für die Begleitung der Schülerinnen in den praktischen Einsätzen zu fordern, wo sie in Teambesprechungen ihre Argumentations- und Kommunikationsfähigkeit weiter erproben sollen.

5.2.2
Interdisziplinarität

Ethik ist ihrem Wesen nach ein unterschiedliche Fächer übergreifendes System und erfordert insofern auch die ständige Diskussion mit anderen an der Betreuung der Patienten beteiligten Berufsgruppen. Diese fächerübergreifende Funktion ethischer Diskussionen kann bereits durch die gemeinsame Unterrichtsgestaltung etwa durch Lehrerinnen der Krankenpflege, Psychologen und Theologinnen deutlich werden. Interdisziplinarität ist aber in jedem Falle auch für kollegiale Supervisionsgruppen wünschenswert.

5.2.3
Fallbeispiele als exemplarische Entscheidungssituationen

Die Einübung der ethischen Entscheidungsfindung sollte möglichst früh an tatsächlichen ethischen Fragestellungen erfolgen. Hier sind in jedem Fall konkrete Erlebnisse der Lernenden aus ihren praktischen Einssatzbereichen irgendwelchen Fallbeispielen als Fremderfahrungen aus der Literatur (Gegen Zimmermann 1998, S. 219ff.) vorzuziehen. Anhand konkreter Fragen aus der Praxis der Schülerinnen ist der Umgang mit den gelernten Methoden ethischer Urteilsfindung gemeinsam einzuüben. Damit ist nicht nur eine höhere Motivation zur Auseinandersetzung mit ethischen Fragestellungen zu erreichen, sondern den Lernenden wird tatsächliche Hilfe in Form einer kollegialen Beratung geboten. Wenn dies von den Anfängen der Ausbildung an erfolgt, wird vermutlich der Blick auch auf alltägliche Entscheidungssituationen gerichtet sein und nicht nur – wie leider häufig zu beobachten – ausschließlich die „besonders bedeutsamen" ethischen Fragen bei Lebensanfang und -ende, Gentechnik, Abtreibungen oder ähnlichen ethischen Problemen bearbeitet. Arndt (1996, S. 84ff.) schlägt unter anderem eine Ethikvisite vor, in der eine Gruppe Pflegender gemeinsam nach ethischen Problemen bei der Versorgung der Patienten forscht. Dadurch kann die Aufmerksamkeit auch für versteckte ethische Fragestellungen in der alltäglichen Praxis geschult werden.

5.3
Anregungen für die Fortbildung

Auch für den Fortbildungsbereich sind die obengenannten Inhalte und methodischen Hinweise sinnvoll. Daneben wäre die Einrichtung regelmäßiger kollegialer Beratung in ethischen Fragen der Pflege ein hilfreiches Instrument innerbetrieblicher Fortbildung, die im Miteinander von erfahrenen Pflegenden und Berufsanfängern große Lernchancen bieten würde. Andererseits würden dadurch problematische Entwicklungen im pflegerischen Alltag frühzeitig ins Blickfeld kommen und geklärt werden können. Daneben wird es für die Fortbildungsplanung sinnvoll sein, auf die ethische Herausforderung neuer Medizin- und Pflegetechniken zu reagieren und – verbunden mit intensiver Sachinformation – ethische Fragen zum jeweiligen Thema zu diskutieren. Eine gründliche Sachinformation auf aktuellem Niveau ist eine der Voraussetzungen für verantwortliche ethische Entscheidungen – auch hier steht die Fortbildungsarbeit der pflegerischen Berufe in der Verantwortung. Hier wäre (neben einer grundlegenden Information und Einübung schon in der Ausbildung) auch der Ort für die Förderung der Einsicht in die unbedingt notwendige Beschäftigung und Auseinandersetzung mit aktueller Fachliteratur. Die Teilnahme an und die Auswahl von Fortbildungsveranstaltungen darf dabei nicht nur dem persönlichen „Geschmack" der jeweiligen Pflegekraft überlassen bleiben, sondern ist von den pflegerischen Führungspersonen gezielt zu planen und damit als Führungsinstrument einzusetzen.

5.4
Ethikkommissionen und gesellschaftspolitische Aspekte

Die Einrichtung von Ethikkommissionen in deutschen Krankenhäusern ist bisher nur marginal erfolgt und sie sind häufig von Ärzten und Theologen dominiert. Dabei hätten Pflegende als die den Patienten praktisch „rund-um-die-Uhr" begegnenden Mitarbeiterinnen einen unschätzbaren Beitrag bei der Klärung ethischer Fragen zu leisten. Sie sind aufgrund ihrer unmittelbaren und intensiven Kontakte die Berufsgruppe, die die Interessen der Kranken gegenüber anderen Berufsgruppen, aber auch gegenüber der Institution am besten zu vertreten vermag und für die Entscheidungsfindung wichtige, eigenständige Beobachtungen einzubringen hat. Aus dieser Position heraus ergibt sich m. E. auch eine unmittelbare gesellschaftspolitische Verantwortung für die Pflegenden. So wichtig und wesentlich die Hilfe für den einzelnen Menschen vor Ort ist, so notwendig ist es, krankmachende Strukturen innerhalb der Gesellschaft oder innerhalb der Institution zu benennen und für ihre Veränderung einzutreten. Ich bin der festen Überzeugung, daß Pflegenden in diesem Bereich eine hohe Verantwortung zukommt. Leider ist in Deutschland immer noch eine relativ geringe Zahl von Pflegenden in Berufsverbänden organisiert und die Vielzahl der Verbände und Gemeinschaften bietet zwar an anderer Stelle einen großen Reichtum kreativer Lösungsansätze, ist aber auch Hemmschuh im Blick auf ein starkes gesellschaftspolitisches Votum der Berufsgruppe in der Öffentlichkeit.

6
Kritische Sichtung und Ausblick

Lernziel: Guter Mensch? Die Anfangsfrage ist nach den dargelegten Überlegungen nun eindeutig zu verneinen. Ziel einer ethischen Unterweisung in der Aus- und Fortbildung pflegerischer Berufe ist die Fähigkeit zu eigenverantwortlicher ethischer Entscheidung und deren eigenständige argumentative Begründung gegenüber anderen Positionen. Auch wenn noch Anfang unseres Jahrhunderts die Schulung des Charakters und die Unterstützung und Förderung der „weiblichen Fähigkeiten" für die Krankenschwestern klares Ausbildungsziel war, letztlich also intendiert war, möglichst gehorsame, sich unterordnende Pflegerinnen zu erziehen (Bischoff 1984, S. 79), muß das Ziel aus heutiger Perspektive sein, selbstbewußte Pflegende auszubilden, die verantwortungsvoll und überlegt ethische Probleme in ihrem Berufsalltag erkennen, sich der Normen bewußt werden, von denen sie sich leiten lassen, und daraus im kollegialen Diskurs die bestmögliche Handlungsalternative für die Menschen, die ihnen anvertraut sind, ableiten. Dieses Ziel zu erreichen, ist jedoch gerade für die Pflegenden eine in ihrer Schwierigkeit nicht zu unterschätzende Aufgabe. Die Schwierigkeit liegt dabei insbesondere in ihrer besonderen Stellung in der Krankenhaushierarchie:

> „Was Pflegende von anderen Gruppen oder Hilfeleistenden unterscheidet, ist die Position, woraus sie ihre Arbeit verrichten. Diese Position wird in hohem Maße durch Abhängigkeit und Ambivalenz gekennzeichnet. Abhängigkeit äußert sich beispielsweise im Befolgen von Vorschriften und Aufträgen Vorgesetzter. Diese Abhängigkeit ist verbunden mit einer niedrigen Machtposition, wenn es darum geht, der eigenen Sachkunde den Stellenwert in der Hilfeleistung zu geben, der ihr gebührt. Ambivalenz äußert sich beispielsweise in der Tatsache, daß Krankenschwestern einerseits als Sprachrohr und Interessenvertreter der Patienten gesehen werden, andererseits mit Händen und Füßen an Vorschriften von Dritten gebunden sind und als Puffer für die Fehler und Irrtümer, die von den Dritten begangen werden, herhalten müssen" (Van der Arend und Gastmans 1996, S. 81).

In dieser schwierigen Ausgangssituation erscheint mir aus der Summe der im Gliederungspunkt fünf genannten Vorschläge für eine gelungene ethische Unterweisung besonders die Fähigkeit der Kommunikation entscheidend zu sein. Pflegende, die gelernt haben, ihre Interessen und die ihrer Patienten sachgerecht und selbstbewußt zu vertreten, werden auf lange Sicht auch Wege aus dem genannten Berufsdilemma in der Krankenhausinstitution finden. Die Fähigkeit zu argumentativer Kommunikation wird den Pflegenden auch bei ihrem ohne Zweifel notwendigen gesellschaftspolitischem Engagement zugute kommen und damit die Akzeptanz ihres Berufes in der Öffentlichkeit als anerkannter Sozialberuf fördern. Ethische Unterweisung übernimmt die Ausbildung und Förderung der Wahrnehmungsfähigkeit für ethische Fragestellungen, der selbständigen Reflexion zugrundeliegender Werte und Normen, der verantwortungsvollen Entscheidung zwischen möglichen Handlungsalternativen und der Bereitschaft, für das eigene Handeln auch die Verantwortung zu übernehmen. Damit unterstützt und verstärkt sie diese für den gesamten pflegerischen Tätigkeitsbereich grundlegenden Fähigkeiten und ist somit als integrativer Teil pflegerischer Aus- und Fortbildung unverzichtbar. Der Einwand, für ethische Reflexion sei im beruflichen Alltag keine Zeit oder bewußte ethische Entscheidungen seien in der Praxis nicht nötig, ist aus dieser Perspektive energisch abzuweisen. Professionelle Pflege braucht ethische Unterweisung in der Ausbildung, und zwar nicht als nebensächliche und geringzuachtende Marginalie, sondern als zentralen Lerninhalt mit interdisziplinärer Bedeutung. Im Blick auf die sich ständig verändernden Rahmenbedingungen sowohl im Gesundheitswesen als auch in unserer Gesellschaft und die dadurch immer wieder neu hinzu kommenden ethischen Fragestellungen ist die ethische Entscheidungsfindung auch für die Fortbildung pflegerischer Berufe als Inhalt unverzichtbar. In diesem Zusammenhang ist mir noch wichtig zu betonen, daß ethische Fragen in der Pflege selbstverständlich nicht auf die *eine* Zielgruppe der zu pflegenden Menschen begrenzt sind, sondern natürlich auch die Pflegenden einschließen. Die Wahrnehmung ethischer Probleme auch bezüglich der eigenen Person als Pflegekraft in einem konkreten Team, einer bestimmten Institution und letztlich in unserer Gesellschaft kann und muß mit ihren Fragen, Schwierigkeiten und Chancen ebenfalls in den Blick kommen. Für die Lehrenden in Aus- und Fortbildung besteht – und hier würde vermutlich auch der anfangs zitierte Sokrates zustimmen können – die Aufgabe

im wesentlichen darin, Dialogsituationen zu schaffen, rationale Fertigkeiten und Leidenschaften zu kultivieren, Probleme in ihrer multilogischen Eigenart zu präsentieren, sich ihrer eigenen Überzeugungen und Vorannahmen bewußt zu sein und diese transparent zu machen, Fertigkeiten in der Fragetechnik zu entwickeln, die Lernenden dabei zu unterstützen, zu lernen, wie Begründungen zu gewichten sind, welche Prinzipien diesen Gewichtungen jeweils zugrunde liegen und den Lernenden bei der Klärung ihrer Überzeugungen und ihrer Identität zu helfen (Mauermann 1988, S. 146).

Auf diese Weise ist Ethik eindeutig lehr- und lernbar und die durch solche Art der Unterweisung gewonnene Sicherheit in der Entscheidungsfindung, der Argumentation und Kommunikation wird ganz nebenbei auch zu einer Stärkung der pflegerischen Berufe führen, und mit Sicherheit zu größerer Berufszufriedenheit der Pflegenden.

Literatur

Ach JS (1998) Interaktionsorientierte Pflegeethik. Skizze einer integrierten Theorie, Didaktik und Methodik der Pflegeethik. In: Pflege 11:161–167

Arndt M (1996) Ethik denken – Maßstäbe zum Handeln in der Pflege. Thieme, Stuttgart

Berger P (1995) Sehnsucht nach Sinn – Glauben in einer Zeit der Leichtgläubigkeit. 2. Aufl. Campus, Frankfurt am Main

Beske F (Hrsg) (1986) Lehrbuch für Krankenpflegeberufe. 5. Aufl. Thieme, Stuttgart

Bischoff C (1984) Frauen in der Krankenpflege. Campus, Frankfurt/ am Main

Borsi GM (1995) Das Krankenhaus als lernende Organisation. 2. Aufl. Asanger, Heidelberg

Brakemeier G (1997) Zwischen Pluralismus und Fundamentalismus. Zur weltweiten Krise von Gesellschaft und Kirche. Korrespondenzbl diakon Gemeinsch Neuendettelsau 132:145–155

Frey C (1990) Theologische Ethik. Neukirchener, Neukirchen-Vluyn

Haag KF (ohne Jahr) Verantwortlich leben, Bd I: Bausteine für eine christliche Ethik. Arbeitshilfe für den evangelischen Religionsunterricht an Gymnasien, Themenfolge 99. Gymnasialpädagogische Materialstelle, Erlangen

Hamann J et al. (1990) Ethisch handeln lernen an Krankenpflegeschulen. Eine Handreichung für den Unterricht. Eigenverlag, Stuttgart

Ihr Einsatz: (1981) Mehr als Pflegen. Rocom, Basel

Illhardt FJ (1989) Art. Pflegeethik. In: Eser A (Hrsg) Lexikon Medizin-Ethik-Recht. Herder, Freiburg im Breisgau

Illhardt FJ (1985) Medizinische Ethik – ein Arbeitsbuch. Springer, Berlin

International Council of Nurses, ICN (1973, [1]1953) Ethische Grundregeln für Krankenschwestern und Krankenpfleger. Henrich, Frankfurt am Main

Kahlke W, Reiter-Theil S (Hrsg) (1995) Ethik in der Medizin. Enke, Stuttgart

Kruse T, Wagner H (Hrsg) (1994) Ethik und Berufsverständnis der Pflegeberufe. Springer, Berlin Heidelberg New York Tokyo

Mauermann L (1988) Ethische Grundlagen aktueller angloamerikanischer Erziehungskonzepte. In: Günzler K et al. (Hrsg) Ethik und Erziehung. Thieme, Stuttgart

Pieper A (1985) Ethik und Moral. Eine Einführung in die praktische Philosophie. Beck, München

Rüller H (Hrsg) (1995) 3000 Jahre Pflege. 2. Aufl, Prodos, Brake

Schmidbauer W (1977) Die hilflosen Helfer. Rowohlt, Reinbek bei Hamburg

Sporken P (1989) Art. Medizinische Ethik. In: Eser A (Hrsg) Lexikon Medizin-Ethik-Recht. Herder, Freiburg im Breisgau

Tödt E (1988) Perspektiven theologischer Ethik. Kaiser, München

Troschke J von (1978) Rocom-Ordner „Gesundheit ist lenkbar", Bausteinprogramm zur Gesundheitserziehung Erwachsener. Rocom, Basel

Tschudin V (1988) Ethik in der Krankenpflege. Recom, Basel

Van der Arend A, Gastmans C (1996) Ethik für Pflegende. Huber, Bern

Weidner F (1995) Professionelle Pflegepraxis und Gesundheitsförderung. Mabuse, Frankfurt am Main

Zimmermann A (1911) Was heißt Schwester sein? Beiträge zur ethischen Berufserziehung. Springer, Berlin Heidelberg New York Tokyo

Zimmermann M (1998) Ethik und Krankenpflege. Pflege 11:219–223

Kommunikation

S. Blinzler

Inhaltsverzeichnis

1   Kommunikation als Instrument für ethisches Handeln   *67*

2   Ausgewählte Kommunikationstheorien im Überblick   *68*
2.1   Menschliche Kommunikation nach Paul Watzlawick   *68*
2.2   Kommunikationspsychologische Erkenntnisse
nach Friedemann Schulz von Thun   *70*

3   Möglichkeit der Kommunikation auf einer ethischen Handlungsbasis   *73*

Literatur   *76*

1
Kommunikation als Instrument für ethisches Handeln

Das Wort Kommunikation kommt aus dem Lateinischen und bedeutet Mitteilung, Unterredung. Interaktion ist aus dem lateinischen Präfix *inter* und *agere* bzw. *actum* zusammengesetzt. *Inter* bedeutet zwischen sowohl räumlich, als auch zeitlich gesehen. *Agere* ist das handeln und *actum* ist demzufolge die Handlung. Interaktion in der Psychologie und der Soziologie meint also das Handeln zwischen zwei oder mehreren Personen durch eine Art der Kommunikation unter Berücksichtigung der jeweiligen Rollenverteilung. Kommunikationsmöglichkeiten gibt es viele, die Verbale, ebenso wie die Nonverbale, die einen nicht unerheblichen Anteil zur Verständigung beiträgt.

Das Wort Ethik wird vom griechischen Wort *éthos* abgeleitet, was Gewohnheit, Herkommen und Sitte bedeutet. Die traditionelle Ethik beschäftigt sich vorwiegend mit folgenden drei Fragestellungen:
- der Frage nach dem „höchsten Gut",
- der Frage nach der Freiheit des Willens und
- der Frage nach dem richtigen Handeln.

Den meisten Philosophen gelten als Hauptgegenstand der Ethik die menschlichen Handlungen und die sie leitenden Handlungsregeln[1], wobei sie entweder auf die Gesin-

---

[1] Damit sind sowohl die eigenen Handlungsmaximen, als auch die jeweils geltenden Normen der Gesellschaft gemeint.

nung sehen, aus der die Handlung hervorgeht, oder auf die Wirkungen, die das Handeln erzeugt.

Allerdings ist die Philosophie nicht, entgegen einem weitverbreiteten Mißverständnis, der Besitz von fertigen Lebensrezepten, sie ist kein Quell ewiger Weisheit und sie ist auch keine privilegierte Form von Erkenntnis. Die Philosophie ist ihrer Natur nach eine Selbstbefragung, welche immer wieder erneut vorgenommen werden muß und als solche ein nie abzuschließender Vorgang ist. Jeder Einzelne muß sich ihr immer wieder unterziehen, sie ist kein privilegierter Sachverhalt ausgewiesener Philosophen. Naturgemäß kann man das Denken nur für sich selbst durchführen, nicht für einen anderen. Aber, so wichtig das eigene Denken ist, wenn es sich nur darauf beschränkt, wird man schwerlich entscheiden können, ob es einen wirklichen Beitrag zur Selbstbefragung der Vernunft darstellt. Dazu bedarf es der Kommunikation, dem gemeinsamen Austausch, der gemeinsamen Überprüfung im Dialog.

2
Ausgewählte Kommunikationstheorien im Überblick

2.1
Menschliche Kommunikation nach Paul Watzlawick

„Man kann nicht *nicht* kommunizieren." Dies ist das wohl bekannteste Axiom des Kommunikationsforschers Paul Watzlawick. Der Mensch lernt vom ersten Tag seines Lebens an die Regeln der Kommunikation, obwohl ihm genau dieses kaum bewußt ist, daß es dafür überhaupt Regeln gibt. Die wenigsten Menschen setzen wissentlich, d. h. mit theoretischem Hintergrundwissen diese Kommunikationsregeln ein.

Watzlawick definiert eine einzelne Kommunikation als Mitteilung oder als *eine* Kommunikation, als Interaktion bezeichnet er einen wechselseitigen Ablauf von Mitteilungen zwischen zwei oder mehreren Personen. Ferner erinnert er daran, daß Kommunikation nicht nur aus Worten besteht,

sondern auch alle paralinguistischen Phänomene wie z. B. Tonfall, Schnelligkeit oder Langsamkeit der Sprache, Pausen, Lachen, Seufzen, Körperhaltung, Ausdrucksbewegungen (Körpersprache) usw. (...) umfaßt – kurz Verhalten jeder Art (Watzlawick et al. 1996, S. 51).

Er stellte weiterhin fest, daß Verhalten kein Gegenteil hat, d. h. man kann sich nicht *nicht* verhalten. Aus dieser Feststellung folgt, daß jedes Handeln oder auch Nichthandeln demzufolge Mitteilungscharakter hat, andere dadurch beeinflußt werden und selbst dementsprechend handeln und kommunizieren. Darüber hinaus sollte man aber nicht vergessen, daß Kommunikation und Interaktion nicht durchweg absichtlich und bewußt geschehen, vielmehr basieren viele Kommunikationen unbewußt auf eben diesen obengenannten paralinguistischen Phänomenen auf die das Gegenüber reagiert und die nur in den seltensten Fällen gezielt eingesetzt bzw. gesteuert werden können.

Jede Mitteilung enthält eine Information, deren Inhalt eher uninteressant scheint, da der nonverbale Anteil der Mitteilung den eigentlichen Hinweis darauf liefert, wie der Sender vom Empfänger verstanden werden möchte. Watzlawick bezeichnet dies als

Inhalts- und Beziehungsaspekt. „Der Inhaltsaspekt vermittelt die 'Daten', der Beziehungsaspekt weist an, wie diese Daten aufzufassen sind." (Watzlawick et al. 1996, S. 55) Der Beziehungsaspekt stellt eine Kommunikation über die Kommunikation dar und ist demzufolge eine Metakommunikation, eine Kommunikation auf höherer Ebene.

Die Metakommunikation ist unerläßlich, weil sie zum Verständnis der Inhalte dient, da ein einziger Satz schon allein durch die unterschiedliche Betonung der Wörter verschiedene Bedeutungen haben kann[1] und Kommunikationen eine hierarchische Struktur aufweisen. Watzlawick faßt dies zu einem weiteren Axiom zusammen:

> Jede Kommunikation hat einen Inhalts- und einen Beziehungsaspekt, derart, daß letzterer den ersteren bestimmt und daher eine Metakommunikation ist (Watzlawick et al. 1996, S. 56).

Den Interaktionen, also den Phänomenen des Mitteilungsaustausches zwischen den Teilnehmern einer Kommunikation liegt eine Struktur zugrunde. Sie organisiert das Verhalten und ist deshalb ein wichtiger Bestandteil jeder menschlichen Beziehung. Das Rollenverhalten ist jedoch relativ und wird z. B. auch durch kulturelle Zugehörigkeiten bestimmt. Noch ersichtlicher wird diese „Relativität der Rollen" durch Watzlawicks Aussage, daß

> bestimmte Verhaltensweisen einem sog. „Führertypus" zugeschrieben (werden), gewisse andere dagegen dem Typus des „Geführten", obwohl es bei einigem Nachdenken schwer sein dürfte zu entscheiden, was hier zuerst kommt und was aus dem einen „Typus" ohne dem anderen würde (Watzlawick et al. 1996, S. 85).

Eine Kommunikation läßt sich nach der Theorie von Watzlawick sowohl digital, als auch analog ausdrücken. Die digitale Kommunikation ist abstrakt und kann nur verstanden werden, wenn man ein Hintergrundwissen besitzt, während die analoge Kommunikation anschaulich ist und eine Ähnlichkeitsbeziehung zu dem Gegenstand hat, für den sie steht. Man kann z. B. durch das Hören einer unbekannten Sprache im Radio unmöglich verstehen, was gesagt wird, während sich aus der Beobachtung von Zeichensprache und allgemeiner Ausdrucksgebärden durchaus verständliche Informationen ableiten lassen können.

Beide Kommunikationsformen zusammen finden nur im menschlichen Bereich Anwendung. Man geht davon aus, daß auf der Beziehungsebene fast ausschließlich analog kommuniziert wird, da analoge Kommunikation aus archaischeren Entwicklungsperioden stammt und eine allgemeinere Gültigkeit besitzt, als die jüngere und abstraktere digitale Kommunikation.

Wenn man nun beachtet, daß jede Kommunikation einen Inhalts- und einen Beziehungsaspekt aufweist, wird deutlich, das digitale und analoge Kommunikationsformen nicht nur nebeneinander existieren, sondern sich in jeder Nachricht gegenseitig ergän-

---

[1] In der geschriebenen Sprache fällt diese Möglichkeit des Verständnisses weg, hier zählt in erster Linie die Information, die im Syntax der Sätze entsprechend richtig gedeutet werden können.

zen. Die bildlichen analogen Botschaften können durch Gesten und Gebärden ausgedrückt werden. Da diese jedoch auch Doppelbedeutungen haben können und es in der Analogiekommunikation keine Hinweise auf die beabsichtigte Bedeutung gibt, muß die Deutung der Nachricht vom Empfänger mehr oder weniger intuitiv erfolgen, während sie in der digitalen Kommunikation bereits direkt enthalten ist.

Andererseits besitzt die digitale Kommunikation ihrerseits nur insuffizientes Vokabular zur klaren Definition von Beziehungen. Es besteht also die Notwendigkeit des ständigen Übersetzens von einer „Sprache" in die andere. Der Verlust an Informationen, der dabei zutage tritt, sorgt oft für weitreichende Kommunikationskonflikte auf allen Ebenen der Gesprächspartner (Watzlawick et al. 1996, S. 67).

2.2
Kommunikationspsychologische Erkenntnisse nach Friedemann Schulz von Thun

Es ist eine Tatsache, das ein und dieselbe Nachricht viele Botschaften gleichzeitig enthält, verbale, als auch nonverbale. Dadurch wird zwischenmenschliche Kommunikation kompliziert und störanfällig, aber auch aufregend und spannend. Um ein System in die Vielfalt von Botschaften, die in einer Nachricht stecken, bringen zu können unterscheidet Schulz von Thun vier bedeutsame Seiten, die sich um die Nachricht anfangs gleichwertig gruppieren.

* Der *Sachinhalt* beinhaltet die sachliche Information. Immer, wenn es um reine Informationen geht, steht diese Seite im Vordergrund.
* Die Seite der *Selbstoffenbarung* gibt Informationen über den Sender der Botschaft preis, durch Sendung von Ichbotschaften. Sie zeigt sowohl die gewollte Selbstdarstellung, als auch die oft unfreiwillige Selbstenthüllung des Senders auf. Viele Probleme in der zwischenmenschlichen Kommunikation entstehen durch diese Seite.
* Die *Beziehung*sseite einer Nachricht ist strenggenommen ein Teil der Selbstoffenbarung. Sie drückt die Beziehung des Senders zum Empfänger der Botschaft aus und enthält Du- bzw. Wir-Botschaften. Hörbar wird dies durch die gewählten Formulierungen, den Tonfall und andere nonverbale Begleitmittel. Für diese Mitteilungen ist der Empfänger besonders sensibilisiert, denn dadurch erfährt er eine Würdigung und Wertschätzung, oder leider auch oft genug auch das Gegenteil, durch sein Gegenüber.
* Durch die Möglichkeit einen *Appell* in die Nachricht zu packen, kann der Sender versuchen den Empfänger zu beeinflussen, indem er veranlaßt wird, bestimmte Dinge zu tun oder zu lassen, zu denken oder zu fühlen. Ein Appell in einer Botschaft kann sowohl offen, als auch versteckt sein – im letzteren Fall spricht man auch von Manipulation.

Werden Sach-, Selbstoffenbarungs- und Beziehungsseite auf die Wirkungsverbesserung der Appellseite ausgerichtet, so spiegeln sie nicht wider, was ist, sondern werden zum Mittel der Zielerreichung funktionalisiert. Selten jedoch ist das Botschaftsgeflecht um eine Nachricht eindeutig, da viele Teile der Nachricht unbewußt übermittelt werden. Schulz von Thun unterscheidet zwischen *expliziten* und *impliziten Botschaften*, wobei die expliziten Botschaften ausdrücklich formuliert werden, wohingegen implizite Botschaften nicht direkt gesagt werden, aber die Botschaft doch darin steckt, bzw. hineingelegt werden kann.

Hauptbotschaften werden häufig implizit ausgedrückt, was dann für Kommunikationsschwierigkeiten sorgen kann. Allerdings lassen sich diese impliziten Botschaften auch leicht wieder dementieren („Das habe ich nicht gesagt!"). Meist wird für implizite Botschaften der nonverbale Kanal gewählt, d. h. über

> die Stimme, über Betonung und Aussprache, über begleitende Mimik und Gestik werden teils eigenständige und teils „qualifizierende" Botschaften übermittelt. Mit „qualifizierend" ist gemeint: Die Botschaften geben Hinweise darauf, wie die sprachlichen Anteile der Nachricht „gemeint" sind (Schulz von Thun, 1981, S. 33).

Durch das gleichzeitige Vorhandensein sprachlicher und nichtsprachlicher Anteile einer Nachricht, besteht die Möglichkeit, daß sie sich einander ergänzen und unterstützen, andererseits können sie aber auch für Verwirrung sorgen, wenn sie sich gegenseitig widersprechen.

Wenn alle Signale einer Mitteilung zueinander passen, wenn sie also in sich stimmig sind, nennt man die Nachricht *kongruent*. Als *inkongruent* werden solche Botschaften bezeichnet, wo die verbalen und nonverbalen Signale nicht in eine Richtung weisen, sondern im Widerspruch zueinander stehen. Welche Vorteile kann nun der Sender durch ein derartig verwirrendes Verhalten ziehen? Der dieses Mittel gezielt einsetzende Sender muß sich so nicht festlegen, kann seine Aussage notfalls dementieren und sagen, so wäre das nicht gemeint gewesen.

Man darf jedoch nicht übersehen, daß dem Sender die Doppeldeutigkeit seiner Botschaft meist nicht bewußt ist, da seine oft uneingestandenen, unbewußten Wünsche im nonverbalen Anteil der Botschaft zum Ausdruck kommen und mit dem Sachinhalt in keiner beabsichtigten Beziehung stehen. Diese Verschmelzung unwillkürlicher Mitteilungen mit den beabsichtigt gesendeten Botschaften und daraus folgenden inkongruenten Nachrichten, entstehen vorzugsweise dann, wenn die Selbsterklärung des Senders noch nicht ausgereift ist, er sich aber trotzdem veranlaßt sieht, sich zu äußern. Die einzige Möglichkeit für den Empfänger die Nachricht zu entwirren, besteht darin, daß er dem Sender seine Verwirrung zurückmeldet. Ist der Sender bereit das Feedback anzunehmen, kann er versuchen, zu mehr innerer Klarheit zu kommen, zu ergründen, was ihn bewegt. Wenn der Sender dann bereit, ist sich selbst zu erklären, wird er auch zunehmend befähigt, mit kongruenten Botschaften zu kommunizieren.

Als entscheidende Schlüsselvariable der Persönlichkeit und der seelischen Gesundheit sieht Schulz von Thun das Selbstkonzept einer Person. Dies wird im wesentlichen durch immer wiederkehrende Nachrichten auf der Beziehungsseite impliziert. Er führt dazu aus:

> Die Bedeutung auf der Beziehungsseite ist nicht auf die momentane Gefühlslage und den weiteren Gesprächsverlauf beschränkt. Vielmehr können Beziehungsbotschaften eine erhebliche Langzeitwirkung haben. Der Empfänger erhält hier ja Informationen, wie er (vom Sender) gesehen wird. Auf der Suche nach seiner Identität („Wer bin ich?") ist das Kind auf solche Hinweise angewiesen. Mit der Zeit verdichten sich Zigtausende von Beziehungsbotschaften, die das Kind von seiner Umwelt erhält zu einer Schlußfolgerung „So einer bin ich also!" (...) Die Bedeutung des Selbstkonzep-

Der Empfänger hört also alle Seiten einer Botschaft. Er versucht den Sachinhalt zu verstehen, er ist „personaldiagnostisch" tätig auf der Selbstoffenbarungsseite, er ist durch die Beziehungsseite persönlich betroffen, und er fragt sich, wie die Appellseite gemeint sein könnte. Je nachdem welche Seite der Nachricht er besonders hört, wird das Gespräch einen bestimmten Verlauf nehmen.

Dem Empfänger ist oft nicht bewußt, daß er bevorzugt nur eine bestimmte Seite der Nachricht hört und dadurch mit die Richtung der Kommunikation bestimmt, obwohl er prinzipiell die Wahl hätte, auf welche Seite der Botschaft er reagieren wollte.

Auf die Sachseite einer Nachricht hören vor allem Männer und Akademiker. Es entstehen dann Probleme, wenn die Botschaft weniger auf der sachlichen, als vielmehr auf der zwischenmenschlichen Ebene liegt. Es kann so sachlich diskutiert werden, ohne jedoch eine Stimmigkeit zu erreichen, da der Beziehungskonflikt dadurch nicht gelöst wird.

Wenn der Empfänger jedoch fast ausschließlich mit dem Beziehungsohr hört, werden beziehungsneutrale Nachrichten oft überbewertet. Er bezieht alles auf sich, fühlt sich in seiner Person angegriffen, ist beleidigt und fühlt sich ungerecht behandelt. Wenn jemand beispielsweise wütend ist, fühlt er sich beschuldigt, wenn jemand lacht, fühlt er sich ausgelacht. Durch den einseitigen Bezug des Empfängers auf die Beziehungsseite, weicht er einer Sachauseinandersetzung aus.

Gesünder scheint es die Selbstoffenbarung, die in der Botschaft steckt zu hören. Anstatt sich in seiner Persönlichkeit attackiert zu fühlen, kann der Empfänger Informationen über die Persönlichkeit seines Kommunikationspartners empfangen und gelassener auf etwaige Stimmungsausbrüche oder andere Unstimmigkeiten in der Botschaft reagieren.

Hören auf dem Selbstoffenbarungsohr heißt auch aktives Zuhören im therapeutischen Sinne und stellt eine wichtige Kommunikationsfähigkeit dar. Im negativsten Fall kann diese Fähigkeit aber auch zu ständigem psychologisieren führen, d. h. jede Sachaussage wird, ohne Würdigung des sachlich Gesagten daraufhin untersucht, welche psychische Ursache hinter der Nachricht stehen könnte.

Wenn eine Person ein übergroßes Appellohr besitzt, ist sie oft sehr feinfühlig und versucht es jedem recht zu machen. Meist denkt sie weniger an sich und ihre eigenen Wünsche, als vielmehr an die vermuteten Absichten des Senders.

Die beim Empfänger ankommende Nachricht kann also viele Botschaften enthalten, die teils explizit, teils implizit, teils absichtlich vom Sender versandt und teils versehentlich mit „hinein rutschen". Als gesichert gilt jedoch, daß der abgesandte Inhalt nicht gleich dem ankommenden Inhalt ist. Der Empfänger versteht die Nachricht häufig falsch.

Während der Kommunikation kodiert der Sender fortlaufend seine zu übermittelnden Gedanken, Kenntnisse, Absichten als einen Teil seines inneren Zustandes in für den Empfänger vernehmbare Zeichen. Der Empfänger hat nun die Aufgabe diese Zeichen zu dekodieren, d. h. er versucht die Botschaft anhand der gesendeten Zeichen zu verstehen.

Die Fähigkeit zur Dekodierung ist stark von den Erwartungen, Befürchtungen und Vorerfahrung des Empfängers, kurz von seiner individuellen Persönlichkeit abhängig.

Zu Mißverständnissen in der Kommunikation kommt es vorrangig dann, wenn die Dekodierung der Botschaft nicht entsprechend den Erwartungen des Senders funktioniert. So hört der Empfänger z. B. manche Botschaften gar nicht, da seine Dekodierungsfähigkeit in diesem Bereich nicht entsprechend ausgebildet ist. Der Sender dagegen ist der Meinung er habe seine Mitteilung unmißverständlich dargebracht. Derartige Übertragungsfehler kann man u. a. bei unterschiedlichem Sprachmilieu von Sender und Empfänger feststellen, die jeweils versuchen, mit dem Hintergrund ihrer schichtspezifischen Sprachgewohnheiten und dem dazugehörenden Kulturen und Bräuchen miteinander zu kommunizieren. Die Konflikte entstehen hierbei am häufigsten auf der Sach-, vor allem aber auf der Beziehungsebene.

Eine weitere Ursache für Kommunikationsprobleme kann auf dem Selbstkonzept des Empfängers beruhen, d. h. hat der Empfänger z. B. eine negative Meinung von sich selbst, wird er dazu neigen auch harmlose Botschaften so auszulegen, daß sich seine negatives Selbstbild bestätigt und in eine Teufelskreis geraten, der dieses Selbstkonzept stabilisiert (Schulz von Thun 1981, S. 47–68).

3
Möglichkeit der Kommunikation auf einer ethischen Handlungsbasis

Nachdem man nun einen kleinen Einblick in die Kommunikationstheorien gewonnen hat und versteht, wie Kommunikation funktioniert,. weiß man, daß jede Art der Kommunikation eine Interaktion bedingt, also eine Handlung zur Folge hat. Welche Möglichkeiten und Gefahren für den zwischenmenschlichen Bereich darin stecken oder auch welche Auswirkungen jede Form von Kommunikation haben kann, sollte sich ein jeder bewußt machen. Kommunikation findet überall und jederzeit statt, ohne daß man dauernd das Gesagte überprüft. Der wissende, sich selbst bewußte Mensch aber, der diese Zusammenhänge erkannt hat, trägt eine weitaus größere Verantwortung, als die unbewußt handelnde Person. Er sollte meiner Meinung nach die Pflicht haben, sein Handeln und demzufolge auch seine Kommunikationen einer regelmäßigen ethisch-moralischen Reflexion zu unterziehen. Andererseits ist, wie eingangs schon erwähnt wurde, jede Person für ihr ethisch-moralisches Verhalten und Denken in erster Linie selbst verantwortlich.

Welche Möglichkeiten hat nun derjenige, der seine Kommunikation auf eine ethische Handlungsbasis stellen möchte?

Vorgeschriebene Richtlinien und perfekte Lösungen gibt es auch hier nicht. Es gibt jedoch immer wieder Anregungen, wie man, auch in ethischer Hinsicht angemessen, eine Handlungsentscheidung finden kann, die durchaus auch im Alltag anwendbar ist.

Heinz Eduard Tödt, ein evangelischer Theologe, schlägt in seinem Aufsatz „Versuch zu einer Theorie ethischer Urteilsfindung" (1977) vor, sechs Schritte zu unterscheiden, die einem eine ethische Standortbestimmung ermöglichen können.

Das Modell von Tödt gliedert sich folgendermaßen:
1. Feststellung des Problems,
2. Analyse der Situation,

> 3. Erörterung der Verhaltensalternativen,
> 4. Prüfung der Normen,
> 5. Urteilsentscheid,
> 6. Prüfung der Angemessenheit des Urteils.

Zuerst muß also das Problem festgestellt werden und herausgefunden werden, worin die ethische Herausforderung besteht oder ob überhaupt ein Bedarf an einem ethischen Urteil besteht. Solange nämlich durch die allgemein gültigen Regeln und Normen ein entsprechendes Verhaltensmuster vorgegeben ist, besteht augenscheinlich gar nicht die Notwendigkeit einer persönlichen sittlichen Urteilsfindung. Erst wenn die üblichen Richtlinien nicht mehr greifen, wenn eine Handlung fragwürdig wird, wenn ein ethisches Dilemma erkannt wird, sollte das Ziel einer ethischen Urteilsfindung angestrebt werden. Eine „sittliche Sensibilität" spielt bei diesem erstem Schritt eine wichtige Rolle. Denn wo man ein ethisches Problem erfährt, erlebt oder empfindet, oder ob man bestimmte Tatsachen als etwas Selbstverständliches betrachtet, hängt von unterschiedlichen Voraussetzungen ab.[1] Die Problemfeststellung bedingt also ein vorhandenes „ethisches Problembewußtsein". Hat man ein christliches Menschenbild und Weltverständnis, können z. B. bestimmte Verhaltensweisen als problematisch registriert werden, die nach anderen Traditionen evtl. gar nicht als Problem angesehen werden.

Im zweiten Schritt sollte die Situation analysiert werden unter Berücksichtigung der sie umgebenden Abhängigkeiten und Einflüsse. Eine konkrete ethische Urteilsfindung sollte erst nach genauer Information über die verschiedenen Faktoren und Rahmenbedingungen getroffen werden. Nur so kann man wegweisend wirken und eine echte Orientierungshilfe geben. Um der Situation gerecht zu werden, hat man demzufolge die sittliche Pflicht sich umfassend zu informieren – die Situation zu analysieren. Schon die gerechte Situationsanalyse ist also ein Ausdruck ethischen Sichverhaltens.

Als nächste Maßnahme müssen die Verhaltensalternativen erörtert werden. Ethische Urteile, also Handlungsanweisungen können nicht einfach von ethischen Normen abgeleitet werden. Erst einmal müssen verschiedene Lösungs- und Verhaltensmöglichkeiten die einem bereits bekannt sind, genauer durchdacht und einander gegenübergestellt werden. In diesem Teil der Urteilsbildung geht es demnach um eine genaue Analyse der potentiellen Handlungsalternativen. Die jeweiligen Motive der verschiedenen Verhaltensmöglichkeiten müssen untersucht werden, ebenso wie die zugehörigen Mittel und Ziele diskutiert werden sollen. Vor allem aber müssen die voraussichtlichen Folgen durchleuchtet und weitestgehend geklärt werden. Hat man die verschiedenen realistischen Handlungsmöglichkeiten erfaßt und einander gegenübergestellt, kann man seine Wahl, seine ethische Entscheidung treffen.

Der vierte Schritt gilt der Prüfung der Normen, anhand derer die Entscheidungskriterien überprüft werden. Nur selten ist eine eindeutige Wahl zwischen gut und schlecht möglich. Man ist eher gezwungen, zwischen gut und weniger gut bzw. zwischen schlecht und weniger schlecht zu wählen. Daher kontrolliert man seine Entscheidungsmerkmale durch eine Normenprüfung in dreifacher Weise. Gesichtet werden Normen, die uns durch unsere ethische Tradition geläufig sind und die für das aktuelle Problem von

---

Man sollte z. B. feststellen, ob weitere Zusammenhänge bestehen und sich darüber informieren.

Bedeutung sind. Sodann wird festgelegt, welche dieser Normen begründet und verpflichtend sind und übernommen werden müssen. Und schließlich ist noch herauszufinden, welche der gefundenen Handlungsalternativen am ehesten der uns verpflichtenden Norm entspricht. Konkret heißt das, die Verhaltensalternativen müssen mit den Normen in Beziehung gesetzt werden.

Zu beachten ist jedoch, daß die Normen nicht automatisch zu konkreten Handlungsanweisungen führen, deshalb ist zu überprüfen, welche Handlungsalternativen mit welchen Normen korrespondieren und zulässig sind oder nicht. Dabei werden nicht nur die konkretisierten Verhaltensweisen betrachtet, es werden auch die Motive, Mittel und Ziele des Verhaltens normenkritisch geprüft. Eine Normenprüfung verdeutlicht weiterhin, daß Normen immer auch in Beziehung zueinander stehen, bzw. eine Norm weitere Normen zur Folge haben kann. Sie bilden also ein Normengefüge. Man muß sich bewußt machen, daß man selbst auch in einem solchen Normengefüge steht, das, bedingt durch die geschichtliche ethische Tradition, von vorgegebenen Wert- und Normendiskussionen geprägt ist. Die Normenprüfung verlangt also auch eine kritische Reflexion über das uns bestimmende Normengefüge.

Die Urteilsentscheidung kann nun im fünften Schritt getroffen werden. Hierzu müssen alle gefundenen Entscheidungen und Möglichkeiten der vorangegangenen Schritte zu einem verbindlichen ethischen Urteil zusammenkommen. Die Schritte bisher vollzogen sich auf der Ebene des Verstandes, der Erkenntnis und der Einsicht, jetzt nimmt das Ganze noch ein anderes Ausmaß an, denn es soll nun zu einem wirklichem Entschluß kommen. Viele Faktoren spielen bei einem solchen „Entschluß" eine Rolle. Wesentlich dabei sind u. a. die Sachinformationen, die Willenskraft und die Bereitschaft und Fähigkeit, sich festzulegen. Der eigentliche Entscheidungsprozeß ist so komplex und beinhaltet eine solche Vielzahl an Faktoren, daß er im einzelnen meist nicht exakt analysiert werden kann. Dementsprechend werden ethische Entscheidungen letztendlich als „Gewissensentscheidung" respektiert und geschützt. Durch einen Urteilsentscheid gibt derjenige, der sich entscheidet einen Teil seiner Persönlichkeit preis, indem er sich mit seinem Urteil definiert und identifiziert. Ohne seine Identität und Integrität mit auf die Waagschale zu legen, kann man keine ethischen Entscheidungen treffen.

Eine christliche Glaubenshaltung mißt sich nicht an den gängigen Normen und Moralvorstellungen, auch nicht an der persönlichen Tugendhaftigkeit. Christlich-ethische Entscheidungen werden ausschließlich in freier Verantwortung vor Gott getroffen.

Im letzten Schritt des Tödtschen Modells wird die Entscheidung noch einmal dahingehend überprüft, ob sie nachträglich und aufs Ganze gesehen richtig, sinnvoll und sittlich gut war. Oft wird eine Überprüfung der Angemessenheit der Entscheidung erst dann möglich sein, wenn das Verhalten bereits praktiziert wurde und man die Ergebnisse der Handlung zur Kenntnis nehmen konnte. Man soll sich dann fragen, ob man das gewünschte Ziel erreicht hat und es dadurch zu einer akzeptablen Lösung des ethischen Problems gekommen ist. Unter Umständen ist es nach dieser Überprüfung notwendig, alles noch einmal zu überdenken und den ethischen Urteilsentscheid zu ändern.

Wie sieht nun der Transfer in die Praxis aus? Wer sich mit diesem Modell auseinandergesetzt hat, wird auch schnell die Praxistauglichkeit erkennen und nach einiger Übung in der Lage sein es im Alltag anzuwenden.

Vor allem in den Pflegeberufen wird man regelmäßig mit ethischen Problemen konfrontiert. Abgesehen von grundsätzlichen ethischen Fragestellungen aus dem medizinischen Bereich, treten fast täglich Probleme in der Kommunikation mit Patienten, Angehörigen und Kollegen auf.

Wenn man nun schwierige Themen zu erörtern hat, kann man sich bereits vorab Gedanken machen, wie man diese an die Empfänger bringt, ohne die kommunikationspsychologischen Aspekte zu vernachlässigen. Aber auch in Situationen, in denen sofortiges Handeln gefragt ist, kann dieses Modell zur Anwendung kommen. Dies setzt jedoch bereits eine gewisse ethische „Reife" zur schnellen Urteilsfindung voraus. Durch die Reflexion der unternommenen Handlung, im letzten Schritt des Modells von Tödt, können Fehlhandlungen zwar nicht ungeschehen gemacht werden, aber der Lerneffekt für später folgende Tätigkeiten ist unbestreitbar.

Literatur

Schulz von Thun F (1996) Miteinander Reden 1. Rowohlt, Reinbeck
Tödt HE (1977) Versuch zu einer Theorie ethischer Urteilsfindung, Zeitschrift für evangelische Ethik 21:81–93
Watzlawick P, Beavin J, Jackson D (1996) Menschliche Kommunikation, 9. Aufl. Huber, Bern

Dokumentation und Menschenbild

K. Kinzelmann

Inhaltsverzeichnis

1   **Grundintentionen** *78*

2   **Dokumentation als Beitrag zur Arbeitszufriedenheit** *79*
2.1   Dokumentation – Konkretisierung der Ziele und Methoden *79*
2.2   Dokumentation als dynamisches und kreatives Element *80*

3   **Dokumentation und unreflektierte Anwendung** *80*
3.1   Dokumentation – als zusätzliche Last empfunden *81*
3.2   Dokumentation als Zusatzbelastung, mangelnde Umsetzung der Ziele und die Kluft zwischen Anspruch und Realität *81*

4   **Chronologischer Vergleich der Sprachbilder und deren Wirkung** *81*
4.1   Das Ziel der Heilung definieren die Fachtermini der Psychiatrie *81*
4.2   Sprachgebrauch am Beginn der Behindertenhilfe *82*
4.3   Die Sprachverwirrung in der aktuellen Situation der Pflege und deren Wirkung *83*

5   **Sprache in ihrer Eigenschaft als weltprägendes Element** *83*
5.1   Die gezielt eingesetzte Wirkung von Sprache in der Werbung *83*
5.2   Kritische Betrachtung der Sprache des NS-Regimes *84*
5.3   Die Bedeutung des Sprachgebrauches für die Emanzipation der Frau *85*

6   **Mutmaßliche Gründe für die unreflektierte und fragmentarische Handhabung der Dokumentation** *85*
6.1   Ein deutliches, jedoch sehr hohes Ziel *86*
6.2   Das Scheitern der Dokumentation an der Alltagsarbeit *86*
6.3   Mangel an einheitlichen Maßstäben *86*

7   **Auswirkungen einer unreflektierten Dokumentation** *87*
7.1   Gefahr der „Sich-selbst-erfüllenden-Prophezeiung" *87*
7.2   Diskontinuität der Handlungen und Entstehung eines negativen Circulus vitiosus *88*
7.3   Einordnung der Klienten in künstlich geschaffenen Rahmenbedingungen *88*
7.4   Überlebensstrategien der Mitarbeiter äußern sich im Sprachgebrauch und in Gefühlen der Überlastung *88*

8   Forderung nach einer Neuorientierung *89*

**9   Die Sprache der Dokumentation
als Ausdruck bestimmter Menschenbilder** *89*
9.1   Das mechanistische Menschenbild *89*
9.1.1   Der pflegebedürftige Mensch als fehlerhaft dargestellter Teil
der Gesellschaft *90*
9.1.2   Ein Beispiel für mißlungene und schließlich gelungene Reflexion *91*
9.1.3   Die Frage nach dem Sinn defizitären Lebens *92*
9.1.4   Auswirkungen während des Nationalsozialismus *92*
9.1.5   Aktuelle Auswirkungen *93*
9.1.6   Der Mitarbeiter im Spannungsfeld der Forderungen nach Produktivität
und der täglich erlebten Stagnation *93*
9.1.7   Vorurteile prägen sich im Rückkoppelungsprozeß noch deutlicher ein *94*
9.2   Das systemische Menschenbild *94*
9.2.1   Der Mensch als individuelle Größe und Einheit *94*
9.2.2   Mensch und Umwelt – Die Rolle des Individuums in der Gesellschaft *95*

10   Unschärfe bei den Beobachtungsmethoden und der Beschreibung *96*

11   Ethische Konsequenzen *96*
11.1   Verantwortung des Mitarbeiters *97*
11.1.1   Bereitschaft zur Auseinandersetzung mit neuen Inhalten *97*
11.1.2   Dokumentation aus auktorialer Sicht *97*
11.1.3   Vom hierarchischen Gefälle zur menschenwürdigen Distanz *98*
11.1.4   Kritische Überprüfung der Handlungsabläufe *98*
11.2   Verantwortung des Trägers *98*
11.2.1   Beschränkung auf Kernaktivitäten und Vermeidung
von Reibungsverlusten in allen Bereichen *99*
11.2.2   Kontrolle als dynamisierendes Element der Reflexion *99*
11.2.3   Supervision als fest installiertes Organ *99*
11.2.4   Die institutionelle Verantwortung für das Instrumentarium *99*
11.2.5   Vernetzung mit anderen Bereichen *100*

12   Ausblick auf die bereits begonnene Zukunft *100*

Literatur *100*

1
Grundintentionen

Die Grundlage für eine Auseinandersetzung mit dem Thema Dokumentation, deren Sprache und der damit entstehenden Verantwortung wurde von vielen Erlebnissen während meiner nun 18jährigen Tätigkeit als Heilerziehungspflegerin und von der daraus resultierenden fortwährenden Auseinandersetzung mit Sprache und Kommunikation geprägt. Zudem bin ich der Ansicht, daß Sprache Sicht von Welt bestimmt. Durch aktiven Sprachgebrauch, mit seinen übernommenen oder selbstgeformten

Sprachbildern, Metaphern, der Art Fragen zu stellen und Antworten zu formulieren, nimmt jeder Mensch aktiv an der Gestaltung seines Umfeldes teil und schafft Räume für Freiheit und Entfaltung, oder er schränkt diese ein. Mit Beispielen aus der Geschichte und der aktuellen Diskussion über die maskulin-dominierte Sprache der Berufswelt möchte ich diese These belegen. Die Problematik der ständig im Zwiespalt stehenden Pflegekraft als Schnittpunkt zwischen den unterschiedlichsten Auswirkungen von Lebensgeschichten und aktuellen Konflikten, zwischen den Wünschen und Bedürfnissen sowie Strategien der Lebensbewältigung, sowohl von den zu Betreuenden als auch von Kollegen und Vorgesetzten und den eigenen, wenn auch manchmal nur noch vage wahrgenommenen Ansprüchen, wird keinem im pflegerischen Bereich Tätigen unbekannt sein. Hinzu kommen die wechselnden Einflüsse sozial- und gesundheitspolitischer Konstellationen. Den Gedanken an die Absurdität des eigenen Handelns und Wollens, der sich im beruflichen Tun zeitweise aufdrängt, kann ich nicht leugnen. Gute und wichtige konzeptionelle Ansätze in der täglichen Arbeit scheitern oft aus Mangel an Zeit, Mitteln, Konsequenz, fehlender Überzeugung der Beteiligten oder an der ungenügenden Vorbereitung der Umsetzung. Die vielfach nötige spontane Handlungsweise verstellt den Blick auf Geleistetes und läßt den Mitarbeiter zum bloßen Akteur zwischen den Maßgaben aktueller Erfordernisse degenerieren. Wen wundert es da, daß die Frage nach Qualität und Überprüfbarkeit nicht nur in öffentlichen Kreisen und von Seiten der Kostenträger angeführt wird? Andererseits wird die Perspektive zusätzlich durch Fragen der Finanzierbarkeit und den Druck des Arbeitsmarktes, sprich, der Einsparung von Arbeitsplätzen und der dadurch erstmals stark zunehmenden Konkurrenz unter den Mitarbeitern getrübt.

2
Dokumentation als Beitrag zur Arbeitszufriedenheit

Zweifellos kann eine umfangreiche und gute Dokumentation, wenn sie auch mit erhöhtem Arbeitsaufwand verbunden ist, einen Beitrag zu größerer Arbeitszufriedenheit leisten. Aus dem oft im pflegerischen Bereich angeführten Maßstab, dem Wohlbefinden der zu betreuenden Menschen, wird oft eher ein Grund für inneres Ausbrennen, als daß daraus ein brauchbares Konzept erstellt wird.

2.1
Dokumentation – Konkretisierung der Ziele und Methoden

Wohlbefinden als unspezifiziertes virtuelles Globalziel wird von jeder Pflegekraft individuell definiert und ist an deren eigenem Wertesystem orientiert. Ein nicht formuliertes Ziel kann aber nicht erreicht werden, weil der Zeitpunkt und die Kriterien, wann es erreicht ist, nicht klar sind.
* Ist ein Aufbruch sinnvoll, wenn ein nicht einmal grob umrissenes Ziel fehlt?
* Welcher Weg ist zu wählen, wenn kein deutliches Ziel vorhanden ist?

Hier kann Dokumentation einen wertvollen Beitrag leisten. Dokumentation ist ein Medium, das sowohl zum Finden von Zielen als auch zur Reflexion der Wege dorthin und zum Abwägen unterschiedlicher Möglichkeiten anregt. Sie hilft beim Strukturieren des täglichen Tuns und beim Nachdenken darüber, warum etwas wie getan wurde oder wird und ob es nicht besser sei, dieses anders zu tun. Durch die schriftliche Fixierung von bereits Getanem und noch zu Tuendem erhält der pflegerische Alltag Konturen und Strukturen, die das Wohlbefinden der zu betreuenden Menschen in greif- und handhabbaren Handlungsmöglichkeiten konkretisieren. Dies ist ein erheblicher Beitrag zur Arbeitszufriedenheit, da Arbeit konkret dargestellt wird und der Pflegekraft hilft zum Ziel führende Leistungen in seiner Summe zu betrachten.

2.2
Dokumentation als dynamisches und kreatives Element

Wird Dokumentation als dynamisches Medium eingesetzt, so wirken sich Wege auf Ziele und Ziele auf Wege aus. Nicht starre Zielvorgaben und rigides methodisches Vorgehen sollten das Ergebnis des Dokumentationsvorganges sein, sondern, da der Dokumentation ein kreatives Potential innewohnt, das erst erkannt und ausgeschöpft werden muß, kann daraus ein virtuoses methodisches Zusammenspiel unterschiedlicher Ansätze komponiert werden. Jedoch birgt die Dokumentation auch manche Tücke. Darauf wird im folgenden noch zurückzukommen sein.

3
Dokumentation und unreflektierte Anwendung

Auch der entgegengesetzte Fall, die Unzufriedenheit gerade wegen der Dokumentation, kann vorkommen. Wie ist das zu verstehen? Einige praktische Beispiele seien hier angeführt.

Wie kann die Pflegekraft einem Menschen gerecht werden, den über Jahrzehnte hinweg eine Beschreibung verfolgt, die außer Aggressivität, Demotiviertheit, Einzelgängertum keine nennenswert positiven Aussagen enthält und dies trotz aller noch so gut gemeinten Anstrengungen des Mitarbeiterstabes, die in schriftlicher Form dokumentiert sind.

Welche Chance der Verhaltensänderung bleibt dem Beschriebenen und welche Barrieren müssen von allen Beteiligten hierzu überwunden werden? Es gilt, folgendes zu reflektieren. Beschreibt der Text den Menschen, schreibt er den Menschen auf ein Verhalten fest und programmiert und determiniert er die Weise der Beobachtung und Wahrnehmung des Betroffenen durch die Pflegekräfte? Sind diese imstande, den Text als Vorläufiges und monoperspektivisch Verfaßtes in Frage zu stellen oder hat der Text die Funktion einer Gebrauchsanweisung, die strikt zu befolgen ist ?

Die individuellen Motive, die zu einer derartigen sprachlichen Gestaltung führen mögen, mögliche Auswirkungen auf das berufliche Selbstverständnis wie auch die Wirkung innerhalb der Institution und auf das Bild in der Öffentlichkeit, möchte ich in meinen Ausführungen analysieren. Anregungen, wie ein verantwortungsvoller Umgang mit Dokumentation und deren Sprache erreicht werden soll, sind eines der Ziele, die mit dieser Publikation verfolgt werden. Die Sensibilisierung aller an der schriftlichen Dokumentation von Lebensgeschichten professionell beteiligen Personen und die permanente Auseinandersetzung mit den bewußten wie den unbewußten persönlichen Anteilen, die einen Einfluß auf die schriftliche Gestaltung von Dokumentationen haben könnten, sind wichtige Einflußgrößen auf die Güte und die Aussagekraft eines qualitativ hochstehenden und effektiven Dokumentationssystems.

3.1
Dokumentation, als zusätzliche Last empfunden

Die pflegerische Praxis bringt oft die Frage nach dem Sinn und der Durchführbarkeit einer ausführlichen Dokumentation mit sich. Die unmittelbare Tätigkeit mit oder am Menschen steht ohne Zweifel im Vordergrund. Pflege, psychosoziale Betreuung und die Planung und Umsetzung lebensgestaltender und -erfüllender Aktivitäten in der Lebensbegleitung von in Institutionen lebenden Menschen haben angesichts deren gesellschaftlicher Stellung und oft institutionsspezifischer Lebensformen deutliche Priorität. Die Gestaltung der Inhalte orientiert sich an wissenschaftlichen und humanistischen Idealen.

3.2
Dokumentation als Zusatzbelastung, mangelnde Umsetzung der Ziele
und die Kluft zwischen Anspruch und Realität

Doch woran mag es liegen, daß der Diskurs über diese Ideale meist an Stellen fernab der beruflichen Basis, der Station oder der Wohngruppe, geführt wird. Leitfäden und Stellenbeschreibungen ergänzen zwar die Arbeitsverträge von Mitarbeitern, nicht selten beschränkt sich aber die Auseinandersetzung damit auf die Zeit des Antritts der Stelle. In vielen Leitlinien wird die Relevanz der Verantwortlichkeit für Umwelt und Frieden ausformuliert, und die Wichtigkeit der Umsetzung in der täglichen Arbeit betont. Dem christlichen Auftrag, die Erde zu gestalten und zu bewahren und dies im Alltag zu verwirklichen, werden Zielvorgaben zugefügt, in denen auf die dringende Ausgewogenheit der Professionalität der Mitarbeitenden, der christlichen Motivation und der Beachtung ökonomischer Prinzipien hingewiesen wird. All diesen Aussagen ist zuzustimmen. In praxi jedoch bricht die Übertragung dieser Leitlinien auf die tägliche Arbeit an wichtigen Stellen ab. Um die Ursache dieses Phänomens zu verstehen, bedarf es einer Betrachtung der Geschichte der Heilerziehungspflege und der Motive, die bis heute gültige Maßstäbe prägen.

4
Chronologischer Vergleich der Sprachbilder und deren Wirkung

Die Geschichte der Heilerziehungspflege führt zurück zum Anfang des 19. Jahrhunderts. Im Zuge der von Pfarrer Karl Georg Haldenwang in Wildberg im Schwarzwald 1820 gegründeten „Kinderrettungsanstalten" wurde der Grundstein für die neueren Geistesschwachenfürsorge in Deutschland gelegt (Klevinghaus o. J., S. 7).

4.1
Das Ziel der Heilung definieren die Fachtermini der Psychiatrie

Die Erweckungsbewegung der schwäbischen Pietisten hat dazu geführt, daß die Not der schwachsinnigen Kinder derart sichtbar wurde, daß die missionarischen und diakoni-

schen Impulse in helfende Taten umgesetzt werden mußten. Die von Pfarrer Haldenwang in Wildberg gegründete „Rettungsanstalt für schwachsinnige Kinder" wurde aber
bereits 1847 geschlossen. Die Arbeit mit „blödsinnigen Kindern" wurde am 1. Mai
desselben Jahres von Dr. Rösch, dem Oberamtsarzt von Urach, in der Anstalt Mariaberg
fortgesetzt und entwickelte sich durch statistische Erhebungen der Verbreitung des
Kretinismus sowie durch die Zusammenarbeit mit Dr. Johann Guggenbühl, dem Gründer der „Heilanstalt für Cretinen und blödsinnige Kinder", zu einem neuen Institut auf
Basis breiter Publizität. Johann Jakob Guggenbühls „Hülfsruf aus den Alpen zur Bekämpfung des schrecklichen Cretinismus" legte 1840 den Grundstein dafür, daß der
„Idiotenpflege" internationale Aufmerksamkeit zuteil wurde. Das über die Landesgrenzen hinaus gestiegene Interesse nahm seinen Ausgangspunkt in Anstaltsberichten und
Vorträgen über erstaunliche Heilerfolge von geisteskranken Kindern. Guggenbühls Ziel,
die Heilung aller vom „Schwachsinn" Befallenen, war zu hoch angesetzt, obwohl sich
Pseudodebile, Spätentwickler und milieugeschädigte Kinder gut unter seiner Obhut
entwickelten. Was zunächst Hoffnung geweckt hatte, wurde später als Betrug verstanden
und führte 1860 zur Schließung der Anstalt (Klevinghaus o. J., S. 12). Dieses Beispiel
macht deutlich, wie wichtig es ist, die Wortwahl von Aufzeichnungen und die Motive
der Helfenden ständig erneut zu überdenken. Der Begriff „blödsinnig" und „schwachsinnig" hat sich in den Köpfen der Menschen festgesetzt, ohne dabei des Bedeutungswandels dieser Ausdrücke über die Zeit zu gedenken. Blödigkeit, Schwachsinn und
Idiotie waren Termini, welche die Psychiatrie, die damals erst in ihrer Entstehung
begriffen war, als Kriterien verwendete, um ihren Forschungsgegenstand zu benennen
und zu kategorisieren. Diese einstmaligen Fachtermini sind unter Verlust ihrer ursprünglichen Bedeutung und mit einem stark pejorativen Wandel verbunden in die
Alltagssprache eingegangen und haben wertmindernde Inhalte erlangt.

4.2
Sprachgebrauch am Beginn der Behindertenhilfe

In den Anfang des 19. Jahrhunderts gegründeten Heil- und Pflegeanstalten von Friedrich von Bodelschwingh (6. November 1872, Übernahme der Rheinisch-Westfälischen
Anstalt für Epileptische) und Wilhelm Löhe (1837 Gründung der Diakonissenanstalt,
der Missionsanstalt und der Heil- und Pflegeanstalt) wurden die Motive, die Pflegebedürftigen aktiv mobil zu machen für das Königreich Christi (Klevinghaus o. J., S. 50)
der zutiefst geistlich begründete Auftrag, die Patienten und Mitarbeiter, die die Gemeinde bilden und die dieser auch wieder das Gepräge geben (Klevinghaus o. J., S. 55), durch
Brüder- und Schwesternschaften getragen. Die Ziele und Motive bedurften aufgrund
der engen Lebensgemeinschaften und der Eindeutigkeit der von allen verwendeten,
durch das Leitbild der Diakonie, die christliche Barmherzigkeit, geprägten Sprache,
nicht in dem hohen Maße wie dies heute der Fall ist, der Übersetzung. Mit der Zuhilfenahme psychiatrischer, psychologischer und pädagogischer Erkenntnisse und der Einrichtung von Kinderkrankenhäusern statt Heimen, in denen Herzensgüte und Geduld
der Pflegenden die Atmosphäre bestimmen sollten, wuchs die Sorge, die diakonische
Dimension trete hinter den fachlichen Gesichtspunkten ungebührlich zurück (Klevinghaus o. J., S. 52). Die von Bodelschwingh Ende des 19. Jahrhunderts ausgedrückte Sorge,
der Mensch könnte bei übermäßiger Integration anderer Arbeitsgebiete zum „Fall" und
zum Bewohner einer für ihn als Schutzraum gegründeten kleinen Welt, der Anstalt,

werden, anstatt tatsächlich in eine Gemeinde integriert zu sein, hat sich bis heute gehalten und kann vielerorts als bestätigt betrachtet werden.

4.3
Die Sprachverwirrung in der aktuellen Situation der Pflege und deren Wirkung

Alte, behinderte und kranke Menschen verschwinden aus der Sozietät hinter den Mauern der Heime und Krankenhäuser. In diesen findet man eine Mischung von Privatsprachen der Pflegenden, Fachtermini aus den Bereichen der Medizin, Psychologie, Pädagogik, Psychiatrie und der Sozial- und Wirtschaftspolitik vor. Die Überlappung dieser Sprachen verunmöglicht eine einheitliche und für alle verständliche Übersetzung. Neben der denotativen, der den Sachverhalt schildernden Aussage eines Satzes, gewinnt der konnotative, der durch semantische und stilistische Mittel zum Ausdruck kommende emotionale Inhalt betreffende Gehalt des Gesprochenen eine sehr große Bedeutung. Um dennoch eindeutige Rahmenbedingungen für die fachliche Arbeit zu erhalten, sind die Mitarbeiter dazu gezwungen, innerhalb ihrer Arbeitsfelder einen Konsens über die von ihnen gemeinsam verwendete Sprache zu treffen. Durch diese Sprache kommen sowohl in der verbalen als auch in der nonverbalen Form Verhältnisse und Zusammenhänge zum Ausdruck, die Rückschlüsse auf das jeweilige Menschenbild zulassen, beziehungsweise, die Bilder und Einstellungen nach außen hin prägen. Im Gespräch mit Menschen verschiedenster Gesellschaftsschichten, die mit behinderten Menschen nicht oder nur wenig in Kontakt kommen, trifft man bestenfalls auf mitleidige Anteilnahme oder betretenes Schweigen. Die Frage nach dem Sinn eines solchen „wertgeminderten" Lebens wird selbst von im pflegerischen Bereich Tätigen gestellt. Während des Kontaktes mit sprachfähigen geistig behinderten Menschen ist häufig zu bemerken, daß es ihnen erhebliche Schwierigkeiten bereitet, ihre Behinderung als einen Teil ihrer Persönlichkeit zu akzeptieren. Mit der Akzeptanz der Persönlichkeit geht die Notwendigkeit einer möglichst objektiven Dokumentation einher, durch welche die Arbeit mit Menschen erleichtert und durch die Ziele, Methoden und der nötige Aufwand für die Öffentlichkeit transparent gestaltet werden soll.

5
Sprache in ihrer Eigenschaft als weltprägendes Element

Durch Sprache geschieht, wenn auch nicht bewußt wahrgenommen, innerhalb der Stationen und Abteilungen von Pflegeeinrichtungen die Prägung von Einstellungen, die von vielen etablierten Institutionen der modernen Gesellschaft gezielt eingesetzt wird, um einen spezifischen Anteil der Bevölkerung in ihren Entscheidungen und Handlungen zu beeinflussen.

5.1
Die gezielt eingesetzte Wirkung von Sprache in der Werbung

Die Werbung versteht es, ganze Menschengruppen dazu zu animieren, bestimmte Produkte zu kaufen. Mit dem Kauf und Verzehr eines bestimmten Schokoriegels befriedigt der Konsument keinesfalls nur das Gefühl des Hungers. Mit dem Erwerb des Produktes geht auch die Befriedigung anderer Bedürfnisse einher, die in der Bedürfnishierarchie von Maslow um einige Ebenen höher eingestuft sind. Soziales Prestige, die Zugehörigkeit zu einer bestimmten Gruppe von Menschen, die Anteilnahme an einem Lebensgefühl, das als erstrebenswert betrachtet wird, sind subjektive, aber bewußt inszenierte Effekte der Werbung. Die Sprache, die sie als Mittel einsetzt, nimmt hierbei keinen unerheblichen Anteil ein. Geschickt bedient sie sich der Strukturen und Eigenarten ihrer Zielgruppe, um diese für sich zu gewinnen. Bekanntes wird mit neuen Inhalten gekoppelt. Einstellungen und Meinungen lassen sich auf diese Weise ebenso manipulieren wie das Kaufverhalten.

5.2
Kritische Betrachtung der Sprache des NS-Regimes

Einer der „erfolgreichsten" Umsetzer dieses Phänomens war Adolf Hitler. Zwei beispielhafte, während der NS-Zeit mit folgenschwerer Bedeutung verwendete Wörter, die unzensiert weiterhin im Sprachgebrauch verblieben sind, sollen die Wirkung von Sprache verdeutlichen. „Betreuung", heute in der Rechtssprache das Synonym für die als zu einschränkend empfundene „Vormundschaft", hat als Mittel- und Hauptstück das Wort „treu". „Treue" kann ohne eine Vorsilbe nicht in ein Wort der Tat umgesetzt werden. Man kann treu sein, treu bleiben, die Treue halten, was ein menschliches Verhalten und Verhältnis ausdrückt. Mit der Vorsilbe „be-" wird dieses selbstlose Hinzielen auf den Gegenstand, wie das einfache Transitivum „lieben", umgewandelt in eine kräftige Tätigkeit. Das Objekt, der „Betreute", hat seine Freiheit verloren wie der Aufgeregte, der der „Beruhigung" bedarf. Anders als beim „Beschützen", das die aktive Suche und die Inanspruchnahme des Schutzes impliziert, ist das Verhältnis zum „Betreuten" eine durch aktive Tat an einem passiven Objekt ausgeübte Totalität (Sternberger et al. 1962, S. 20, 21). So betreut der Kindergarten die Kinder, der Arzt den Kranken oder „das Krankengut", der Geschäftsreisende den Käufer, der Betreuer den zu Betreuenden im Alten- oder Behindertenheim.

> Die NSV betreute Mutter und Kind, der Reichsnährstand die Bauern (...); die Wirtschaftsgruppen, Wirtschaftsämter, Rüstungsinspektionen und andere Behörden, alle zusammen gefaßt im ausdrücklich so benannten „Betreuungsausschuß" betreuten – in der diktatorischen Organisation des totalen Krieges – die industriellen Betriebe. Ja wahrhaftig: Die Geheime Staatspolizei betreute die Juden. (...) Am Ende löscht die Betreuung den Jemand als Jemand, als eigenes Wesen, aus (Sternberger et al. 1962, S. 21ff).

Ein weiterer Begriff mit ähnlicher Geschichte ist das Wort „untragbar". Eine Gruppe oder Organisation kann einen Dritten, so leid es ihm tut, nicht mehr tragen. Was mit diesem Dritten geschieht oder geschehen ist, braucht hier nicht weiter erörtert zu werden. Die Sprache selbst, genaue betrachtet, enthüllt den Terror und die Heuchelei die sich hinter dem Gebrauch bestimmter Wörter versteckt, aber eben dadurch offensichtlich wird (Sternberger et al. 1962, S. 131). Lutz Winkler kritisiert die Untersuchungen von Sternberger und Mitarbeitern, indem er das Wort vom Unmenschen als ebenso leer und abstrakt, aber auch ebenso aggressiv bezeichnet wie das vom Juden.

Sprachkritik, (so führt er aus) die sich so unbefangen der Sprache ihres Gegenstandes bedient, wird kaum der Erhellung faschistischer Sprache und ihrer gesellschaftlichen Funktion beitragen (Winkler 1970, S. 24).

Herbert Marcuse beschreibt die Funktion von Sprache und Ideologie des Faschismus als eine Rückbildung politischen Bewußtseins und der radikalen Umwertung der Werte, wodurch Unglück zur Gnade, das Streben nach Glück, nach materieller Besserung zur Sünde und zum Unrecht wird (Winkler 1970, S. 25). Sternberger, Winkler und Marcuse drücken bei aller gegenseitigen Kritik die Wirkung der Sprache auf die Sicht von Zuständen, Relationen, Lebensformen, das ganz spezifisch geprägte Verhältnis zwischen Mensch und Umwelt, das in ihren Handlungen zum Ausdruck kommt, aus.

5.3
Die Bedeutung des Sprachgebrauches für die Emanzipation der Frau

Dem Wissen über die Wirkung der Sprache entsprang vor 25 Jahren die feministische Sprachpolitik. Luise Pusch zieht als Fazit aus dem Sprachwandel, den die Frauen in Gang gesetzt hatten, daß das Maskulinum heute nicht mehr unangefochten für den Menschen schlechthin steht. Dennoch sind wir von einer gerechten und bequemen Sprache für beide Geschlechter noch weit entfernt. Es sind weitere Anstrengungen notwendig, um bei der Bevölkerung das Verständnis zu wecken, daß es einer gründlichen Entpatrifizierung unserer Kultur bedarf, einer demokratischen Umorientierung ähnlich der Entnazifizierung. Ebenso wie die Frauen in männlichen Begriffen mitgemeint sind, soll es auch möglich sein die Männer in die feminine Form der Sprache einzuschließen. Der französische Soziologe Pierre Bourdieu plädiert für eine materialistische Analyse symbolischer Gewalt. Er schreibt:

Die Befreiung der Frauen kann nur aus einer kollektiven Handlung hervorgehen, die auf einen symbolischen Kampf abzielt, der die unmittelbare Übereinstimmung zwischen inkorporierten und objektiven Strukturen angreift (Bourdieu 1997, zitiert in Pusch 1998, S. 27ff.).

Eine gerechte Sprache würde in das Unbewußte der Menschen eine Struktur einpflanzen, die uns von Kindheit an und mit jedem Satz, den wir hören, sprechen oder lesen, für Geschlechtergerechtigkeit „programmiert" (Pusch 1998, S. 27ff.). Nur beispielhaft sei damit belegt, daß Sprache nicht nur ein Mittel zum Informationsaustausch ist, sondern ein wichtiger Bestandteil, Welt zu prägen und das gesellschaftliche Leben in ihr zu formen.

6
Mutmaßliche Gründe für die unreflektierte
und fragmentarische Handhabung der Dokumentation

Das Motiv des Helfenden bestimmte von Beginn der damals so genannten Geistesschwachenfürsorge her die Wahl der Sprache. Medizinisch orientierte Forschung über

Ursachen und Heilungsmöglichkeiten verwendete die Sprache der Kategorisierung, um den Forschungsgegenstand einzugrenzen.

6.1
Ein deutliches, jedoch sehr hohes Ziel

Guggenbühls Bemühungen, die wegen zu hoch angesetzter Erwartungen, wie weiter oben erwähnt, scheiterten, führten über den Weg intensiver wissenschaftlicher Forschung zu wichtigen Hinweisen für die heilpädagogische Praxis. Er formulierte sein Ziel schließlich folgendermaßen:

> So kann die Behinderung anerkannt und zugleich von den positiven Entfaltungen her in gewissem Sinn und Maß überwunden werden. Jedenfalls können manche Verkrampfungen, Entmutigungen und Aggressionen aufgelöst werden, die aus dem Fehlverhalten derer entstehen mußten, die das Kranksein des Kindes nicht sahen, (...) oder um des Krankseins willen vor der pädagogischen Aufgabe überhaupt kapitulierten. In diesem Sinn kann (...) vieles im Leben der geistig Behinderten heil werden, heil im Sinn erfüllten personenhaften Lebens (Klevinghaus o. J., S. 14).

Die so formulierte Zieldarstellung hatte, klammert man die gegenläufige Tendenz während es Nationalsozialismus aus, zu einer erheblichen Verbesserung der Pflege von lebenslang beeinträchtigten Menschen geführt.

6.2
Das Scheitern der Dokumentation an der Alltagsarbeit

Dennoch wurde der Beschreibung der Pflegebedürftigen nicht selten eine untergeordnete Rolle zugewiesen. Schwestern, deren Obhut nicht selten dreißig und mehr Kinder unterlagen, waren mit der Grundpflege vollkommen ausgelastet. Ihr Bestreben konnte und mußte darin bestehen, die anfallenden pflegerischen und hauswirtschaftlichen Herausforderungen so rationell wie möglich zu gestalten. Die aus Nachwuchsmangel der Schwesternschaften resultierende Säkularisierung der Pflege und der stärkere Einfluß staatlicher Stellen auf kirchliche Einrichtungen hatte zur Folge, daß auch die Finanzierung kleinerer Wohneinheiten mit genügend qualifiziertem Personal möglich wurde. Die Beschreibung der geleisteten Arbeit blieb dennoch oft fragmentarisch und an Alltagstheorien orientiert.

6.3
Mangel an einheitlichen Maßstäben

Zudem gab und gibt es bis heute keine einheitlichen Maßstäbe, wie eine angemessene, lückenlose und zielorientierte Dokumentation zu gestalten sei. Die Bandbreite des bisher Dokumentierten ist von großen Variationen gekennzeichnet. „Die Orientierungsfähigkeit von ... ist innerhalb seiner gewohnten Umgebung gut." Dies mag im internen Gebrauch einen bestimmten Sinn ergeben. Sehr bedenklich sind aber Formulierungen aus Dokumentationen wie die folgende: „Das Böse hat wieder zugeschlagen!".

Es handelt sich um keine Beschreibung, sondern um eine Metapher, die einen starken emotionalen Charakter hat und eher eine kathartische Funktion für den Mitarbeiter darstellt, als das hier eine Situation adäquat und reflektiert beschrieben würde.

7
Auswirkungen einer unreflektierten Dokumentation

Ein Konglomerat solcher und anderer negativer Aussagen ergeben das Bild eines Menschen, der die sonst gut funktionierende kleine Welt der Station stört. Wer sich anhand derartiger Berichte informieren möchte und sie unbedarft liest, wird aufgrund der sprachlichen Abfassung des Dokumentes in seinem Blickwinkel, unter dem er den beschriebenen Menschen in Folge betrachtet, quasi negativ determiniert.

7.1
Gefahr der „Sich-selbst-erfüllenden-Prophezeiung"

Ein weiteres Beispiel, so erlebt in einem Altersheim, macht ebenso deutlich, wie wichtig es ist, seine Beobachtungen möglichst wertneutral zu überdenken und sich mit anderen Mitarbeitern auszutauschen.

Frau G. lebte seit etwa zehn Jahren im gleichen Altersheim. Sie war, so ihre eigenen Worte, bestrebt, „gehorsam" zu sein und dem Personal keine Unannehmlichkeiten in Form von Wünschen oder Ansprüchen, ihre Person betreffend, zu bereiten. Sie hatte die Angewohnheit, in ruhigen Stunden ihren Losungskalender zu lesen, der aussah wie ein Buch und nach Ablauf des Tages das Blatt abzureißen, um sich so in der Zeit zu orientieren. Die anwesende Mitarbeiterin deutete die im Nachtkästchen liegenden, aus dem Buch entfernten Blätter dahingehend, daß Frau G. Bücher zerstört und gab dies ihren Kolleginnen entsprechend weiter, die diese Aussage als bestehendes Fehlverhalten deuteten. Einem noch nicht in diese Geheimnisse eingeweihten Praktikanten kam es nun in den Sinn, Frau G. zu fragen, ob ihr der Fernseher, in dem gerade eine Kindersendung lief, nicht auf die Nerven gehe und ob sie nicht lieber ein Buch lesen wolle, das in für sie unerreichbarem Abstand lag. Die Tatsache, daß Frau G. nun ein Buch in der Hand hatte, wurde von den anderen Mitarbeitern erschrocken kommentiert mit dem Ausruf: „Das geht doch nicht! Frau G. macht doch alle Bücher kaputt!" Der trotz Widerstandes des Stammpersonals unternommene Versuch, Frau G. das Buch zu lassen, führte zu der Einsicht, daß sie nicht daran interessiert war, es zu zerreißen, sondern daß sie vorzog, darin zu lesen.

Was hier als mündlicher Mythos weitergegeben wurde, wird in dokumentierter, also schriftlich verfaßter Form festgeschrieben und formt Realitäten. So beschränken sich dokumentierte Ereignisse nicht nur in diesen Beschreibungen auf als Fehlverhalten empfundenes Benehmen. Der oft von Pflegepersonal angeführte Zeitmangel hat häufig zur Folge, daß als besonders belastend empfundene Situationen dokumentiert werden, andere Situationen aber im Alltagsgeschehen nicht mehr wahrgenommen werden und untergehen. Eine derart einseitige Dokumentation kann nach dem Muster der „self-fulfilling-prophecy" von Paul Watzlawick dazu führen, daß der Klient sich entsprechend der Erwartungen des Pflegepersonals verhält. Wer häufig als „stur, abweisend, aggressiv oder empfindlich" beschrieben wird (Attribute, die auf jeden Menschen zeitweise anwendbar sind), wird sich in einer entsprechenden Situation verhalten, wie es ihm die an ihn gerichtete Verhaltenserwartung diktiert.

7.2
Diskontinuität der Handlungen und Entstehung eines negativen Circulus vitiosus

Dieser Sachverhalt macht deutlich, wie nötig eine umfassende, innerhalb einer Institution verbindliche und möglichst objektiv formulierte Dokumentation ist. Als schriftlich verfaßte Stütze für ausreichendes und gut ausgebildetes Personal hat sie eine Vielzahl positiver Auswirkungen. So kann sie trotz evtl. hoher Mitarbeiterfluktuation und unterschiedlicher theoretischer und praktischer Auffassungen des Pflegepersonals hinsichtlich der Prioritäten und der Methodik ihrer Arbeit zu einer Einigung auf sichere Modi führen, die wiederum Kontinuität in der Förderung der einzelnen Personen und Stringenz der Ziele zur Folge hat. Die zielorientierte Festlegung therapeutischer Maßnahmen dient der Vergegenwärtigung von Um- und Zuständen und Befindlichkeiten, der gegenseitigen kollegialen Kontrolle sowie der Reflexion. Nicht selten ergibt sich während Teamsupervisionen, daß sich die Ziele der Mitarbeiter und die Motive ihrer Handlungsweisen gleichen. Dennoch unterscheidet sich die Behandlung der Klienten in grundlegenden Punkten. Die Ursachen dieser Divergenz können sowohl im Arbeitsumfeld angesiedelt werden, allen anderen Faktoren voran dem starken Druck, der durch Zeitmangel entsteht, wie auch in der psychischen Verfassung der einzelnen Mitarbeiter. Trotz eines gemeinsam vorhandenen Grobzieles steht jeder Mitarbeiter mit seiner spezifischen Geschichte und Erlebenswelt ständig vor neuen Herausforderungen. Ursula Koch beschreibt dies folgendermaßen:

> Die MitarbeiterInnen geraten in den Konflikt zwischen medizinisch-pflegerischen Anforderungen, organisatorischen Regelungen, eigenen Stimmungen, Distanzierungs- und Pausenbedürfnissen einerseits und den Wünschen der BewohnerInnen nach Aufmerksamkeit und Zuwendung andererseits, denen sie – entsprechend ihrer Vorstellung von ganzheitlicher Pflege – entsprechen wollen (Koch-Straube 1997, S. 259).

Während des alltäglichen Tuns, wo all diese Faktoren immer, wenn auch selten bewußt wahrgenommen, eine erhebliche Rolle spielen, geht schnell die Sicht für eine Reflexion des eigenen Handelns und die Orientierung am Tun jenseits der Routine verloren.

7.3
Einordnung der Klienten in künstlich geschaffenen Rahmenbedingungen

Den vielfältigen Anforderungen versuchen die Pflegekräfte meist mit spontan generierten Organisations- und Handlungskonzepten gerecht zu werden. Den daraus resultierenden Tagesabläufen mit rigidem Charakter haben sich die Bewohner unterzuordnen.

7.4
Überlebensstrategien der Mitarbeiter äußern sich im Sprachgebrauch
und in Gefühlen der Überlastung

Im Zuge der Minimierung von Belastungen werden Biographien und Zukunftsperspektiven ausgeblendet und Beziehungen gemieden. Sprachliche Distanzierungen wie: „Ich habe heute diesen Flur. Die Leute werden jetzt abgelegt"(Koch-Straube 1997, S. 260). Wahrnehmungslücken, Unterbrechung des Kontaktes mit den zu pflegenden Menschen und Versachlichung des personalen Umfeldes sind einige der Folgen, die unweigerlich auftreten. Letztendlich entsteht ein Teufelskreis aus Belastung, Rationalisierung der Arbeit, also auch des zu behandelnden Menschen, Gefühlen der Erfolglosigkeit, psychischen Abwehrmechanismen, Symptomen des Ausgebranntseins, Fluktuation der Mitarbeiter und der dadurch sich erneut wiederholenden Phänomene.

8
Forderung nach einer Neuorientierung

Hier muß ein Schnitt gemacht werden. Neben der wissenschaftlichen Betrachtung und Auswertung von Institutionen außerhalb des Pflegealltags müssen die Mitarbeiter die Möglichkeit der Selbstreflexion aus Distanz im geschützten Raum und in begleitenden und stützenden Beratungsprozessen annehmen (Koch-Straube 1997, S. 270). Diese Gespräche können auch der Ausformulierung konkreter Ziele und der dazu passenden Methodik, sowie den objektiven Grenzen und der Art der Überprüfung der Ziele dienen. Die Position des Mitarbeiters im Pflegebereich muß sich zu einer aus Arbeitszufriedenheit resultierenden Souveränität hin entwickeln, die ihren Ursprung auch in entsprechenden Dokumentation hat. Durch die Art und die Sprache einer solchen menschengerechten schriftlichen Prozeß- und Ergebniskontrolle kann die Arbeit im Pflegeheim aus ihrer isolierten Außenseiterrolle in der Gesellschaft gehoben werden. Der Mitarbeiter muß aber auch stolz sein dürfen auf nachvollziehbare Leistungen, auf die täglich erneute Bereitschaft, sich auf schwierige Situationen und Kommunikation einzulassen, auf die kleinen Erfolge, wie ein um Tage oder Stunden verlängertes Leben oder ein zufriedenes Gesicht von Frau G., während sie in ihr Buch vertieft ist. Diese Zufriedenheit wirkt sich sowohl auf den Klienten aus, da der Mitarbeiter unbeeinflußt von negativen Gefühlen auf ihn zugehen kann, als auch auf das Bild, das dem Außenstehenden von der Institution oder den Pflegeeinrichtungen allgemein vermittelt wird.

9
Die Sprache der Dokumentation
als Ausdruck bestimmter Menschenbilder

Die aus den bisher erwähnten Gründen resultierende Notwendigkeit einer durchdachten und den Menschen adäquat beschreibenden Dokumentation bringt es mit sich, die Sprachbilder der bisher bestehenden Arbeitsbeschreibungen von Pflegeeinrichtungen und das dahinterstehende Menschenbild zu analysieren.

9.1
Das mechanistische Menschenbild

Unsere derzeitige Weltsicht ist stark vom kartesianischen Paradigma geprägt. Für René Descartes (1596–1650) waren das materielle Universum und lebende Organismen Maschinen.

Auch der Körper des Menschen war nur eine animalische Maschine, die von einer vernunftbegabten Seele bewohnt, mit dem Körper über die Zirbeldrüse im Zentrum des Gehirns verbunden war (Capra 1982).

Ein kranker Mensch war, laut Descartes, mit einer schlecht gemachten Uhr zu vergleichen. Diese Sicht führte zu einem drastischen Wandel in der menschlichen Betrachtungsweise seiner selbst. Das mittelalterliche Bild von der Erde als lebendigem Organismus, das auch eine kulturelle Schranke (...) vor zerstörerischen Handlungen darstellte, wurde abgelöst durch die mechanistische Sichtweise, die postulierte, der Mensch könne seine wissenschaftlichen Kenntnisse nützen, um die Natur zu beherrschen und zu kontrollieren (Capra 1982, S. 60).

Diese Auffassung wurde auf alle Wissensgebiete übertragen, auch auf die der menschlichen Natur und der menschlichen Gesellschaft. Einer der führenden Persönlichkeiten des Zeitalters der Aufklärung, der Philosoph John Locke, nahm mit seiner Theorie der Tabula rasa, die sich darauf beruft, daß alle Erkenntnis auf Sinneswahrnehmungen beruht, starken Einfluß auf die zwei bedeutenden Schulen der Psychologie, den Behaviorismus und die Psychoanalyse (Capra 1982, S. 69). So lehnt z. B. Watson, ein wichtiger Vertreter des Behaviorismus, alle subjekiven Begriffe wie Empfinden, Fühlen und Denken als unwissenschaftlich ab. Er betrachtet den Menschen „als eine organisch verbundene gebrauchsfertige Maschine"[1]. Demnach ist das Verhalten des Menschen in jeder Hinsicht formbar. Die aus diesen Grundannahmen abgeleiteten Methoden der klassischen und der operanten Konditionierung, beide aufgebaut auf Reiz-Reaktions-Verbindungen, finden sich in der Heimerziehung wieder als

Merkmale der agogischen Planung (...), die von Böttcher wie folgt zusammengefaßt werden: Rationalität (Bewußtheit und Kontrolliertheit), Systematik, Orientierung an wünschbaren Veränderungen (...), Operieren mit Wahrscheinlichkeiten (...), Kalkulation der möglichen Widerstände bei der Durchführung des Planes (Weinschenk 1987, S. 123; Böttcher 1975, S. 142).

Behinderte und schwer erkrankte Menschen begleiten solche Pläne, je nach Art und Schwere ihrer Beeinträchtigung, meist über lange Zeiträume. Der Ausgangspunkt der Beobachtung ist das bestehende Defizit.

9.1.1
Der pflegebedürftige Mensch als fehlerhaft dargestellter Teil der Gesellschaft

Dem zu Betreuenden fehlen in unterschiedlicher Ausprägung bestimmte Fähigkeiten, die beim Durchschnittsmenschen als vorhanden vorausgesetzt werden und die ihm ermöglichen, sich zumindest unauffällig am Gemeinschaftsleben zu beteiligen. Dieser Mangel soll ausgeglichen oder behoben werden. Relativ einfach gestaltet sich die Behebung eines organischen akuten Schadens, wie z. B. die Behandlung eines Knochenbruchs. Langwierig, kompliziert und anstrengend wird dieses Ansinnen jedoch beim

---

[1] Vgl. Heidenreich 1996, S. 26 (Watson 1930, zitiert nach Schneewind 1982, S. 138).

Umgang mit Menschen mit lebenslanger Beeinträchtigung. Das Defizit soll ausgeglichen werden, indem der Betroffene Kompetenzen erwirbt, mit deren Hilfe er Lebenssituationen bewältigen kann. Diese Kompetenzen müssen operationalisiert werden, d. h. es muß genau beschrieben werden, welches Verhalten oder welche Handlungsweisen der Betreffende nachweisbar können muß, damit das Ziel als erreicht gilt (Weinschenk 1987, S. 168).

9.1.2
Ein Beispiel für mißlungene und schließlich gelungene Reflexion

Ich möchte an dieser Stelle ein Beispiel aus der Praxis anführen, um zu verdeutlichen, daß, bedingt durch zahlreiche Beobachtungsfehler einhergehend mit einer rein standardisierten Vorgehensweise, der Blick auf den Klienten oftmals verzerrt wird.

Herr R., ein im Heim lebender geistig behinderter Mensch im Alter von 45 Jahren, hat während seiner dreißigjährigen Heimkarriere eine mit Streß besetzte Beziehung zur Eßsituation aufgebaut. Da beim Essen jedesmal ein Mitarbeiter mit am Tisch sitzt und Herr R. viele Informationen über seine Umwelt über die Nase empfängt, folglich gerne an den Speisen riecht, kam es oft zu Konflikten. Außerdem ist Herr R. ein leidenschaftlicher Esser und hier wurde er aus der Angst vor möglichem Übergewicht oft in seiner Nahrungsaufnahme gebremst. So entwickelte sich zwischen Herrn R., den Mitarbeitern und der Eßsituation eine negativ besetzte Wechselwirkung, so daß Herr R. nicht mehr mit Genuß essen konnte. Jede Mahlzeit wurde für ihn zur Ausnahmesituation. Zu beobachten war jedesmal ein lautes Schreien und ein Hinunterschlingen der Nahrung, ohne diese zu kauen. Aus diesem Verhalten wurden pädagogische Konsequenzen abgeleitet. Die hierzu angewandte Methodik aus dem umfangreichen Schatzkästlein der Standardmethoden der heilerziehungspflegerischen Praxis[1], das Kleinschneiden der Nahrung, die Einübung des Ablegens der Gabel nach einigen Bissen und das Verweisen aus dem Raum bei zu lautem Verhalten, haben nach langjähriger konsequenter Übung den gewünschten Erfolg erzielt. Die Nebenwirkungen dieser Behandlung ließen sich allerdings nicht von der Hand weisen. Herr R. war vor, während oder nach den Mahlzeiten oftmals mehr als ungehalten gegen sich und andere. Seine Unwillensbekundungen verlagerten sich weg von den Mahlzeiten und verteilten sich über den ganzen Tag. Eine schrittweise und langsame Verbesserung dieses Zustandes ergab sich durch einen veränderten Ansatz der Beobachtung und Umsetzung, in der auch Herrn Rs. Geschichte mit berücksichtigt wurde. Die Mahlzeiten wurden zweimal am Tag sehr umfangreich und unter Einbeziehung von Herrn R. vorbereitet. Bei dieser Tätigkeit wurde Herr R. dazu ermuntert, an den Lebensmitteln zu riechen und das eine oder andere Stückchen zu probieren. Er half auch beim Herrichten der Tische, so daß er den gesamten Ablauf nachvollziehen konnte. Trotz einiger Rückfälle in das frühere, als negativ empfundene Verhalten verbesserte sich sein Allgemeinzustand nach etwa zwei Monaten, was sich in einer weitaus streßfreieren Atmosphäre während der Mahlzeiten darstellte.

Zunächst wird durch die kritische Betrachtung dieses Beispieles deutlich, daß inadäquate und standardisierte Methoden unreflektiert angewandt worden sind. Die Perspektiven, aus denen heraus Herr R. beobachtet wurde, waren beim ersten und beim zweiten Ansatz grundverschieden. Daraus ließen sich auch zwei divergierende Motive ableiten. Zunächst bildeten die Mitarbeiter im Spannungsfeld des Gruppenalltags und der Notwendigkeit des pädagogischen Handelns den Fokus. Da die Arbeit durch Herrn

---

[1] Ironische Anmerkung der Verfasserin.

Rs. störendes, fehlerhaftes Verhalten erschwert wurde, wodurch die Kommunikation zwischen Herrn R. und den Mitarbeitern erheblich litt, wurde versucht, sein Verhalten den äußeren Gegebenheiten anzupassen. Dadurch sollte die Eßsituation angenehmer werden, die Kommunikation ungestörter verlaufen und ein Gaststättenbesuch mit Herrn R., ermöglicht werden, ohne negativ aufzufallen. Die Fixierung auf das bestehende Defizit hatte jedoch die Perspektive eingeschränkt und den Blick auf weitere wichtige Persönlichkeitsmerkmale von Herrn R. verstellt. Mit der zweiten Vorgehensweise versuchten die Mitarbeiter, die Symptome, das Verhalten von Herrn R., nicht als Defizit festzulegen, sondern Hypothesen über die Ursachen des Verhaltens aufzustellen. Selbstverständlich waren die Informationen aus der Anamnese, die dabei zur Verfügung standen, sehr gering. Der verhaltenstherapeutische Ansatz und das einseitig zielgerichtete Vorgehen, mit dem sich bisher Erfolge erreichen ließen, mußte völlig neuen Theorien weichen. Das Ziel lautete nicht mehr: „Herr R. muß lernen langsam zu essen", sondern: „Die Eßsituation soll möglichst in einen von Herrn R. nachvollziehbaren Gesamtrahmen eingebettet und nicht als isoliert auftretende Tagesablaufeinheit gestaltet werden. Ziel ist eine annähernde Saturierung des Bedürfnisses nach sensorischen Eindrücken und eine streßfreie Ablaufgestaltung, so daß neue Erfahrungen die Verknüpfung von Angst und Nahrungsaufnahme allmählich auflösen." Auch dieses Ziel wird letztendlich evaluierbar durch das beobachtbare Verhalten. Der Weg war jedoch nicht linear und oft ungewiß, da nicht abzusehen war, ob sich diese Strategie tatsächlich auf die Eßsituation auswirken würde.

9.1.3
Die Frage nach dem Sinn defizitären Lebens

Die Unwägbarkeit mancher Details eines Programmes verunsichert den Mitarbeiter und erschwert die Rechtfertigung seiner Anstrengungen gegenüber der Öffentlichkeit. Ohnehin verdient der Mitarbeiter im Pflegeheim sein Geld mit einer Arbeit, deren Sinn in unserer weitgehend leistungs- und erfolgsorientierten Gesellschaft immer wieder diskutiert wird.

9.1.4
Auswirkungen während des Nationalsozialismus

Während der NS-Zeit wurde „ein Programm zum Gesetz (erhoben), das die Rassenkundler schon lange gefordert hatten, um eine als entartet und minderwertig geltende Bevölkerungsgruppe unter Kontrolle zu halten. (...)
Dem Sterilisationsgesetz (mit der Bezeichnung „Gesetz zur Verhütung erbkranken Nachwuchses„), das im Juli 1933 verabschiedet wurde und als Modell für alle Eugenikgesetze diente, folgte im Oktober 1935 das Gesetz zum Schutze der Erbgesundheit des deutschen Volkes. Die Definitionen für die Kategorie der Schwachsinnigen (...) stützte sich weitgehend auf soziale Kriterien, entbehrten also der wissenschaftlichen Exaktheit und ließen sich auf eine immer größere Zahl von Personen anwenden. An die Stelle der zwangsweisen Sterilisationen trat während des Krieges weitgehend die Euthanasie als Mittel gegen die sog. Minderwertigen (Friedlander 1997, S. 62, 70).

9.1.5
Aktuelle Auswirkungen

Nicht nur der australische Bioethiker Peter Singer hat in seinem 1984 erschienen Buch „Praktische Ethik" die Euthanasiedebatte wieder aufleben lassen. Der Titel eines Übersichtsreferats im Deutschen Ärzteblatt (Nr. 87, 1990, Heft 16) lautete: „Warum Fragen der aktiven und passiven Euthanasie auch in Deutschland unvermeidlich sind" (Schmitt 1990, S. 10).

Mit der Einführung der Pflegeversicherung, welche die Definition des Menschen auf den Kostenfaktor reduziert, wird die Diskussion noch intensiviert. Die Fragen nach dem Sinn sozialer Dienstleistungen implizieren die Unterscheidungen von wertvollem Leben und minderwertigem Leben. Die Frage, ob eine würdevolle Alters- und/oder Krankenversorgung sowie Rehabilitation und Integration aufgrund eines körperlichen oder geistigen Gebrechens demzufolge denen gewährleistet werden wird, die es sich leisten können, bzw. denen, die es wert sind, ergibt sich zwangsläufig. All diese wieder offen diskutierten Themen waren auch vorher Teil des Gedankengutes breiter Bevölkerungsschichten.

Ich erinnere mich an die unzähligen Gespräche mit Angehörigen und Bekannten jeden Alters und Standes, als ich mich dazu entschlossen hatte, den Beruf der Heilerziehungspflegerin zu ergreifen. Bei den meisten blieb, trotz meiner sehr überzeugten Darstellung der ungeheuren Wichtigkeit dieses Berufes, die Einstellung haften, so einen Beruf könne man nur aus einem übertriebenen Helferkomplex heraus oder wegen eines notorischen Hanges zum Weltverbesserertum ergreifen.

9.1.6
Der Mitarbeiter im Spannungsfeld der Forderungen nach Produktivität
und der täglich erlebten Stagnation

Ob bewußt oder unbewußt ist der Mitarbeiter im sozialen Dienstleistungsbereich also immer der Frage nach dem gesellschaftlichen Wert seiner Arbeit ausgesetzt. Provokativ kann man den unterschwellig mitschwingenden Auftrag der Gesellschaft an die Pflegekräfte etwa folgendermaßen formulieren: Wer unbedingt meint, er müsse seinen Lebensunterhalt damit verdienen, anderen Menschen zu helfen, der soll das wenigstens so tun, daß man selbst nicht davon behelligt wird. Der kranke, alte oder behinderte Mensch soll so schnell wie möglich in den Prozeß der Produktion eingegliedert werden. Ist das nicht machbar, soll der so Beschaffene möglichst unauffällig und kostengünstig sein Dasein fristen. Der Mitarbeiter ist dementsprechend bestrebt, seine Arbeit so darzustellen, daß die Leistung am Produkt, dem gesunden, gut erhaltenen oder am angepaßten Menschen sichtbar wird. Wo dies nicht möglich ist, sei es, weil die Beeinträchtigung nicht reversibel ist, oder weil sich in der Kommunikation, ähnlich der eines lange verheirateten und eigentlich unglücklichen Ehepaares, starre Fronten gebildet haben, wird der Mitarbeiter zwangsläufig zu einer Darstellung der Situation greifen, welche die Unmöglichkeit, den erwarteten Erfolg zu erzielen, rechtfertigt. Die Verwendung einer defizitorientierten Sprache hilft ihm sich aus dem Prozeß der mißglückten Interaktion auszuklammern. In Beobachtungsberichten sind folglich Aussagen zu lesen wie: „Frau H. neigt zu Übergewicht. Ihr Gewebe ist sehr schwach. Sämtliche Versuche, sie deshalb zu einem vernünftigen Eßverhalten hin zu führen, schlagen mangels Einsicht fehl." Ein weiters Beispiel lautet: „Frau K. läßt sich ihr Gebiß nicht in den Mund geben. Sie wehrt sich dabei und schreit um Hilfe." Derartige Aussagen sind die Beschreibung einer momentan erlebten Situation. In der verallgemeinernden Form stellen sie eine Festschreibung der Person auf das negative Verhalten dar. Der Mitarbeiter ist demnach das Opfer von Personen, die sich gegenüber allen Bemühungen sperren, demnach kann er für das Nichterreichen von Zielen, die der Normalisierung dienen sollten, nicht verantwortlich gemacht werden.

9.1.7
Vorurteile prägen sich im Rückkoppelungsprozeß noch deutlicher ein

Für einen dritten, unbeteiligtem Beobachter wird durch solche Verallgemeinerungen die Welt der Pflegeeinrichtungen eine fremde und beängstigende. Dem Stigma, das dem zu Pflegenden durch seine passive Rolle ohnehin anhaftet, durch die er nicht am Prozeß des Produzierens teilnehmen kann, wird ein weiteres Merkmal, das des Asozialen, zugefügt. Die hartnäckig in den Köpfen vieler Generationen haftenden Einstellungen, auch Vorurteile gegenüber Randgruppen genannt, lassen ahnen, wie schwer ein Perspektivenwechsel zu vollziehen ist.

9.2
Das systemische Menschenbild

Dennoch kann auf eben diese andere Sicht von Mensch und Welt nicht verzichtet werden. Am bereits erwähnten Beispiel des Herrn R. wird deutlich, wie wichtig es ist, eine andere, umfassendere Betrachtungsweise zu entwickeln.

9.2.1
Der Mensch als individuelle Größe und Einheit

Auch wenn es schwer und oft auch nicht möglich ist, die Ursache eines Verhaltens zu ergründen, kann es sich doch als hilfreich erweisen, die auf die Pflege in Heimen angewiesenen Menschen als individuelle Persönlichkeiten mit ihrer ganz spezifischen Geschichte und ihrer besonderen Art der Wahrnehmung zu betrachten. Herr R., der die Mahlzeiten mit seinem Verhalten stört, bleibt als Person dennoch der Mensch, der einem für ihn sehr wichtigen Impuls folgt. Vielleicht weigert sich auch Frau K., sich das Gebiß einsetzen zu lassen, weil sie der unerfahrenen Schwiegertochter bei dieser Gelegenheit schon einmal in den Finger gebissen hatte, was ihr damals sehr peinlich gewesen war. Wohl jeder macht irgendwann in seinem Leben Erfahrungen, während derer ihm bewußt wird, wie sehr sein Erleben von körperlicher Unversehrtheit, sozialen Kontakten und geistigen Anforderungen determiniert wird. Starke Kopfschmerzen beeinträchtigen nicht nur die Konzentrationsfähigkeit, sie können u. U. auch zu sozialer Isolation und zu Unzufriedenheit mit sich selbst führen. Ängste manifestieren sich im Körper durch Verspannungen, die wiederum Streßsymptome und entsprechend reizbares Verhalten bewirken können. Dieses Wissen um die vielschichtige Verflochtenheit der menschlichen Erlebensbereiche muß in die sprachliche Gestaltung von Beobachtungen mit einfließen. Daß die Pflicht zur Dokumentation oft als Belastung empfunden wird, weiß ich aus eigener Erfahrung. Wie oft hatte ich mich schon darüber geärgert, daß ich einen anstrengenden Tag mit der detaillierten, möglichst genauen schriftlichen Darstellung einer Situation beenden mußte. Dennoch beinhaltet diese Pflicht auch die Chance, inhaltliche und sprachliche Komponenten zu vergegenwärtigen und das Geschehen ungeachtet des situativen Kontextes aus verschiedenen Perspektiven heraus zu reflektieren. Ähnlich der Funktion eines Tagebuches kann damit für den Mitarbeiter einerseits eine katharischer Prozeß stattfinden, andererseits hat er Zeit dazu, sich gedanklich in die Situation des Betroffenen zu versetzen, was zur Folge haben kann, daß der Weg zu gegenseitigem Verständnis geebnet wird.

9.2.2
Mensch und Umwelt – Die Rolle des Individuums in der Gesellschaft

Was im kleinen Dialog zwischen dem Gepflegten und dem Mitarbeiter beginnt, kann sich in multiplikatorischer Form weiterverbreiten. Aggressionen und Auseinandersetzungen brauchen deshalb nicht vertuscht oder beschönigt dargestellt zu werden. Sie verlieren aber den Duktus des Unpersönlichen und Beängstigenden, da sie verstehbar und nachvollziehbar werden. Die Handlungsweisen werden persönlicher und können oft mit Situationen verglichen werden, die wir aus dem „normalen" Leben kennen. Dadurch könnte ein Weg zu größerer Nähe und Vertrautheit zwischen der Welt des zu Pflegenden und der des sozialen Umfeldes entstehen. Hier liegt die Pflicht der Mitarbeiter und der Institutionen. Mit der Wahl ihrer ganz spezifischen Sprache schaffen sie entweder die Möglichkeiten zu Integration oder sie grenzen sich und ihren Berufsstand von der öffentlichen Welt ab. Mit der Sprache werden Botschaften vermittelt über die Souveränität, mit der die Klientel nach außen hin vertreten wird. Es gilt, die Zuschreibungen bestimmter Rollen aufzuheben. Im Rahmen von Diskussionen über die vorgeburtliche Diagnose bestimmter Erbkrankheiten und die Möglichkeit, einen ungeborenen Menschen mit Down-Syndrom abzutreiben, wird die Grundsatzfrage nach wertvollem oder lebensunwürdigem Leben wieder aufgegriffen. Deshalb muß durch die Sprache der Mitarbeiter, die Verantwortung für ein Leben, das ein Angewiesensein auf lebenslange Hilfe nicht ausschließt, deutlich werden. Die Mitmenschlichkeit muß zum Ausdruck kommen, so daß sie erweitert wird und sich nicht abgrenzt oder auf ein Dasein lediglich innerhalb von Institutionen beschränkt bleibt. Viele Zeitgenossen suchen heute Garantien dafür, daß das Leben ohne Störungen und Hindernisse gelebt werden kann. Doch ebensowenig wie es einen Garantieschein für ein Leben ohne Sorgen und Probleme gibt, gibt es, laut Rendtorff: „im konkreten Leben (...) keine absolut kranken oder absolut gesunden Menschen: beide, Krankheit wie Gesundheit, sind relativ zur Fähigkeit selbständiger Lebensführung"(Kandler 1997, S. 9). Sie geht nicht nur die Behinderten selbst an, sondern auch alle, die mit Behinderten zusammenleben – und darum im Grunde die ganze Gesellschaft (Kandler 1997, S. 10). Es geht als also darum, durch unseren Sprachduktus eine Ethik zum Ausdruck zu bringen, in der die wichtige und tragende Rolle des behinderten, alten oder kranken Menschen als sinnstiftendes Elemente, in unserer Gesellschaft zum Ausdruck kommt. Jedes einzelne Individuum trägt mit seiner Identität zur Vielgestaltigkeit des Lebens auf dieser Erde bei. Dieser Sinn kann weder durch qualitative noch durch quantitative Erwägungen gemindert werden.

10
Die Unschärfe bei den Beobachtungsmethoden und der Beschreibung

Im konkreten Leben gibt es aber auch keinen Menschen, dessen Beobachtungen nicht durch gewisse innere oder äußere Faktoren beeinflußt wären. Das Johari-Fenster verdeutlicht schematisch interpersonale Wahrnehmung und stellt einen Bezugsrahmen zwischenmenschlicher Interaktionen dar. Es handelt sich um ein in vier Bereiche aufgeteiltes Schema.

* Der erste Bereich des Johari-Fensters stellt die „öffentliche Person" dar. Sie beinhaltet alle Verhaltensweisen und Einstellungen, die wir an uns selbst wahrnehmen und anderen gegenüber freimütig äußern.
* Der zweite Bereich, der „blinde Fleck" der Selbstwahrnehmung, steht für die Gewohnheiten, Ängste, Abwehrmechanismen, Ab- oder Zuneigungen die uns nicht bewußt sind.
* Im dritten Bereich ist die „private Person" verkörpert. Sie meint den Teil unseres Verhaltens und Erlebens, den wir bewußt vor anderen verbergen.
* Im vierten Bereich liegt alles Unbekannte das weder der Mensch selbst noch sein Gegenüber wahrnehmen kann, diese können verdrängte Erlebnisse oder psychische Traumata sein (Martin und Wawrinowski 1991, S. 22).

Während einer Interaktion stehen diese vier Bereiche ständig im Austausch und sind Veränderungen und Störungen unterworfen. Deshalb fordert Fromm: „Wir müssen das Verborgene im anderen wahrnehmen, denn was sich in uns selbst abspielt, ist nicht nur innerpsychisch, (...) (sondern) ist immer auch zwischenmenschlich, d. h. es besteht schon immer ein Netz von Beziehungen zwischen mir und anderen" (Martin und Wawrinowski 1991, S. 23; Fromm 1989, S. 35). Damit wird die Problematik einer objektiven Beobachtung und Beschreibung eines Verhaltens meines Gegenübers deutlich. Jede Beobachtung steht in irgendeiner Weise mit dem eigenen Empfinden und der eigenen Wahrnehmung in Verbindung. Jeder Beobachtungsmethode und Beschreibung liegt somit eine Unschärfe zugrunde, die zu Mißverständnissen führen kann und Aussagen zu Realitäten werden läßt, die vorher nicht bestanden haben. Sich dieser Tatsachen bei jeder verbalen oder beschreibenden Aussage bewußt zu sein, stellt eine zusätzliche Aufgabe für den Beobachtenden dar.

11
Ethische Konsequenzen

Es bedarf eines ständigen Reflexionsprozesses, zu dessen Optimierung das nötige Werkzeug bereitstehen muß. Eines dieser Werkzeuge stellt die Information über bereits vorhandene Modelle und Theorien dar. Die Auseinandersetzung mit Fachliteratur aus den mit Pflege in Verbindung stehenden Bereichen, also Philosophie, Soziologie, Psychologie, Medizin und Krankenpflege und viele andere mehr, darf nicht mit dem Abschluß der Ausbildung beendet sein.

11.1
Verantwortung des Mitarbeiters

Das heißt auch, daß der Mitarbeiter dazu verpflichtet ist, an Fortbildungen teilzunehmen. Die Inhalte sollten auch an Kolleginnen und Kollegen weitergegeben werden und, wenn möglich, in die Arbeit integriert werden. Diese Anregung zur Umsetzung sollte auch von Schülern und Praktikanten ausgehen.

11.1.1
Bereitschaft zur Auseinandersetzung mit neuen Inhalten

Dies wiederum setzt eine hohe Bereitschaft aller Mitarbeiter voraus, sich immer wieder theoretischen Inhalten zu stellen und die eigene Arbeitsweise unter sich ändernden Gesichtspunkten zu reflektieren. Gespräche innerhalb der Stationen und auch im interdisziplinären Bereich können als Gremien fungieren, um Ängste vor dem Neuen abzubauen und zu einem eindeutigen Handlungskonzept zu gelangen. Die Möglichkeit zur Supervision muß als eine Methode mit dem Ziel der fortlaufenden Qualifizierungsoptimierung ein selbstverständlicher Bestandteil der pflegerischen Arbeit werden, dem sich kein Mitarbeiter entziehen kann. Mit der Wertschätzung der persönlichen Identität kann in der Supervision und in themenzentrierten Interaktionen zwischen den Mitarbeitern eine kritische Betrachtung der praktischen Arbeit einhergehen.

11.1.2
Dokumentation aus auktorialer Sicht

Diese kritische Haltung wird sich schließlich darin manifestieren, daß der Mitarbeiter bei der Aufzeichnung von Informationen über den Klienten eine auktoriale Rolle einnimmt, d. h. daß er sich in der Beschreibung als Mitagierender versteht, dessen Anteil an der beschriebenen Situation ebenfalls zum Ausdruck kommt. Dadurch erweitert sich sein eigenes Möglichkeitsspektrum und der Klient erlangt einen Stellenwert, dessen Lebensäußerungen aus vielen Perspektiven heraus betrachtet werden und somit nicht mehr dem individuellen Fokus des in der Interaktion beteiligten Mitarbeiters unterstellt ist. Die Dimension der möglichst objektiven Beschreibung erweitert sich zu einem mehrdimensionalen Blickwinkel, der sich aus den Elementen

* Situation,
* äußerer Kontext wie etwa Interaktion mit Personen und Dingen, möglicher Vorgeschichte und evtl. zu erwartenden Folgen, mögliche institutionelle oder innerstationäre Traditionen und
* möglicher innerer Kontext wie emotionale und/oder kognitive Prozesse zusammensetzt.

Sämtliche Kriterien, die der Mitarbeiter bei der Beurteilung seines Klientels anwendet, sind auf den Verfasser der Beurteilung selbst anwendbar. Genau betrachtet heißt das, daß jeder Satz mit dem Bewußtsein geschrieben wird, daß der Verfasser selbst der Beurteilte sein könnte. So wird aus einer unpersönlichen Distanzierung eine an der eigenen Vorstellung von Würde orientierte Distanz. Ziele, wie z. B. das Einhalten von Anstandsregeln während der Mahlzeiten, erhalten eine neue Dimension, wenn der

Mitarbeiter dieses Ziel auch auf sich selbst und seinen Privatbereich überträgt. Oft wird er dabei feststellen, daß er von seinem Klientel Verhaltensweisen erwartet, die er auf sich selbst nicht angewendet haben möchte. Die von vielen Institutionen gepriesene Methode der Normalisierung fängt bereits bei derartigen Überlegungen an.

11.1.3
Vom hierarchischen Gefälle zur menschenwürdigen Distanz

Das Gefälle zwischen dem Pfleger und dem zu Pflegenden wird dann zu einer in jeder Beziehung bestehenden zwischenmenschlichen Distanz, die Partner dazu befähigt, einen Weg gemeinsam zurückzulegen. Sowohl Fremd- als auch Selbstkontrolle erhält durch diese Perspektive einen Stellenwert, der bisher aus vielen Bereichen der Pflege ausgeklammert wurde. Die Entwicklung des Arbeitsprozesses verändert sich vom Umorganisieren des bisher Vorhandenen hin zu grundlegenden Veränderungen der eigenen Arbeitsweisen und Beurteilungskriterien.

11.1.4
Kritische Überprüfung der Handlungsabläufe

Zur der Wichtigkeit, eine bestimmte Quantität von Arbeit ableisten zu können, tritt ein weiteres Merkmal, das der Qualität der menschlichen Beziehung und des ethischen Handelns, hinzu. Pflegende müssen den Mut entwickeln, der Quantität einen geringeren Stellenwert beizumessen und sich selbst von dem Diktat der Akkordarbeit zu befreien. Dieses neue berufliche Selbstverständnis muß nicht zwingend zur Folge haben, daß die Menge an Arbeit nicht mehr geleistet wird, sondern daß Tagesabläufe und Handlungsweisen kritisch auf ihre tatsächliche Notwendigkeit hin überprüft werden. Lange und unbefragt existierende Traditionen und Riten werden in diesem Prozeß ebenso der Kritik unterworfen, wie das im hauswirtschaftlichen Bereich oft vorherrschende Kriterium der Tüchtigkeit. Zu der Anzahl der gebetteten, gewaschenen, beschäftigten oder anderweitig behandelten Patienten kommt eine Betrachtung der Art und Weise der Ausführung dieser Tätigkeiten hinzu. Ein gut aufgeschütteltes Kopfkissen hat nur dann einen Wert, wenn der Patient zur Durchführung dieser Arbeit nicht unnötig aus seinem zum Gesundungsprozeß notwendigen Schlaf gerissen wird. Gute Eßmanieren sind angemessen, wenn dem Bewohner nicht das positive Grundgefühl abgewöhnt wird, das zu einer zufriedenstellenden Nahrungsaufnahme gehört.

11.2
Verantwortung des Trägers

Für die Umsetzung dieser neuen Position der pflegerischen Arbeit kann aber der Mitarbeiter nicht alleine verantwortlich gemacht werden. Die Souveränität der Institutionen muß daran deutlich werden, daß sie sich aktiv, unter Einbeziehung sämtlicher Instanzen des Unternehmens, an diesem Prozeß beteiligen. Ethische Gesichtspunkte dürfen nicht nur in Grundsatzpapieren und in Stellenbeschreibungen festgehalten werden, sondern müssen in konkreten Veränderungen der Rahmenbedingungen zum Ausdruck kommen.

11.2.1
Beschränkung auf Kernaktivitäten und Vermeidung von Reibungsverlusten in allen Bereichen

Die Steigerung der kommunikativen Kompetenz der Mitarbeitenden hat auch zur Folge, daß für das am Ziel der Konsensbildung und Bewußtwerdung orientierten Gespräch ein hohes zeitliches Maß angesetzt werden muß. Spezialisierungen der Arbeiten, wie z. B. die Einstellung von Raumpflegepersonal, oder die Vereinheitlichung von Formularen, die Einführung EDV-gestützter Dokumentation und Planung und die Verkürzung von Informationswegen kann zeitliche Ressourcen freisetzen und Zeit für notwendige dispositive Arbeiten zur Verfügung stellen. Unterstützt werden sollte dieser Prozeß durch die Installierung von Kontrollinstanzen, durch welche die Qualität der Arbeit nicht nur am Zustand des Klientels bewertet wird, sondern mittels derer auch Zwischenprozesse analysiert werden.

11.2.2
Kontrolle als dynamisierendes Element der Reflexion

Kontrolle verliert dann ihr negatives Image, wenn sie von Anfang an als wichtiges Instrument der Professionalisierung angeboten wird, das dazu dient, wichtige Fragen zu erörtern, Prozesse nachvollziehbar zu gestalten und die Ziele gemeinsam zu verfolgen. Durchgehend negative Aussagen und Beschreibungen können auf ihre Ursache hin betrachtet werden, so daß eventuelle zugrundeliegende Störungen, wie beispielsweise ein schon lange anhaltendes Burn-out-Syndrom und dessen Auslöser, zum Ausdruck kommen und behandelt werden können, solange sie im Bereich des Berufsfeldes entstanden sind und dort ihren Platz haben. Die im pflegerischen Bereich oft anzutreffende Verknüpfung zwischen Privat- und Berufssphäre ist insofern zu vermeiden, als Probleme aus dem Privatbereich die Arbeit belasten oder umgekehrt.

11.2.3
Supervision als fest installiertes Organ

Punktuell eingesetzte Supervisionen helfen dabei, sich derartiger Abläufe bewußt zu werden und Veränderungen einzuleiten, durch die zu starke gegenseitige Belastungen konträr dazu zu einem befruchtenden Nebeneinander werden können. Durch Metakommunikation können emotionale und sachliche Inhalte der Aussagen getrennt werden und Klärungsprozesse in Gang gebracht werden. Zeitlich müssen diese Gespräche nicht aufwendiger sein als die oft durch mangelnde Kommunikation entstehenden, über lange Phasen belastenden Situationen, die sowohl Zeit als auch emotionale Kraft beanspruchen.

11.2.4
Die institutionelle Verantwortung für das Instrumentarium

Die Grundstrukturen sowohl für Gespräche als auch betreffs der Führung von Akten und der schriftlichen Informationssysteme sollte mindestens innerhalb eines Bereiches einheitlich gehandhabt werden und verbindlich sein. Neue Ergebnisse aus pflegenahen

Bereichen können nach eingehender Überprüfung auf Übertragbarkeit miteinbezogen werden. Dies bedeutet, daß die Arbeit in Institutionen neben einer starken Vernetzung mit anderen Gebieten, sei es aus dem medizinischen, pädagogischen oder psychologischen Bereich, durch einen direkten Zugang zu Informationen über funktionelle Abläufe innerhalb der eigenen Bereiche, kommunikative Strukturen, Ergebnisse aus der Pflegeforschung und der Betriebswirtschaft gekennzeichnet sein muß.

11.2.5
Vernetzung mit anderen Bereichen

Um dies zu erreichen, kann sowohl mit professionellen Unternehmen zusammengearbeitet werden als auch eine Zusammenarbeit mit Fachhochschulen oder Universitäten angestrebt werden. Interessierten Mitarbeitern aus den eigenen Reihen muß die Möglichkeit zum Zugriff auf weitreichende Informationsquellen geboten werden, so daß auch diese ihre Fähigkeiten erweitern und für die Arbeit nutzbringend einsetzen können. Eine starke Vernetzung und die interdisziplinäre Arbeit unterschiedlicher Bereiche kann ebenfalls ein Mittel zu Professionalisierung und Integration sein. Kulturelle und sportliche Angebote können sowohl auf ein bestimmtes Klientel zugeschnitten sein als auch zur Bildung gemeinsamer Interessengebiete von alten, jungen und behinderten Menschen anregen. In der Öffentlichkeitsarbeit großer Institutionen sollte dies einen wichtigen Anteil der Arbeit darstellen. Der Loyalitätsgedanke zwischen leitenden und ausführend tätigen Arbeitern könnte durch derartige Veränderungen eine Unterstützung erhalten.

12
Ausblick auf die bereits begonnene Zukunft

Mein Grundgedanke bei all diesen Überlegungen ist, daß Menschen, die sich dessen bewußt sind, eine wertvolle und fruchtbare Arbeit zu leisten und in dieser Tätigkeit auch Unterstützung und Anerkennung erfahren, bereit sind, Unannehmlichkeiten auf sich zu nehmen und die eigene Arbeitsweise zu reflektieren. Der Fortschritt, der der Pflege dadurch zugeschrieben werden könnte, wäre vielleicht einer der größten überhaupt. Wäre doch dann der Sinngehalt des Ausspruchs von Mephisto aus Goethes Faust im Austausch mit Gott nicht mehr relevant: „Ein wenig besser würd' er leben (Der Mensch, Anm. d. Verf.), hätt'st Du ihm nicht den Schein des Himmelslichts gegeben. Er nennt's Vernunft, und braucht's allein, *nur tierischer als jedes Tier zu sein*" (Goethe 1867, S. 13) Gewiß kann der Mensch seine Vernunft dahingehend einsetzen, daß das Zusammenleben unterschiedlicher Individuen dem Menschen angemessener wird.

Literatur

Böttcher H (1975) Sozialpädagogik im Überblick. In: Weinschenk R (Hrsg) Erziehen im Heim. Lambertus, Freiburg
Bourdieu P (1997) Männliche Herrschaft revisited. Feministische Studien 2
Capra F (1982) Wendezeit – Bausteine für ein neues Weltbild. Scherz, Bern
Friedlander H (1996) Der Weg zum NS-Genozid. Berlin, Berlin
Fromm E (1989) Schritte zum Sein. Psychologie heute 9:35

Goethe JW von (1867) Faust. Werke, Bd 5. Cotta, Stuttgart, S 3

Heidenreich K et al. (1996) Pädagogik Training. Grundwissen Pädagogik. Stark, Freising

Kandler K-H (1997) Leben ohne Sinn? – Ein Plädoyer für eine Behinderten-Ethik. Zeitschrift der Kaiserswerther Mutterhausdiakonie 1:9-10

Klevinghaus J (ohne Jahr) Hilfen zum Leben – Zur Geschichte der Sorge für Behinderte. Bechauf, Bielefeld

Koch-Straube U (1997) Fremde Welt Pflegeheim. Eine ethnologische Studie. Huber, Bern

Martin E, Wawrinowski U (1991) Beobachtungslehre, Theorie und Praxis reflektierter Beobachtung und Beurteilung. Juventa, Weinheim München

Pusch LF (1998) Liebe Wählerinnen und Wähler. Psychologie Heute (Frauen compact) 2:27ff.

Schmitt R (1997) Der weite Raum. Zeitschrift der Kaiserswerther Mutterhausdiakonie 1:10

Sternberger D, Storz, G, Süskind WE (1962) Aus dem Wörterbuch des Unmenschen. DTV, München

Weinschenk R (1987) Geplantes Erziehen im Heim. Lambertus, Freiburg im Breisgau

Winkler L (1970) Studie zur gesellschaftlichen Funktion faschistischer Sprache. Suhrkamp, Frankfurt

Spontaneität und Ethik
Ihre Bedeutung im Rettungswesen
bzw. in der Intensivmedizin

L. Füg

Inhaltsverzeichnis

1   Einleitung 103

2   Spontanes Handeln im Rettungswesen 104
2.1   Erste Hilfe als Berufsauftrag des professionellen Ersthelfers 104
2.2   Erste Hilfe für den Ersthelfer 108
2.3   Wissen ist Macht – Nichts wissen macht nichts? 110

3   Spontanes Handeln in der Intensivmedizin 110
3.1   Kurzer Exkurs in die Entwicklungsgeschichte der Intensivmedizin
      unter Berücksichtigung kritischer Gesichtspunkte 110
3.2   Pflege im Beziehungsstreß 112
3.2.1 Pflege(nde) und ihre Beziehung zu sich selbst 112
3.2.2 Pflege und ihre Beziehung zu Patienten und Angehörigen 114
3.2.3 Pflege und ihre Beziehung zu Ärzten 118
3.2.4 Pflege und ihre Beziehung zum Tod 120
3.3   Gesundheit als Zwangspunkt für pflegerisches Handeln 122

4   Die Weiblichkeit der Pflege 123

5   Zusammenfassung und Ausblick 125

     Literatur 128

1
Einleitung

Das Krankenhaus ist ein Brennspiegel, in dem sich fast alle Probleme unserer Zeit verkleinert abzeichnen. Es nimmt nicht nur an den gesellschaftlichen Umschichtungen unserer Zeit teil, sondern spiegelt auch eine Vielzahl der inneren Fragen wider, die uns beschäftigen: unser Verhältnis zum Dienstgedanken z. B. oder unsere Stellung zum Beruf. Selbst hintergründige Fragen der Anthropologie werden hier aktuell, wie etwa die Frage, welchen Stellenwert und Sinn das Leiden in unserem Leben habe und wie sich demzufolge medizinisches Handeln zu verstehen habe: als partielle Organreparatur oder als heilende Begegnung mit dem ganzen Menschen (Thielicke 1979, S. 110).

Pflegende, die ihren Beruf als professionalisierte Wissenschaft verstanden haben wollen, der Eigenständigkeit in seiner Bedeutung erlangt, sollten sich nicht zuletzt auch im Klaren sein über die Relevanz einer dynamischen Verantwortungsbereitschaft. Dynamik und Verantwortungsbewußtsein kombiniert mit der Fähigkeit spontaner Entscheidungsfindung erlangen in unserer heutigen Gesellschaft hohes Ansehen. So ausgestattet wünscht sich jedes Unternehmen seine am besten noch jungen Mitarbeiter. Sind das die Persönlichkeitsmerkmale, die unweigerlich zur Perfektion führen?

Ethik ist nicht gleichzusetzen mit Moral, auch wenn sich beide in Abhängigkeit zueinander verhalten. Moralisch will man denken, handeln und sein. Besonders Pflegende nehmen diesen Begriff gern für sich in Anspruch.

Wieviel Spontaneität erlaubt, erwünscht und unverzichtbar ist, ohne in ein unkontrolliertes, von Selbstüberschätzung gezeichnetes, gar den Rechtsraum verletzendes Tun zu entgleisen, soll im folgenden an verschiedenen Beispielen aufgezeigt werden. Dabei kann unmöglich ein Anspruch auf Vollständigkeit erhoben werden, denn auch unter Berücksichtigung jeglicher ethischer Normen wird die Vielfalt der Entscheidungsmöglichkeiten ebenso zahlreich sein, wie die betreffenden Situationen unterschiedlich und niemals identisch sind.

2
Spontanes Handeln im Rettungswesen

2.1
Erste Hilfe als Berufsauftrag des professionellen Ersthelfers

Die kurze Notiz in der Zeitung, eine von vielen, die sensationsgeladen den Unfallhergang beschreibt, ist längst vergessen:

Die Familie mit drei kleinen Kindern befand sich auf der Rückfahrt aus den Ferien. Das Auto kollidierte schuldlos mit einem anderen Wagen, dessen Fahrer nicht überlebte. Die Familie versuchte sich aus ihrem Fahrzeug zu retten, bevor es in Flammen aufging. Leichtverletzt blieb nur die schwangere Mutter, ein Kind verbrannte, der Familienvater und zwei kleine Kinder waren schwerverletzt...

Die Medien leben von ihrer Aktualität, von der teils perversen Lust des Betrachters, sich an detaillierten Beschreibungen oder Bildern zu berauschen. Das Unglück der einen wird zum Zeitvertreib für die anderen. Natürlich ist der Leser entsetzt und geschockt. Mitgefühl flackert auf, um bald wieder zu erlöschen. „Richtige" Katastrophen werden wenigstens an jedem Jahrestag wiederbelebt. Sie geraten langsamer in Vergessenheit. Schmerz und Trauer bleiben, jedenfalls bei den Betroffenen.

Unvergessen sind solche Geschehnisse auch für hauptamtliche Retter und andere Ersthelfer. Höchst selten, meist aber überhaupt nicht, wird der Frage nachgegangen, welche Entscheidungen am Unfallort zu treffen waren, die das Weiterleben der Verletzten maßgeblich mitbestimmten oder die erste psychische Hilfe unversehrter Angehöriger ermöglichten. Deutlich nachweisbare Fehler des Rettungsteams dagegen werden sofort wieder zum Allgemeininteresse erhoben. Entscheidungen, die juristische Konsequenzen nach sich ziehen, werden ebenfalls wieder vor den Augen der Öffentlichkeit ausgebreitet. Ethische Entscheidungen ohne Massenwirksamkeitscharakter bleiben allerdings im Verborgenen.

Betrachten wir auch im folgenden die Sektion Rettungswesen als besondere Interdisziplin der Intensivbehandlung/Intensivmedizin.

Ein weiter Weg war es vom ersten Notarztfahrzeug bis zum bestmöglichst ausgestatteten hochtechnisierten Rettungswagen. Ein so bezeichnetes Auto ist heute mit eben solchen raffinierten Überwachungsgeräten ausgestattet wie jede moderne Intensivstation einer Klinik. Wiederbelebung auf der Straße hat sich, zumindest was die mechanische Seite anbetrifft, zur routinierten Handlung entwickelt und entbehrt keiner noch so invasiven Medizintechnik. Nur der (un)professionelle Ersthelfer ist noch darauf angewiesen, lebensrettende Maßnahmen ohne technische Hilfsmittel einzuleiten. Ihm steht kein Beatmungsgerät zur Verfügung, das es für ihn übernimmt, Luft in die Lunge eines Unbekannten zu pumpen. Völlig abhängig ist der in Not befindliche Mensch von dessen spontaner Entscheidung zu handeln oder nicht.

Situationen, die spontanes Handeln erfordern, werden dadurch bestimmt, daß viele Komponenten, gleich, ob man sich ihrer im Augenblick bewußt ist, ungeordnet und doch gleichrangig, nebeneinander bestehen.

Die Spontaneität des Handelns des Ersthelfers soll aber an dieser Stelle nicht interessieren. Hier geht es vielmehr um den Rettungssanitäter bzw. den Rettungsassistenten. Seine Fähigkeit, medizintechnische Hilfeleistung zu erbringen, ist wesentlicher Bestandteil seines Berufes. Innerhalb der letzten 40 Jahre hat die präklinische Notfallmedizin massive Entwicklungsschritte unternommen. Sie hat nichts mehr gemein mit dem überwiegend von Laien durchgeführten Krankentransport, die auf dem Weg zur Klinik lediglich Verbände anlegten. Vorrangig war damals nicht die Sicherung der vitalen Lebensfunktionen am Einsatzort, sondern die schnellstmögliche Beförderung der Patienten ins Krankenhaus. Intubation, Infusion und sämtliche Reanimationsmaßnahmen gehören erst seit jüngerer Zeit zu den routinemäßigen Verfahren, die vor Ankunft in der stationären Einrichtung die Überlebenschancen gewährleisten bzw. erheblich erhöhen. Damit sinken auch die Komplikationsraten und die Gefahren möglicher Invalidität. Dadurch, daß sich das Spektrum an Maßnahmen erweitert hat, hat sich auch zwangsläufig der Aufgabenbereich der Sanitäter verändert. Konsequenterweise mußte die Qualifikation der Einsatzkräfte verbessert werden, um weiterhin allen Anforderungen gerecht zu werden. Die Ausbildung zum Rettungsassistenten wurde dementsprechend umfangreicher und bezeichnet seit 1. September 1989 nach einer zweijährigen Ausbildung ein eigenes Berufsbild. Diese Ausbildung befähigt dazu, Fachwissen anzuwenden und lebensrettende Maßnahmen zu ergreifen. Im optimalen Fall kann der Rettungsassistent sein Können unter Beweis stellen, indem er dem Notarzt qualifizierte Hilfe leistet. Je selbständiger sich sein Arbeitsgebiet durch immer spezialisiertere Ausbildung gestaltet, desto sicherer und eigenständiger muß er in der Lage sein, kompetent zu handeln und zu entscheiden. In einem großen Teil aller Rettungseinsätze sind es die Rettungsassistenten, die zuerst beim Patienten eintreffen, um erste Versorgung zu leisten, bis der zusätzlich alarmierte Notarzt eintrifft. Es ist dabei problematisch, unter Einhaltung aller gültigen Gesetze die Grenzen des Erlaubten nicht zu überschreiten und doch entschieden und entschlußkräftig lebensrettend zu handeln. Ohne notärztliche Anweisung zu handeln, vermittelt dem Retter sogleich ein Gefühl von verantwortungsloser Notkompetenz, die durch bestehende sog. Gummiparagraphen zusätzlich unzureichend geschützt ist. Wenn eine Intubation, die eigentlich in den Aufgabenbereich des Arztes fällt, vom Rettungsassistenten durchgeführt wird, weil für ihn diese Maßnahme in dieser konkreten Situation einzig Aussicht auf das Überleben des Patienten garantiert, muß er entscheiden, verantworten und begründen, warum er sich zur Durchführung entschlossen hat. Gegenseitiges Vertrauen, fachlich fundierte Kenntnisse und menschliche Qualitäten gereichen so zum Zusammenspiel und bestimmen die Handlungen in der jeweiligen Situation. Ein wesentliches Merkmal wird jedoch für alle Rettungseinsätze unabänderlich sein und bleiben: die Notwendigkeit und Erfordernis spontaner Entscheidungen für ein ebenso spontanes wie verantwortetes Tun. Rettungsassistenten im Einsatz werden mit Menschen konfrontiert, deren vitale Lebensfunktionen ausgefallen oder stark reduziert sind. Der „Arbeitsplatz", das Tätigkeitsfeld stellt sich bei Unfällen und Katastrophen optisch folgendermaßen dar. Am Einsatzort sind die Bedingungen, unter denen akute Hilfeleistungen praktiziert werden müssen, unübersichtlich und erst bei Eintreffen des Teams genauer überschaubar. Jede dieser Situationen gestaltet sich völlig anders. Meist sind neben den direkt Betroffenen noch mittelbar beteiligte Personen zu betreuen. Bei Ankunft des Rettungswagens stehen nur Sekunden zur Verfügung, um Handlungsabläufe zu strukturieren und koordinieren. Zeit ist immer knapp. Sekunden sind lebensentscheidend. Unfälle mit mehreren Verletzten und Toten fordern das gesamte Team zu Höchstleistungen psychischer und physischer Art. In kürzester Zeit müssen Prioritäten bezüglich der Schwere der Verletzungen und der Überlebenschancen der Schwerstverletzten gesetzt werden. Erste Entscheidungen und Maßnahmen sind von lebensbestimmender Bedeutung. Für Handlungsabläufe, die konkrete medizinische Tätigkeiten beinhalten, entwickelt man inzwischen sog. Megakodes. Ziel ist dabei, den Faktor Zeit auf ein Minimum zu reduzieren, Unkoordiniertheiten zu vermeiden, um auch am niemals genau definierbaren Einsatzort einen bestimmten Standard als Voraussetzung jeglichen Handelns zu schaffen.

Wenn eine Rettungsleitstelle in Mittelfranken angibt, daß nach spätestens 15 Minuten das Einsatzfahrzeug auch im entlegensten Einzugsbereich vor Ort sein muß, erlangen Kleinigkeiten, wer beispielsweise den Notfallkoffer trägt oder öffnet, wer die Medikamente richtet bzw. standardmäßig Reanimationsmaßnahmen vorbereitet, höchste Wichtigkeit für den schnellstmöglichen Beginn der Wiederbelebungs- und anderer Rettungsmaßnahmen. Denn immer steht der akut in Not geratene Mensch im Mittelpunkt. Im wörtlich zu verstehenden Chaos und wüsten Durcheinander werden Verletzte geborgen. Eine geschaffene Systematik der Vorgehensweise wird von folgenschwerer Bedeutung sein. Allen Tätigkeiten geht wieder eines voraus: die Entscheidung. Der geschulte Blick erkennt und schätzt ein. Eine Sicherheit für die Richtigkeit ethischer Entscheidungen gibt es nicht. Zeit für lange Überlegungen und ausführliche Gespräche ist erst recht nicht vorhanden. Medizinisches Fachwissen stellt einen Baustein dar, um hochsensibilisiert und mutig zu entscheiden, in welcher Reihenfolge z. B. Schwerstverletzten erste medizinische Versorgung zuteil wird. In der Eingangs erwähnten Situation stellte sich die Frage, ob man beiden verletzten Kindern und dann dem schwerverunfallten Vater erste professionelle Hilfe zuteil werden läßt, bis der nächste angeforderte Rettungswagen das Ziel erreicht hat. Wen versorgt man zuerst? Stirbt der Mann doch, wenn ihm zuletzt Hilfe geleistet wird, droht der Familie möglicherweise der soziale Abstieg. War dann die Entscheidung falsch? Was also tun? Die Entscheidung ist natürlich auch unmöglich von der unter Schock stehenden Mutter zu erwarten. Diese Variante einer Problemlösung scheidet somit aus. Natürlich wird man immer versuchen, Maßstäbe zu setzen, die sich medizinisch begründen lassen. Das Gefühl allein kann auch schwerlich die Entscheidungsfindung produzieren. Und es lebt sich danach kaum unbeschwerter, wenn der Notarzt anordnet, wie die personale Reihenfolge in der

Erstversorgung auszusehen hat. In Katastrophenfällen mit vielen gleich schwer Verletzten eskaliert dieses Problem zur psychischen Zerreißprobe und wird für den Helfer zum Horrortrip. Es gehört leider nicht zu den seltenen Erlebnissen, daß das Sterben von Menschen in Extremsituationen unmittelbar miterlebt wird. Das Verhältnis des Betroffenen zu seinem Tod bleibt dem Helfer dabei verborgen. Es gibt auch keine Möglichkeit, diese Informationslücke in kürzester Zeit zu schließen. Daß dieser sterbende Mensch in diesem Stadium nur sehr schwer in seiner Ganzheit verstanden und erkannt werden kann, belastet den Retter extrem. Bestimmte Ereignisse werden deshalb niemals routiniert behandelt werden können.

Soviel steht also fest: Wenn die Spuren an der Unfallstelle beseitigt sind und scheinbar nur noch die Opfer oder ihre Angehörigen die Bewältigung der Tragödie zu erreichen suchen, hat es eine Vielzahl von Entscheidungen gegeben, die vorher so konkret weder geprobt noch durchlebt werden konnten. Dabei sind es nicht einmal immer die spektakulären Ereignisse, die zum Nachdenken auffordern.

In dem Augenblick, in dem zwischen dem akut gesundheitsgeschädigten Mensch und dem professionellen Helfer der erste Kontakt hergestellt wird, ist dies natürlich nicht auch gleichzeitig der Beginn einer langen Freundschaft, so wie es uns in berüchtigten Stephanie- und anderen klischeehaften Krankenhaus-TV-Serien verinnerlicht werden soll. Vielmehr beginnt sich in diesem Moment ein Verhältnis zu entwickeln, das nur einseitig von Verantwortungsbewußtsein und Verantwortungspflicht geprägt ist. Diese Verantwortungspflicht ist natürlich begründet im Dienstauftrag, geht aber, anthropologisch gesehen, noch darüber hinaus und wird zur Voraussetzung eines ethischen Verhaltens.

Als ethische Entscheidung bezeichne ich schon die Art oder die Form, in der ich jemandem, der dringend meiner Hilfe bedarf, Nähe gebe. Die Intensität des Engagements, mit der sich jemand einer Person zuwendet, gerade in einer Situation, die sich für den Verletzten noch wenige Minuten davor ganz anders gestaltet hat, die ihn plötzlich und unerwartet in eine absolut passive Position katapultiert hat, vermittelt ein Bild dessen, was landläufig vielleicht unter Menschlichkeit und Fürsorge zu verstehen ist. Es sind die Würde und die Souveränität eines Menschen, die es zu achten und zu schützen gilt. Verunglückte Personen erinnern sich selten oder gar nicht an den Unfallhergang, häufiger aber an die Rettungsaktion. Ein Mensch, der auf die Hilfe des Rettungssanitäters angewiesen ist, gerät plötzlich und unverhofft in diese Lage. Er ist darauf unvorbereitet, kann seine geplanten Vorhaben nicht mehr ausführen. Er verliert jede Form seiner Selbstbestimmung, was sich in einer absoluten Identitätskrise äußern kann und dies meistens auch tut. Besonders diffizil ist die Notversorgung von Kindern zu betrachten. Was erwachsene Menschen intellektuell verarbeiten können, muß von Kindern mit einem großen Maß an Vertrauen, das sie der fremden Person entgegenbringen sollen, abverlangt werden. Sie verfügen nicht über das Wissen, das Voraussetzung ist, um den weiteren Ablauf zu verstehen. Ihr psychischer Zustand wird, wie auch der von Erwachsenen, von einer großen Angst bestimmt. Ein 11jähriges Mädchen, das nach einem Verkehrsunfall zur Behandlung und Überwachung ins Krankenhaus gefahren wurde, erinnert sich noch Jahre später daran, daß ihm der neue Badeanzug aufgeschnitten werden sollte, um die Versorgung der Schlüsselbeinfraktur vorzubereiten. Voller Panik und mit einem sog. unangemessenen Verhalten versuchte es, diese „Tat" von sich abzuwenden. Die Tragödie bestand für den Moment nicht in den Schmerzen, sondern in dem zerschnittenen neuen Badeanzug. Was das heißt? Die sog. „erste Hilfe für die

Seele", wie es unlängst in einer Tageszeitung zu lesen war, darf nie unterschätzt werden. Für psychische Erstversorgung bleibt am Unfallort oftmals wenig Zeit. Meist reduziert sich psychologisches Agieren darauf, Verletzte zu (ver)trösten, im Vordergrund stehen allemal die Sicherung und Aufrechterhaltung der Vitalfunktionen und deren Überwachung. Zum körperlichen Wohlbefinden gehört untrennbar aber auch das Wohlbefinden der Psyche, deshalb ist schon die Form der Anrede nicht unwesentlich. Der hektische Gebrauch von Fachvokabular vermittelt statt eines Gefühls der Sicherheit und Geborgenheit eher Angst und Verunsicherung sowie totales Ausgeliefertsein. Die zunehmenden Möglichkeiten, aufwendige Technik bei der Erstversorgung zum Einsatz zu bringen, beeinträchtigen leider die Intensität der psychischen Versorgung am Ort des Geschehens. Es ist bewiesen, daß körperliche Nähe und Berührungen, z. B. das Halten der Hand des Verletzten, als sehr beruhigend empfunden werden und auch lange nach dem Erlebnis der Notsituation für den Betroffenen unvergessen sind. Nähe geben können, einfühlsam sein wollen, auch das sind wichtige ethische Entscheidungen, zumal man die Person nicht in ihrer Individualität erlebt, sondern als irgendeinen fremden Menschen, dessen Besonderheiten oder charakterlichen Merkmale man nie kennenlernen wird. Durch das immer erneute Erleben solcher Akutsituationen darf Routine nicht dazu führen, den Blick für die Einmaligkeit der Situation für den Betroffenen zu verlieren. Das ist besonders schwer, weil die Beziehung zwischen Rettungskraft und Notfallpatient von zeitlich relativ kurzer Dauer ist, dafür aber einen massiven Eingriff in dessen persönlichste Sphäre darstellt. Ein Erfolgserlebnis, d. h. das Überleben des Patienten ist dabei nie garantiert und persönliche Emotionen des Retters mutieren schließlich zum streßauslösenden Moment. Somit ist es auch anders als im Film, wo die völlig entgleiste Herzkurve am Monitor des Überwachungsgerätes sich sofort in eine stabile Sinuskurve verwandelt, wenn der junge, hübsche und braungebrannte Rettungssanitäter der genauso jungen und bildschönen verunfallten Frau beruhigend die Hand an die Wange legt.

Anders schwierig sind Rettungseinsätze, bei denen Menschen versorgt werden müssen, die die Absicht, sich selbst töten zu wollen, in die Tat umgesetzt haben. Wenn sie in einem wachen Bewußtseinszustand angetroffen werden, ist es nicht immer so, daß Hilfeleistung und medizinische Versorgung dankbar angenommen werden. Aggressives oder stark depressives Verhalten ist kennzeichnend für derartige Notfälle und bedürfen besonderer Sensibilität. Kein einziger Hinweis im Rettungshandbuch gibt Aufschluß darüber, wie unter solchen Umständen richtig zu reagieren und zu handeln ist. Das betrifft natürlich nur die psychische Komponente. Für Gegenmaßnahmen, die erkennbaren Vergiftungssymptomen entgegenwirken sollen, gibt es eindeutige Anweisungen, auch die Wundversorgung vor Ort bei arteriellen Verletzungen ist konkret und vorgegeben. Es scheint in diesen Momenten einfacher zu sein, den Körper zu versorgen, denn im Unterschied zur Anatomie sind psychische Strukturen seltener identisch. Wie man allerdings die Seele des so verzweifelten Menschen erstversorgt, bleibt dem Feingefühl und ethischen Verhalten des Rettungsteams überlassen.

2.2
Erste Hilfe für den Ersthelfer

Erfreulicherweise gibt es seit geraumer Zeit die Möglichkeit, in besonders prekären Krisensituationen Unterstützung von außen in Anspruch zu nehmen. Gemeint sind die

Notfallseelsorger, die es in dieser Funktion beispielsweise in Bayern seit ca. 10 Jahren gibt. Beauftragte Theologen der Katholischen oder Evangelischen Kirche betreuen und unterstützen ehrenamtlich Feuerwehr und Rettungsdienst. Sie sind, über Handy oder Piepser informiert, am Ort des Geschehens zur Stelle und übernehmen die so notwendige psychische Betreuung der Opfer, ihrer Angehörigen oder anderer Beteiligter. Auch bei der Durchführung von Katastrophenübungen wird die Zusammenarbeit mit Rettungsseelsorgern geprobt und entwickelt sich zum unverzichtbaren Bestandteil. Die Tragödie des Zugunglücks von Eschede zeigte erneut, wie wichtig und wertvoll der Einsatz von Notfallseelsorgern ist. Das Team des Notarztwagens wird sich unter diesen höchst streßbetonten Umständen ausschließlich um die medizinische Versorgung bemühen können, durch eine gezielte Aufgabenverteilung sind trotzdem alle Bereiche optimal abgedeckt. Oft war es so, daß Angehörige nach dem Verlust eines ihnen lieben Menschen im wörtlich zu verstehenden Sinn zurückblieben, wenn die Besatzung des Notarztwagens nach getaner, aber leider erfolgloser Arbeit zum nächsten Einsatz angefordert wurde.

Ich habe es einmal in der Vergangenheit erlebt, wie eine ca. 70jährige Frau zusah, wie ihr auf der Straße an einem Herzinfarkt verstorbene Mann in den Zinksarg gelegt wurde, das Auto des Bestattungsinstituts mit ihm davonfuhr und wir (im Rettungsfahrzeug) auch nicht helfen konnten, weil der nächste Einsatz bereits angemeldet war.

Diese Form des Umgangs mit Grenzsituationen ist wirklich unmöglich und bleibt eben auch aus diesem Grund für mich in unbefriedigender Weise in Erinnerung.

Ein Notfallseelsorger nimmt sich Zeit, bleibt solange dabei, bis eine Langzeitbetreuung vermittelt oder in die Wege geleitet wurde. Oft dauert es eine Stunde und länger bis die Tragweite einer Todesnachricht verstanden wird. Verdrängen und Leugnen der schockierenden Information werden zu Mechanismen des Selbstschutzes und können erst langsam abgebaut werden. Es muß also entschieden werden, welche Kontakte zu wem hergestellt werden müssen, um eine weitere hilfreiche und lückenlose Betreuung zu gewährleisten. Einfühlsame Sprache und Hellhörigkeit im Umgang mit den hilfebedürftigen Menschen und die Berücksichtigung ihrer religiösen Bedürfnisse gewinnen überdimensionale Bedeutung. Wieder ist es die Sensibilität, die vonnöten ist, um alles zu erfassen, nichts zu überhören, nichts für unwichtig zu halten.

Nicht zuletzt wird der Rettungsseelsorger auch zum Ansprechpartner des Rettungsteams. Rettungssanitäter, Rettungsassistenten und Notärzte, sie alle gehören ebenso zum Klientel des Notfallseelsorgers und bekommen durch ihn die Möglichkeit, schwierige und unverarbeitete Erlebnisse zu reflektieren. Die Emotionen werden im Gespräch in der Rettungswache verarbeitet, wobei deutlich wird, daß es die vielzitierten Rettungs-Rambos gar nicht gibt. Unbeholfenheit, die sich in einer Form von Schwäche äußert, bekommt die Chance, sich in eine bestimmte Art von persönlicher Stärke zu verwandeln. Das sind dann genau die Momente, in denen ein Wachsen und Reifen der Persönlichkeit denkbar ist und auch geschieht. Diese Form der Mitarbeiterbetreuung, miteinander reden, im Gespräch bleiben, hat Anteil daran, wenn beim nächsten Notruf gestärkte, zu Entscheidungen befähigte Retter den Einsatzort ansteuern.

2.3
Wissen ist Macht – Nichts wissen macht nichts?

Wie in jedem medizinischen Beruf im Gesundheitswesen ist es vor allem auch im Rettungswesen von Bedeutung, Fachwissen und Techniken immer wieder dem aktuellen und zeitgemäßen Stand anzugleichen. Psychologische Kenntnisse und ethische Reflexion sollten in diesem Zusammenhang nicht an letzter Stelle rangieren. Oder tun sie das doch? Es ist eben schon lange nicht mehr damit getan, so schnell als möglich das nächste Krankenhaus oder die nächste Reha-Klinik anzusteuern, sondern es ist die erste Versorgung vor Ort, die über Leben und Tod eines Menschen entscheidet. In weiten Bevölkerungskreisen sieht man den Retter immer noch als den mit einem Privileg ausgestatteten Rennfahrer, der bei Rot und mit überhöhter Geschwindigkeit die Kreuzung überqueren darf, um dann ein blutrünstiges Spektakel in der ersten Reihe hautnah mitzuerleben. Grenzsituationen des Lebens erwecken unter den Unbeteiligten immer noch eine große Neugier, leider meist ohne Auswirkungen auf ihre eigene Verantwortungsbereitschaft, denn Rettung als Spektakel für Außenstehende ist nach wie vor eine Alltagserscheinung. Einfühlungsvermögen, die Fähigkeit, in immer wieder anders ablaufenden Ereignissen zu agieren und zu reagieren, Routine zu entwickeln und trotzdem Wachsamkeit für Unvorhergesehenes zu bewahren, erfordern insgesamt eine starke Persönlichkeit, die letztlich in aller Verantwortung selbstkritisch und sachlich die Würde der ihm anvertrauten Menschen zu schützen hat. Das beinhaltet eine Menge auf einmal und benötigt Tag für Tag die gleiche Motivation und großes Engagement. Fehler in diesem Beruf haben Konsequenzen. Für den Betroffenen sind sie kaum entschuldbar.

3
Spontanes Handeln in der Intensivmedizin

3.1
Kurzer Exkurs in die Entwicklungsgeschichte der Intensivmedizin
unter Berücksichtigung kritischer Gesichtspunkte

„Die Intensivtherapie ist ein Produkt technischer Zivilisation, das die durch sie verursachten Schäden (Unfälle, Herzinfarkt usw.) „reparieren" soll. Sie ist insofern auch Ausdruck jener Mentalität, die annimmt, daß die Schäden, die die technische Zivilisation dem Menschen zufügt, mit den Mitteln derselben Technik, die sie erzeugt, wieder geheilt werden können, wenn nur das „Machbare" gemacht und der Tod mit allen Mitteln bekämpft würde" (Eibach 1997, S. 502). Diese Äußerung halte ich persönlich für sehr ambivalent und erkläre sie mir damit, daß bestimmte persönliche Erfahrungen des Verfassers das auslösende Moment bildeten. Die Zusammenhänge, so meine ich, sind noch viel komplexer. Denken wir beispielsweise daran, daß in längst vergessener Zeit das Auftreten von Epidemien zu der Vermutung und später dem Beweis führte, daß übertragbare Krankheitserreger die zahlreichen und gleichzeitig auftretenden Krankheiten auslösten. Das führte wiederum dazu, daß in mühsamen wissenschaftlichen Forschungsprozessen Bakterien untersucht und auch gezüchtet wurden, was nicht zuletzt der pharmazeutischen Industrie zum Aufschwung (Lebendimpfstoff) und der Menschheit zur effizienteren Genesung verhalf. Leider erleben wir aber auch immer wieder aufs Neue, daß großartige wissenschaftliche Ergebnisse mißbraucht werden, wie es der Einsatz biologischer Waffen deutlich zeigt. Die Negation von Verantwortung und Moral, die Sucht nach Gewinn oder Unglaube, werden zum Auslöser unmenschlicher Handlungen. Der Mensch hat es im wortwörtlichen Sinn in der Hand, in welche Richtung Forschung und technischer Fortschritt gelenkt werden und wie eine sinnvolle Nutzung geschieht.

Die Erkenntnis der Notwendigkeit von Intensivstationen setzte etwa in den fünfziger Jahren ein, nachdem der russische Mediziner Negowski 1954 erstmals beschrieb, daß es möglich ist, einen Menschen nach einem Herzstillstand wiederzubeleben. Die Entwicklung und Konstruktion von Geräten, die beispielsweise die Beatmungsfunktion übernahmen oder Funktionen anderer Organe ersetzten, denken wir hier an Dialysegeräte, war nur eine logische Konsequenz aller bisher erzielten Forschungsergebnisse und praktischen Erfahrungen. Seit dieser Zeit hat eine rapide Entwicklung und Spezialisierung auf diesem Gebiet stattgefunden. Eine sog. „Aufrüstung" mit medizintechnischen Apparaturen erzeugte allerdings in der Öffentlichkeit eine große Skepsis und heftige Kritik an einer „Apparatemedizin", die vor nichts mehr zurückschrecken würde und dazu neigt, ethische Grenzen zu überschreiten.

> Die kritische Evaluation und Validierung intensivmedizinischer Behandlungsstrategien anhand klinischer Studien und 'outcome-Analysen' ist das zentrale Thema der Gegenwart und sicher auch der Zukunft. Sie stellt einerseits die eigentliche Herausforderung zur Sichtbarmachung der Grenzen der Intensivmedizin dar und dient andererseits auch zur Überprüfung der Möglichkeiten, die Grenzen durch Entwicklung anderer Therapiekonzepte zu durchbrechen oder zu umgehen (Heene 1996, S. 3).

Im Brennpunkt stand und steht die Thematik einer Lebensverlängerung um jeden Preis. Auch die Spätfolgen bei polytraumatisierten Patienten, die ohne intensivtherapeutische Begleitung höchstwahrscheinlich gar nicht überlebt hätten oder die Komplikationsrate und späteren Behinderungen bei Frühgeborenen stehen immer wieder im Mittelpunkt öffentlicher Diskussionen. Daß die Einrichtung von Intensivstationen allmählich von allen größeren Kliniken vollzogen wurde, führte letztlich zu einer flächendeckenden Problematik, die selbstverständlich nicht nur im deutschsprachigen Raum zu massiven Auseinandersetzungen innerhalb der Gesellschaft führte. Dem ist allerdings entgegenzusetzen, daß Patienten, denen ein Aufenthalt auf einer Intensivstation weitestgehend zur Gesundung verhalf, in der Regel keine Zweifel äußern, die die Richtigkeit der Anwendung computerunterstützter Behandlungsmaßnahmen in Frage stellen. Auch alte Menschen erkennen in der Intensivmedizin eine Chance, die ihr Leben nach einem komplizierten Eingriff wieder lebenswert macht und den Weg zu einer stabileren Gesundheit ebnet.

> Anstelle des bisher unter den Bedingungen der besten Gesundheit überlieferten mißachtenden Vorstellung über die Intensivmedizin, tritt über den Mechanismus der Angst vor dem Sterben das Verlangen nach lebensrettenden Maßnahmen in voller Breite, nicht nur in der Hoffnung, sondern plötzlich auch in der Überzeugung, daß sie greifen mögen (Dudziak 1996, S. 17).

Des weiteren sollte das Sinken der Mortalitätsrate nicht immer in Form von Statistiken, also anonymen Zahlen und Diagrammen ausgedrückt werden. Vielmehr zählt hier jeder einzelne Mensch, jedes einzelne Schicksal und das Vermeiden von Leid und Schmerz bei den Angehörigen, denen der Verlust und die Trauer um ihre Angehörigen erspart bleibt.

Zu vernachlässigen ist auch nicht die Tatsache, daß die Nutzung dieser angebotenen Überwachungsgeräte hohe zeitliche Kapazitäten des Pflegepersonals freisetzt, die bei gezieltem und bewußten Einsatz der menschlichen Nähe und patientenorientierten Fürsorge dienlich sein werden, ebenso wenn die Qualität einer intensiven Pflege nicht von der Quantität des medizinischen Geräteparks abhängig ist. Eine verantwortliche Unterordnung der Technik darf somit nie eine Qualitäts- und Quantitätsminderung menschlicher Zuwendung zur Folge haben. Es werden sich auch weiterhin mehrheitlich positive Argumente für ihren gezielten Einsatz durchsetzen.

Ein weiterer Faktor, den es anzusprechen gilt, ist die Kostenentwicklung in der Intensivmedizin bzw. überhaupt ihre Finanzierbarkeit. Eine proportionale Entwicklung zwischen der Anwendung immer ausgeklügelter Medizin- und Gerätetechnik und der Kostensteigerung ist offensichtlich und erfordert ein Finanzmanagement, das den Anforderungen gewachsen ist. Es bleibt ohne Zweifel, daß sämtliche ethischen Normen ärztlichen Handelns und des ärztlichen sowie pflegerischen Auftrags eine Qualitätsminderung und Reduzierung medizinischer Leistungen verbieten. Dieser Herausforderung muß selbstverständlich mit anderen Mitteln begegnet werden. An dieser Stelle ist eine kompetente Gesundheits- und Finanzpolitik in die Problemlösung zu integrieren.

3.2
Pflege im Beziehungsstreß

3.2.1
Pflege(nde) und ihre Beziehung zu sich selbst

Mit immer zunehmender Übertragung wissenschaftlicher und technischer Erkenntnisse in die Pflege werden Situationen, Fragen und Krisen ausgelöst, die es so zuvor nie gab, deren Entstehung sich aber seit geraumer Zeit deutlich abzeichnet. Wissenschaft und Forschung vermitteln die Auffassung, das alles machbar und nichts mehr unmöglich ist. Auch die Pflege muß sich mit diesem Phänomen auseinandersetzen. Patienten, die noch vor wenigen Jahren keine Chance aufs Überleben hatten, genesen heute nach intensivmedizinischer Behandlung und gelten als geheilt. Der Umgang mit mehr Technik hat die Aneignung von mehr Wissen zwingend zur Folge. Dabei fällt einer eindeutigen Zielsetzung unter Zuhilfenahme qualitativ relevanter Prozesse und Strukturen eine entscheidende Rolle zu.

Frauen und Männer in Pflegeberufen werden mit zunehmendem Fachwissen kompetenter, selbst- und verantwortungsbewußter. Verantwortung, die patientenbezogen, teambezogen und auf sich selbst ausgerichtet ist, wird quantitativ und qualitativ wachsende Entscheidungsfindungen produzieren müssen. Dies ist eine Forderung nicht zuletzt der Pflege an sich selbst, wenn sie sich ihrer lange Zeit untergeordneten Position im medizinischen Sektor entheben will. Die Autorität von Pflegenden in der Vergangenheit bestand in der Ausübung pflegerischer Handlungen, nicht in der Aufforderung zu entscheiden oder an Entscheidungsprozessen teilzunehmen. Dies betraf ausschließlich die Kompetenz des Arztes, der sich unvermindert auch für die Pflege zuständig fühlte.

Männer und Frauen, die ihren Beruf als Krankenschwester oder Krankenpfleger auf einer Intensivstation ausüben, sind daran interessiert, eine zusätzliche Qualifikation zu erlangen, indem sie eine zweijährige berufsbegleitende Zusatzausbildung zur Fachpflegekraft für Anästhesie und Intensivtherapie absolvieren. Die finanzielle Verbesserung nach Abschluß der Ausbildung ist minimal. Dies spricht, so denke, ich für die Motivation und das Engagement derjenigen, die sich für diesen Weg entscheiden. Daß Pflege etwas mitzuteilen hat und daß sie sich auch mitteilen will, zeigt sich in dem zunehmenden Wunsch nach Professionalisierung. Pflege muß sich artikulieren, aus ihrer Sprachlosigkeit lösen und sich Gehör verschaffen. Die Gründung von Studiengängen, die Pflegewissenschaft zum Inhalt haben und eine Auseinandersetzung auf wissenschaftlichem Niveau ermöglichen, stellt einen weiteren Schritt in diesem Prozeß dar. Erstaunlicherweise mangelt es stellenweise an der Akzeptanz dieser Möglichkeiten innerhalb der Pflege, weil nicht verstanden wird, daß Wissenschaftlichkeit, auch andere Bereiche als die Medizin betreffend, zwingend erforderlich ist.

Spontanes Handeln setzt die Fähigkeit zur Entscheidung voraus sowie eine ausgeprägte Sensibilität im Umgang mit Menschen und ihren spezifischen Situationen. In der Behandlung der ethischen Frage nach dem Zulassen des Todes und ob man Atemgeräte abschalten (und wieder anschalten) dürfe, schreibt der Philosoph und Medizinethiker John Harris:

> Wichtig ist, wie unsere Handlungen und Entscheidungen die Welt und andere Menschen beeinflussen, nicht, ob unsere Verantwortung für diese Wirkung negativ oder positiv ist (Harris 1995, S. 85).

Pflegepersonen befinden sich stets im (Ent)spannungsfeld Patient – Pfleger, Pfleger – Mediziner, Pfleger – Pfleger. Weitere Beziehungsmuster sind denkbar bzw. vorhanden.

Pflege als Sammelbegriff für alle Handlungen an kranken Menschen, die einzig auf deren Wohlbefinden ausgerichtet sind und therapeutischen sowie ganzheitlichen Charakter haben, findet nie für sich allein statt, sondern braucht ein Gegenüber, einen hilfebedürftigen Menschen, der auf ihre Fürsorge und verantwortungsbewußte Betreuung angewiesen ist. Pflege braucht den kranken Menschen, um überhaupt tätig werden zu können. Diese Feststellung ist natürlich nur eine Satzumstellung, wenn man formuliert, daß kranke Menschen eine Pflege benötigen und hat doch noch einen anderen Sinn. Und zwar den, daß die manchmal spürbare Macht, die Pflegende den ihnen anvertrauten Patienten deutlich werden lassen, fehl am Platz ist, nur Überlegenheit auf fachlichem Gebiet ausdrücken sollte und ein zusätzliches Extrem darstellt zu dem einstigen ergebenen Dienen gegenüber Kranken.

Als Hilfsmittel zur Zielerreichung, und das Ziel ist der gesunde Mensch, bedienen sich Medizin und Pflege der bereits erwähnten Technik. Die Ansprüche, die von allen Seiten an die Technik gestellt werden, beeinflussen das Verhalten nicht nur von Pflegenden. Wie man im Rettungswesen oftmals mehr oder weniger liebevoll den Begriff des „Rettungs-Rambos" hört, rangiert Intensivpflegepersonal in der Krankenhaushierarchie relativ weit oben und stellt unter den Insidern eine gewisse Spezies dar. Auf Außenstehende erwecken diese Schwestern und Pfleger manchmal einen emotional unbeteiligten Eindruck, der einer Überprüfung nicht standhält und nur dem Selbstschutz dienlich ist. Die Bewährung in fortdauernden Akut- und Streßsituationen fordert schon ganz jungen Helfern höchste Charakterfestigkeit ab. Gefühle wie Mitleid und Trauer müssen verkraftet und verarbeitet werden. Schichtbetrieb, häufiger Wochenenddienst und ein unbefriedigender Personalschlüssel sind weitere zu berücksichtigende Aspekte. Diese Anspannung kann auf Dauer nicht allein bewältigt werden und sollte beispielsweise mittels Supervision begleitet werden. Nur die wenigsten Mitarbeiter fühlen sich in die Lage versetzt, ihre aufgestauten Emotionen, die die Pflege Schwerstkranker unvermeidbar produziert, beim Ablegen der Dienstkleidung nach Dienstschluß ebenfalls abzugeben.

Entscheidungen, wenn sie getroffen werden müssen, äußern sich nicht ausschließlich in Handlungen. Auch die bestimmte Antwort auf eine Frage kann das Resultat einer spontanen Entscheidung sein.

Ich erinnere mich daran, wie eine junge Krankenschwester auf einer Intensivstation recht unvermittelt von einem Patienten mit infauster Prognose nach seiner Lebenserwartung gefragt wurde. Nachdem ihn ihre Zögerlichkeit wohl skeptisch machte, wollte er sie mit der Bemerkung herausfordern, daß sie doch sicher wisse, wie es um ihn steht. Sie soll es ihm nur sagen. Ausweichend gab sie daraufhin zur Antwort, daß es nicht ungewöhnlich ist, daß Pflegende mehr wissen als die Patienten.

Erstaunlicherweise war er mit dieser Antwort sehr ruhig und zufrieden. Die Antwort war eine spontane Reaktion. Im Gespräch mit der betreffenden Pflegekraft wurde deutlich, daß sie selbst nicht zufrieden war mit ihrer Äußerung und diese im Nachhinein als sehr knapp und hilflos empfand. Die positive Wirkung derartiger Auseinandersetzungen wird sicher nicht sofort klar erkennbar sein, aber sie fördert den persönlichen Reifungsprozeß und eine gewisse ethische Kompetenz. Die Nachdenklichkeit, die das Gespräch unter den Pflegenden auslöste und die Diskussion, die sich daraus ergab, war nichts anderes als eine ethische Reflexion.

Pflegende, die wissen, daß die Ausstattung allein mit den vier von dem griechischen Philosophen Platon (428–348 v. Chr.) benannten Tugenden Gerechtigkeit, Weisheit, Besonnenheit und Tapferkeit nicht ausreicht, um im täglichen hospitalen Nahkampf zu bestehen, sollten bemüht sein, andere Lösungswege zu beschreiten. Auch in der Pflege braucht man wie im bereits erwähnten Rettungswesen starke Persönlichkeiten, die nicht davor zurückschrecken, sich neuen Herausforderungen bereitwillig und engagiert zu stellen, denn die große psychische Belastung im täglichen Umgang mit schwerkranken Personen muß stets neu bewältigt werden.

3.2.2
Pflege und ihre Beziehung zu Patienten und deren Angehörigen

Pflegende sind rund um die Uhr mit dem bzw. am Patienten tätig. Zwischen Pflegenden und Patienten finden Kommunikation und Körperberührung sehr intensiv und zeitlich nicht abgrenzbar statt. Das Verhältnis zwischen Arzt und Patient ist in dieser Form überhaupt nicht vergleichbar. Um es an einem Beispiel aufzuzeigen:

Der Arzt kontaktiert den Patienten – oder umgekehrt – zum ersten Mal während des Aufnahmegesprächs im Krankenhaus zur Erstellung der Anamnese (es sei denn, der einweisende Arzt ist identisch mit der

Person des Arztes im Krankenhaus). Schon während dieser Zeit oder unmittelbar danach wird die Pflegeperson aktiv. Sie hilft beim Entkleiden, wird Informationen weitergeben und dafür Sorge tragen, daß der Kontakt zum privaten Umfeld des Kranken in geeigneter Form zustande kommt (wenn es sich beispielsweise um einen Notfall handelt). Die Beziehung zwischen Pflegekraft und derjenigen Person, die nun 24 Stunden am Tag auf fremde Hilfe angewiesen sein wird, entsteht nicht langsam und vorsichtig, sondern ist von Anfang an dadurch geprägt, daß ein massiver und unvermeidbarer Zugang zur Intimsphäre stattfindet. Handelt es sich um eine chirurgische Notaufnahme, trifft der Patient erst im Operationssaal wieder auf den Arzt. Man kann davon ausgehen, daß dort unter den Bedingungen der Narkose kein persönliches Verhältnis zustande kommen wird. (Man verstehe mich bitte recht, mein Ziel ist es nicht, die ärztliche Kompetenz zu schwächen oder gar in Frage zu stellen, ich will, wenn nötig auch drastisch und mit einem Hauch Sarkasmus versehen, deutlich machen, was Pflege tut, wie sie es tut und mit welcher Intensität.) Nach gelungener Operation wird das Pflegepersonal den Operierten vom Operationssaal abholen und in sein Krankenzimmer transportieren. Ausnahme wäre wieder eine Notsituation, so daß ein Arzt zur Begleitung unverzichtbar ist, dann nimmt es aber schlimmstenfalls auch der im Bett liegende Mensch kaum wahr. Was im Anschluß geschieht, kann ganz knapp mit einem Wort zum Ausdruck gebracht werden: Pflege. Wieder ist es die Schwester/der Pfleger, die/der sich permanent um die Aufrechterhaltung sämtlicher Körperfunktionen bemüht, tröstet und einfach nahe ist. Und das sowohl körperlich als auch geistig-emotional. Sicherlich werden verschiedene Handlungen auf Anweisung des Arztes erfolgen – aber immer in eigener Verantwortung, sicher nicht eigenmächtig, aber immer in eigener Regie.

Intensivtherapie steht heute als einer der wichtigsten Schwerpunkte in der medizinischen Wissenschaft mehr denn je im Brennpunkt der öffentlichen Meinung. Abgesehen von den bereits erwähnten TV-Serien gibt es auch ein ernsthaftes Unterfangen, in populärwissenschaftlichen Büchern, diversen Gesundheitszeitschriften, Mitgliedszeitungen von Krankenkassen, moderierten Fernsehsendungen u. ä., einer echten Auseinandersetzung mit Chancen und Gefahren der Intensivmedizin nicht auszuweichen. Leider passiert es dabei, daß bestimmte Ereignisse, denken wir z. B. an das sog. „Erlanger Baby", zum Skandal ausgeweitet werden und in dem Moment gleich mehrere Instanzen einen Loyalitätsverlust erleiden.

Die Meinungen darüber, was ethisch noch vertretbar ist oder nicht, gehen nicht nur in den verschiedensten Bevölkerungskreisen auseinander. Daß diese Meinungen nicht unbedingt fundamentiert sind, zeigt sich beispielsweise im Umgang mit Angehörigen von langzeitkomatösen Patienten. Es passiert häufig, daß die zunehmende Sensibilität, verbunden mit einer großen Hoffnung auf Gesundung der schwerkranken Angehörigen, einst feste Meinungen in Frage stellen bzw. anzweifeln. Pflegende sollten eine Bereitschaft zeigen, sich mit jedem neuen Fall auseinanderzusetzen, Argumente zu prüfen, abzuwägen. In diesen Situationen kann man spüren, wie die vielzitierte Pluralität der Medizin von der Gesellschaft reflektiert wird, letztlich aber immer nur im Einzelfall für Pflegende sichtbar wird. Die Entscheidung, sich dieser Auseinandersetzung zu stellen oder nicht, hat für mich auch einen deutlich ethischen Aspekt.

Ständig sich veränderndes Patientenpotential mit immer anders strukturierten Krankheitsbildern, individuellen Charakteren, die in einem zeitlich oft unbegrenzten Pflegeprozeß von Pflegenden unter den Bedingungen krankheitsspezifischer Besonderheiten mühsam entschlüsselt werden, sieht sich arbeitsrhythmisch wechselnden individuellen Persönlichkeiten in der Pflege gegenüber. Der Patient, mit dem sich Pflege heute auseinandersetzt, hat nur noch wenig gemein mit dem Kranken von einst, der ausschließlich auf Zuwendung und Barmherzigkeit, auf Fürsorge und christliche Nächstenliebe hoffte. Der Patient im 20. Jahrhundert setzt seine Erwartungen zusätzlich auf eine Medizintechnik, für die so gut wie nichts unmöglich ist, die ihm Gesundheit und beste Lebensqualität reproduziert und sein Leben verlängert. Er fordert es selbstbewußt, mit der Gewißheit, daß er Anspruch hat auf medizinische und pflegerische Dienstleistung. Seine langjährig geleisteten Versicherungsbeiträge bilden vorerst noch seinen persönlichen Garant. Nicht nur die Unsicherheit bzgl. der unverminderten Gewährung von Versicherungsleistungen, deren Ursache in ökonomischen und soziologischen Strukturen zu suchen und zu finden ist, führt zu der logischen Konsequenz, daß die gesamte Pflegeproblematik von gesamtgesellschaftlichen Interesse sein muß. Potentielle Kranke sind wir ungünstigstenfalls alle, auch wenn der Umfang der irgendwann in Anspruch zu nehmenden Leistungen uns noch unbekannt ist.

Patienten, die intensivmedizinisch betreut werden müssen, gehören, wenn auch meist nur vorübergehend, zu einer Risikogruppe. Ihre Pflege ist komplizierter und aufwendiger. Die Rettung von Menschen, deren Leben in Notsituationen von akuter Krankheit bedroht wird, ist Aufgabe der Intensivmedizin, wobei das Grundleiden, der Auslöser des Defektes, erkannt, behandelt und ausgeschlossen werden soll. Die persönliche Zuwendung gestaltet sich schwieriger, wenn über lange Zeiträume hinweg die Funktionen der Technik das Leben der Patienten bestimmen. Dabei ist es nicht alleiniges Ziel der Intensivmedizin, Leben um jeden Preis zu verlängern, sondern auch die Rückkehr in ein gemeinschaftliches Leben zu ermöglichen oder aber auch ein friedvolles Sterben zu gewährleisten. Der Mensch in seiner Ganzheit, seiner Komplexität soll wahrgenommen werden, wenn es darum geht, seine Gesundheit zu fördern und zu erhalten. Aufgabe ist es auch, die Lebensqualität des Patienten in höchster Form wiederherzustellen, obwohl seine persönlichen Lebensansprüche für die, die ihn betreuen, völlig unbekannt sind.

> *Ist Lebensqualität für alle Menschen gleich?* Sicher ist Gesundheit Lebensqualität, aber die wird ja als Normalität angesehen. Und was noch? Lieben und geliebt werden? Reich sein? Reisen? Ein Sportauto fahren, ein schnelles Motorrad oder Fahrrad? Frieden? Lesen? Mozart hören? Einen Sonnenuntergang am Meer erleben? Blumen sehen? Operieren? Wandern, Schach spielen? Gut essen ohne Schaden? Oder nur einfach keinen Hunger haben müssen? Was ist Lebensqualität? Für jeden etwas anderes. So wird die ärztliche Devise „Leben um jeden Preis" fragwürdig; der Beurteilungsspielraum, im „wohlverstandenen Interesse des Patienten" zu handeln, wird eng. Und ein iatrogener Verlust von essentiellen persönlichen Lebensqualitäten wird zum leidvollen Ergebnis vermeintlich guten ärztlichen Handelns (Lawin 1996, S. 7).

Patienten, die notfallmäßig auf eine Intensivstation eingewiesen werden, sind oft nicht ansprechbar, und es kann kein direkter Kontakt zu ihnen aufgenommen werden. Bekannt sind häufig nur die Umstände, die für die Einweisung verantwortlich sind. Vordergründig interessant sind Laborwerte, Röntgenbilder und andere Meßwerte. Daraus wird sich die Diagnose ableiten lassen, die wiederum für die Prognose die Basis darstellt. Pflegende sind in der Lage, medizinische Daten und Zahlen zuzuordnen und zu erkennen, wann Richtwerte den Normbereich verlassen. Das wiederum aktiviert

Handlungsabläufe, die zum Ziel haben, gemessene pathogene Werte in chemische und physikalische Toleranzbereiche zu therapieren. Pflege allerdings betrachtet den Menschen in seiner Ganzheit und beschränkt sich nicht nur auf die Kenntnis von Daten und Bildern. Der Umgang mit Kranken, die bald wieder das Bewußtsein erlangen, ist insofern leichter und angenehmer, weil die Grundlage für eine zwischenmenschliche Beziehung gegeben ist. Oft ist es aber auch nur möglich, durch Gespräche mit Angehörigen herauszufinden, welche Lebensgewohnheiten, welche Lebenseinstellung bzw. Ansichten der Patient „früher" hatte. Auch Fotos, die den kranken Menschen zeigen, als er noch am aktiven Leben teilnahm, sind hilfreich und von großer Bedeutung, um mit ihm in eine Beziehung treten zu können, wenn dies die Symptomatik und Schwere der Krankheit nicht mehr zulassen. Angehörige werden zum Bindeglied zwischen Pflegepersonal und Patient, nehmen Vermittlerfunktion ein. Die Beziehung Patient – Pflegekraft erweitert sich zur Dreierbeziehung, wobei der Part, den die Pflege innehat, von mehreren Pflegepersonen übernommen wird, was seine Begründung u. a. im Schichtwechsel oder Urlaub findet. Dabei liegt es in der Hand der Pflege, wie engmaschig das Netz an Informationen geknüpft wird, oder ob große Informationslücken in Kauf genommen werden.

Ein nasal-intubierter Patient durfte erstmals nach längerer Zeit selbst Flüssigkeit zu sich nehmen. Eher widerwillig trank er den von einer Schwester mit Trinkhalm dargereichten warmen Kamillentee. Das Übel steckte im Detail: er war es Zeit seines Lebens gewohnt, eiskalte Getränke zu sich zu nehmen. Nach einem Gespräch mit seiner Tochter konnte dem schnell und ohne Probleme Abhilfe geschaffen werden.

Intensivmedizinische Maßnahmen werden interdisziplinär angeboten und durchgeführt. Patienten mit Herzinfarkt, Polytrauma oder akutem Lungenversagen werden genauso intensiv behandelt wie beispielsweise Frühgeborene oder Frischoperierte nach schwerwiegenden Eingriffen, Transplantationen oder Implantationen. Eine Spezialisierung innerhalb jeder Disziplin ist unverzichtbar. Auch die ethischen Problem- und Fragestellungen erhalten unterschiedliche, wenn auch oft ähnliche Dimensionen. Aber es geht immer um die Herausforderung, Leben fürsorglich zu betreuen, zu schützen und zu erhalten.

In welchen Extremen sich pflegende Menschen dabei bewegen, wird deutlich am Beispiel der Intensivbehandlung von Frühgeborenen. Neues Leben, gerade geboren, kann vorerst nur am Leben erhalten werden, indem modernste Medizintechnik unterstützend eingreift und überwacht. Die Eltern als auch das Pflegepersonal leiden unter der Tatsache, daß viel zu früh geborene Babys noch nicht einmal auf ein Stück selbstbewußtes Leben verweisen können, wenn es so schnell schon wieder beendet ist. Ohne intensive Behandlungsmaßnahmen wäre die Chance aufs Überleben dramatisch geringer. Die gesunkene Mortalitätsrate besteht leider immer noch neben einer, wenn auch niedrigen, Morbiditätsrate. Daß statistische Erhebungen mit ihren Zahlen und Diagrammen leichter zu verdrängen sind als der Anblick eines leblosen kleinen Kindes, bereitet denen schlaflose Nächte, die am Geschehen teilhaben. Es sind die Eltern der Neugeborenen, mit denen Pflegende sprechen, die sie informieren, trösten und ganz am Schluß nach Hause schicken müssen, denn die Beziehung zu ihnen ist zu Ende, wenn das Kind verlegt oder entlassen wird oder – und das ist am schlimmsten – verstorben ist.

In der Regel stellt die Zeit, die Patienten auf einer Intensivstation erleben, einen großen Einschnitt dar in ihrem Kranksein. Dort ist doch alles noch einmal anders als auf einer „normalen" Station. Geräte und Apparaturen vermitteln eine gewisse sterile Atmosphäre, was ich an dieser Stelle nicht im medizinischen Sinne verstanden wissen möchte. Ungewohnte Geräusche verschiedenster Art, die als permanentes Piepsen und Surren zu vernehmen sind, verunsichern nicht nur alte Menschen. Hier ist es besonders wichtig zu beruhigen und wenn möglich aufzuklären. Der Geräuschpegel nimmt eigentlich nie ab, Licht muß aus praktischen Gründen oft auch in der Nacht angeschaltet bleiben, häufig bleiben auch die Türen zu den einzelnen Zimmern geöffnet, wodurch Stimmengewirr quasi ungefiltert bis zum Patienten gelangt. Es gibt Berichte von ehemaligen Intensivpatienten, in denen sie ihre Wahrnehmungen ausführlich schildern und deutlich machen, daß sie diese Umstände als große psychische Belastung empfunden haben.

Die Bedeutung der psychologischen Seite der heutigen Intensivmedizin wird von uns um so mehr Beachtung finden je bereitwilliger wir uns mit ihrer anthropologischen Determiniertheit auseinandersetzen wollen.

Eine im voraus geplante Intensivbehandlung, die sich an eine Operation anschließt, stellt unter allen genannten Indikationen für einen Aufenthalt auf einer Intensivstation wahrscheinlich noch die geringste psychische Strapaze dar, wenn man überhaupt eine Kategorisierung vornehmen möchte.

3.2.3
Pflege und ihre Beziehung zu Ärzten

Gerade im Intensivbereich wird oft der Begriff Teamarbeit verwendet. Es gibt Besprechungen im Team und Teamentscheidungen, denen eine echte Auseinandersetzung vorausgeht. Das Team setzt sich in dem Fall zusammen aus Schwestern, Pflegern, Ärztinnen und Ärzten und manchmal auch noch anderen Personen medizinischer Berufsgruppen, z. B. Physiotherapeuten. Den Medizinern obliegt die Entscheidung der Art der Therapie. Der Arzt, der unter Berücksichtigung des Willens (auch des vermeintlichen Willens) des Patienten geplante Therapien abbricht oder storniert, wird dies im Ärzteteam entscheiden, erklären, begründen und letztlich verantworten. Pflegende müssen um diese Dinge wissen, denn sie sind es, die im fortwährenden Kontakt zum Patienten stehen. Meist wenden sich Patienten mit vertraulichen Fragen an die Schwester oder den Pfleger, der sie betreut. Deshalb sollten Veränderungen im Behandlungsablauf, neue Diagnoseerkenntnisse oder ähnliches mit dem Pflegepersonal ausführlich besprochen werden. Weil Pflegende sich längst nicht mehr als die Handlanger der Medizin verstehen, werden sie von sich aus bestrebt sein, im Kommunikationsprozeß fachlich qualifiziert und höchst motiviert ihren Standpunkt zu vertreten. Pflegepersonal, das sozusagen immer an „vorderster Front" kämpft, wird durch das so angeeignete Wissen und die Erfahrungen nicht nur indirekt, sondern auch direkt an Entscheidungsprozessen teilhaben.

> Zweifelsohne ist der Arzt verantwortlich für die Therapie-Anordnungen und für eine entsprechende Durchführung dieser Anordnungen. Allerdings soll hier noch einmal darauf hingewiesen sein, daß Pflege in sich selbst therapeutischen Wert hat. Pflegen-

de tragen die Ausführungsverantwortung für medizinisch-therapeutische Handlungen, die im Auftrag des Arztes ausgeführt werden, wie auch eigenständige Verantwortung für ihr pflegerisches Tun. (...) Bei moralischen Entscheidungen geht es nicht um rechtliche Verantwortung. Moralische Verantwortung ist weiter zu fassen als jeder Rechtsbegriff (Arndt 1996, S. 86).

Die bestehende Beziehung zum Patienten und die damit verbundene Intensität menschlicher Nähe führt zu einer Ganzheit in der Pflege, die Ärzte durch kurze Aufenthalte am Bett des Kranken, z. B. zur Visite, nie erreichen können. Darin sehe ich einen großen Vorteil der Pflegenden gegenüber den Ärzten, den es zu nutzen gilt. Die Beziehung der Pflegepersonen zu den ihr anvertrauten Kranken entsteht durch die Dimension der unvermeidbaren Körperlichkeit und des hohen zeitlichen Anteils, den Pflege bedingt. Dabei dürfen auch nicht die unscheinbaren Kleinigkeiten vernachlässigt werden, die eine maßgebliche Rolle spielen, wie eine Beziehung funktioniert. Ich denke hierbei an die Form der Ansprache oder die Art und Weise, wie einer intimen Situation, beispielsweise beim Waschen, begegnet wird.

In einem abgewandelten Sinne ist diese Feststellung auch auf das Miteinander von Pflegenden und Medizinern zutreffend. Bestimmte Umgangsformen müssen Berücksichtigung finden, um selbst in hektischen Momenten die Achtung vor dem Mitarbeiter sicherzustellen. Die Form der Kommunikation gerät in Streßsituationen schnell auf ein weniger respektables Maß. Ist die Distanz erst überschritten, fällt es schwer, zur Sachlichkeit zurückzufinden. Ein wütend Nadelhalter-werfender Oberarzt wirkt genauso unglaubwürdig wie eine Pflegekraft, die sich im Tonfall vergreift. Die Kompetenz einer Person zeigt sich deshalb auch in ihrem verantwortungsvollen Umgang mit den Mitarbeitern.

Pflegende fühlen sich oft in ihrer Arbeit bevormundet. Viele haben das Gefühl nicht akzeptiert zu werden, wenn teilweise unverständliche Anordnungen des Arztes, den Pflegeprozeß betreffend, ohne gegenseitige Absprache passieren. Schlußfolgernd wird der Verlust einer „gesunden" Kommunikationsfähigkeit innerhalb des Teams zu Mißverständnissen führen, die dem Arbeitsklima nur schaden können.

Pflege setzt Kenntnisse voraus, die sich zukünftige Ärzte während ihres Studiums nicht aneignen, es sei denn, daß ihrem Studium eine Pflegeausbildung vorangegangen ist.

Die Akzeptanz und Wertschätzung für den Pflegeberuf ließ in der Vergangenheit sehr zu wünschen übrig. Pflegende funktionierten nach ärztlicher Anweisung und übernahmen diese überwiegend kritiklos. In dem Maße, wie sich Pflegewissenschaft etabliert und die Berechtigung ihrer Eigenständigkeit erreichen soll, wird die Entscheidung für ein gleichberechtigtes Miteinander die Qualität der medizinischen Dienstleistung in jedem Fall mitbestimmen. Es läßt sich allerdings auch nicht leugnen, daß Anweisungen von ärztlicher Seite verschiedentlich auch als Bevormundung von Pflegenden interpretiert werden, besonders wenn es sich um junge Akademiker handelt, die vielleicht Entscheidungen treffen, die so „im Haus", wie man sagt, eher unüblich sind. Falsches und unangemessenes Konkurrenzdenken schadet der gemeinsamen Idee und belastet die Beziehung, die Ärzteschaft als auch Pflegepersonal miteinander eingehen müssen. Im Mittelpunkt, und das sollte doch nicht in Vergessenheit geraten, steht die Würde des uns anvertrauten kranken Menschen mit dem Ziel der Wiedererlangung seiner Gesundheit, der Stabilisierung seines Zustandes oder der Begleitung in seinen letzten Lebenstagen bis zu seinem Tod.

3.2.4
Pflege und ihre Beziehung zum Tod

Es stellt sich anfangs sofort die Frage, ob eine echte Beziehung zu etwas, das eigentlich nicht greifbar ist generell möglich ist. Und weiter, ob Tod und Spontaneität für Pflegende überhaupt in Zusammenhang gebracht werden können.

Zur ersten Frage meine ich, daß nicht nur Pflegende eine Beziehung entwickeln zu etwas, das den Prozeß des Sterbens bezeichnet, der sich unterschiedlich vollzieht, aber besonders von Pflegenden sehr nah miterlebt wird. Für das Ausmaß der Überforderung, die durch die ständige Konfrontation mit Sterbenden und Tod fast unvermeidbar ist, spielt die Bedeutung der Religiosität für den betreffenden Mitarbeiter keine unwesentliche Rolle. Wie Patienten sterben, warum, d. h. aufgrund welcher Diagnose und in welchem Alter, von diesen Faktoren hängt es ebenfalls ab, den Tod eines Menschen akzeptieren zu können oder nicht. Auch die eigene psychische Belastbarkeit ist entscheidend für die Aufarbeitung und Bewältigung der Konfliktsituation.

Ich kenne Pflegende, die sich nach dem Tod eines Patienten überaktiv zeigten beim Entfernen der technischen Apparaturen vom Patienten oder der Reinigung der im Zimmer stationierten Geräte. Sicherlich fungiert dieses Verhalten als Abwehrmechanismus, um das Leid und die Trauer, von denen die Schwestern und Pfleger in ihrer Funktion als letzte Begleiter der Sterbenden betroffen werden, aushalten zu können.

> Routine ist der beste Abwehrmechanismus gegen die Wahrnehmung der eigenen psychischen Schwierigkeiten angesichts von Grenzsituationen menschlichen Daseins. Die Durcharbeitung der Ängste vor dem eigenen Tod, die in dieser Konfrontation mit der „Todeswelt" aufbrechen, ist ebenso wesentlich wie die theologische Verarbeitung der im Umgang mit solchen Extremformen des Leidens erlebten geistlichen Anfechtungen (Eibach 1997, S. 508).

Die Pflegenden einer Intensivstation müssen jede/jeder für sich entscheiden, wie sie der „Mystik des vielleicht alltäglichen Umgangs" mit dem Sterben, dem Tod begegnen werden. Ulrich Eibach, ein Theologe, schreibt in seiner Funktion als Krankenhausseelsorger weiter:

> Zudem sind die Menschen, die die psychischen Belastungen der Intensivpflege über längere Zeit verkraften, meist nicht die, die am einfühlsamsten und für die psychische Seite des Menschseins, geschweige denn für die religiös-geistliche am offensten sind (Eibach 1997, S. 510).

Ich verfüge über persönliche und personengebundene Erlebnisse, die diese Meinung widerlegen können. Ich weigere mich, glauben zu müssen, daß es rein technisch orientiertes Pflegepersonal gibt, daß so unzureichend mit Emotionen ausgestattet und durch entsprechende Gefühlskälte befähigt ist, Krisen optimal zu meistern. Diese Form der

Verdrängung funktioniert nicht auf Dauer und führt unvermeidlich in einen anderen Konflikt. Spricht man außerdem nicht auch von der rauhen Schale, die den weichen Kern verbirgt? Im Umgang mit Angehörigen verstorbener Patienten habe ich es oft erlebt, wie einfühlsam und behutsam sich Intensivpersonal verhält. Manchmal werden kurze Gespräche mit den verstorbenen Kranken wiedergegeben und es entsteht eine Vertrautheit, die nicht selten auch von der Deutlichkeit der Emotionen geprägt wird.

Während ich diesen Beitrag schreibe, erreicht mich zu Hause ein Anruf, durch den mir eine Pflegekraft der Intensivstation, auf der ich vorübergehend gearbeitet habe, schockiert mitteilt, daß Herr K., der zwar mit infauster Prognose, aber z. Z. in stabilem Zustand und der Aussicht auf Entlassung, plötzlich an einer Embolie verstorben ist. Das Entsetzen, die Trauer waren deutlich spürbar: „Wir hatten ihn doch so stabil, er hätte noch gut ein Jahr leben können, wo er doch noch gar nicht so alt war..."

Was die zweite Frage, die nach dem Verhältnis von Spontaneität und Tod fragt, anbetrifft, halte ich folgendes für wesentlich. Pflegende werden ihrer Kompetenz gemäß nie Entscheidungen zu treffen haben, die darüber bestimmen, ob ein Mensch weiter künstlich am Leben erhalten werden soll oder nicht. Sicher werden ihre Beobachtungen und Informationen Berücksichtigung finden. Die Verantwortung für die Entscheidung liegt letztlich aber nicht bei ihnen. Der Bearbeitung von Themen, die den Machbarkeitswahn der Medizin berühren und bis zum Äußersten ausreizen, wird die Auseinandersetzung mit Betroffenen, Patienten, Pflegenden und Ärzten folgen, warum humanes Sterben nicht immer vereinbar ist mit einem ausführlich ausgearbeiteten Therapieplan.

Pflege ist aktiv in der Sterbebegleitung und soll den Prozeß des Sterbens nicht nur mittels Gabe von Schmerzmitteln erleichtern. Viele Schwestern oder Pfleger entwickeln aufgrund der Intensität des Kontaktes zu Schwerstkranken ein gutes Gespür dafür, wieviel Nähe angemessen ist. Wenn Gespräche noch möglich sind, wird in jeder Situation spontan zu entscheiden sein, wie man sich im Hinblick auf den nahenden Tod verhält. Wieder sind neben Fachkompetenz Sensibilität und alle Merkmale einer gefestigten Persönlichkeit unverzichtbare Instrumente im Umgang mit Sterbenden. Fühlt sich das Personal einer Intensivstation mit diesen Dingen überfordert, kann und sollte es auf die Hilfsangebote der Krankenhausseelsorge zurückgreifen. Leider geschieht das in manchen Krankenhäusern noch nicht in dem gewünschten und erforderlichen Maße. Ein Pfarrer, der sich u. a. auch in der Krankenhausseelsorge aktiv zeigt, äußert sein begründetes Mißfallen darüber, daß es ihm nur selten ermöglicht wird, ungestört und mit dem Patienten allein sein zu können. Die äußeren Bedingungen für ein Gespräch, eine Andacht oder ein Gebet, zu denen Ruhe und Ungestörtheit zwingend erforderlich sind, fehlen und lassen sich auch durch eigenes Bemühen nicht schaffen. Das Personal der Station vermittelt ihm das Gefühl, Störfaktor zu sein, obwohl keiner der diensthabenden Schwestern und Pfleger in der Lage ist, sein Aufgabengebiet zu übernehmen. Er betreut letztlich nicht ausschließlich den sterbenden Menschen, sondern hilft auch bei der Vermittlung der Wahrheit des bevorstehenden Todes zwischen Patient und dessen Angehörigen. Auch hier spielt wieder das eigene Verhältnis zu Religiosität und der eigene christliche Glaube eine wesentliche Rolle. Dem ethischen Aspekt einer Sterbebegleitung, die letzter Bestandteil einer medizinischen bzw. pflegerischen Versorgung sein kann, sollte mehr Aufmerksamkeit und Beachtung beigemessen werden als das bisher der Fall ist.

3.3
Gesundheit als Zwangspunkt für pflegerisches Handeln

Betrachtet man unsere Hochleistungsgesellschaft, in der wir leben, arbeiten, uns entwickeln, aber auch leiden, so lassen sich zwei wesentliche Merkmale erkennen. Zum Einen ist es die enorme Erwartungshaltung an Wissenschaft, Technik und Mensch, die gemeinsam Gesundheit und somit Lebensqualität möglichst auf Abruf erhalten, wiederherstellen und sichern sollen. Zum Anderen ist es das Pflichtgefühl, die Verantwortung, der Dienstauftrag, alles Menschenmögliche zu tun, um diesen Erwartungen zu begegnen und gerecht zu werden. Leid tolerieren wir nur für den Moment, wenn überhaupt. Eher stellt es eine Erfahrung dar, auf die wir verzichten möchten. Glück heißt das Gebot oder Selbstverwirklichung. Vom wirklichen Selbst schließen wir Schmerz, Kummer und Leiden aus.

> Das Leben selbst bleibt immer noch das Kriterium und auch das Korrektiv für alle Bilder, die wir uns von ihm machen. Ob jenes entstellte Bild vom Leiden und von der erwarteten Reparatur nicht jetzt zerbricht, wo er auf seiner Bahre durch die Eingangshalle gefahren wird? Nun steht oder liegt er also an dieser symbolischen Stätte technischen Vermögens, nun werden die Apparaturen sich für ihn in Bewegung setzen: Man wird ihn durchleuchten, und unter Mikroskopen und in Reagenzgläsern werden sich die verborgensten Störungsquellen zu erkennen geben müssen. Aber ist dies das einzige, was er erwartet? (Thielicke 1979, S. 121)

Nun wissen wir, daß nicht alles, was machbar auch ethisch vertretbar ist und akzeptieren dies. Akzeptieren wir es wirklich? Unterliegen wir nicht doch der Versuchung, Möglichkeiten in Erwägung zu ziehen, Begründungen zu konstruieren, die, wenn man sie kritisch betrachtet, nicht ohne Zweifel bleiben?

Fühlen wir uns kompetent genug zu entscheiden, eindeutig Stellung zu beziehen, ethisch zu reflektieren? Oder sind Emotionen ausschlaggebend für unser Denken und Handeln? Und Ziel des Handelns in der Pflege bleibt nun einmal immer Gesundheit als materielle Komponente in Abhängigkeit von ethischen Grundregeln, die sich aus geisteswissenschaftlichen Begriffsbestimmungen ableiten lassen. Das moralische Abwägen verschiedener Möglichkeiten, dem emotionale Intuition zugrunde liegt, verhindert günstigstenfalls eine Eskalation des auslösenden Moments. Ein vorheriges Einüben von Verhaltensalternativen ist ausgeschlossen. Kein Konflikt – und das ist wie im sonstigen Leben auch – gestaltet sich kongruent.

Knud Løgstrup beschreibt folgendes Problem:

> Nun geschieht es immer wieder, daß die spontane Daseinsäußerung, z. B. das Mitgefühl, ausbleibt. Bestenfalls geschieht es dann, daß der Betreffende das tut, von dem er weiß, daß er es aus Mitgefühl getan hätte, nur tut er es eben jetzt aus Pflicht oder aus Charakter. Beides kann einspringen für die spontane Daseinsäußerung, als Ersatzmotiv für Ersatzhandlungen (Løgstrup 1989, S. 193).

Es ist anzuzweifeln, ob dieses Verhaltensmuster sich im beruflichen Pflegealltag bewährt. Wäre diese Reaktion Ausdruck mangelnder Identifikation u. a. auch mit dem eigenen Berufsbild, müßte das Defizit durch persönlichkeits- und charakterbildende Prozesse ausgeglichen werden. Er schreibt weiter:

> Nur Lust und Erfahrung erreichen etwas, wenn es sich um Charaktererziehung – bei einem selbst oder bei anderen – handelt, und nichts wird erreicht, wenn man an den Charakter appelliert oder wenn man Charakterlosigkeit anprangert (Løgstrup 1989, S. 194).

Jede Situation, jede Begegnung erfordert eine bestimmte Form von Verhalten. Wie schon der Psychoanalytiker Watzlawick feststellt, ist es nicht möglich, sich nicht zu verhalten. Wie ein bestimmtes Verhalten in einer konkreten Situation entsteht, ist nicht immer erklärbar oder im Rückblick analysierbar. Meistens ist dies auch gar nicht erforderlich. Jeder Mensch hat im Laufe der Zeit seine eigenen Verhaltensmuster entwickelt, verfestigt und hoffentlich auch überprüft. Was uns in der eigenen Entwicklung in der Familie, im näheren Umfeld und in der Gesellschaft geprägt hat, wird zu einem nicht unwesentlichen Teil unser Ich beeinflussen, uns Anregung und Ansporn zu Weiterentwicklung sein, wenn wir uns erst der Wichtigkeit dieses Umstands bewußt geworden sind. Das heißt, daß uns im Pflegealltag Patienten begegnen mit eben auch diesen persönlichen und einmaligen Erfahrungen und Erlebnissen, die uns im Detail unbekannt und teils auch unverständlich bleiben werden, auf die es aber zu reagieren gilt, und die auch unser Verhalten in nicht überschaubarer Weise beeinflussen werden.

4
Die Weiblichkeit der Pflege

Vorbei ist die Zeit, in der weibliche Pflegekräfte engelgleich sanftmütig, unterworfen, widerspruchslos funktionierend und allzeit selbstlos dienend der Aufsicht des männlichen Vertreters der Medizinischen Wissenschaft, dem Arzt, unterstanden.

> Und so mußte die weibliche Krankenpflege ergänzende, kompensatorische Funktionen zur Medizin übernehmen, wie zuvor die Hausarbeit zur Berufsarbeit. Sie mußte die Emotionalität und Mitmenschlichkeit, die Nähe und Wärme, die persönliche Anteilnahme garantieren, die die Medizin nicht (mehr) hat und die sie nicht haben will, ohne die aber kein Erfolg ihrer Arbeit möglich ist (Bischoff 1994, S. 97).

Die Verhältnisse haben sich geändert. Berufsstolz entsteht heute nicht mehr, weil die Anordnungen des Arztes befolgt werden und die Krankenschwester als die rechte Hand des Arztes fremd- und ferngesteuert Aufträge erledigt, sondern weil eigenständiges, selbstreflektierendes Handeln kennzeichnend ist für einen eigenständigen qualifizierten Berufsstand. Souveränität bildet heute die Grundlage für ein kooperatives Zusammenarbeiten von Pflege und Ärzteschaft, das nicht um seiner selbst willen existiert, sondern das Wohl dessen zum Anliegen hat, der eigentlicher Mittelpunkt und Zentrum ist, wenn es darum geht, Mitmenschlichkeit und Fürsorge spürbar werden zu lassen: der kranke, hilfsbedürftige Mensch.

Natürlich wird es immer wieder thematisiert, daß vorwiegend weibliche Personen das Bild der Pflege prägen. Ich gehe von der Bekanntheit des historischen Hintergrunds aus, warum Pflege immer vordergründig von Frauen ausgeführt wurde und Männer auch lange Zeit diese Tätigkeiten für unterprivilegiert hielten. Mit Einzug der Technik in die Pflege entdeckten sie allerdings immer häufiger ihr persönliches Interesse am Pflegeberuf. Den weiblichen Pflegekräften waren sie willkommen, mußten diese fortan die körperlich schweren Tätigkeiten nicht mehr unter ihren Geschlechtsgenossinnen aufteilen. Sie bemerkten aber auch spät, daß höher qualifizierte Tätigkeiten schnell in Männerhände übergingen. Besonders in der Bedienung technischer Finessen entwickelten sich männliche Pflegekräfte zum unverzichtbaren fachkundigen Spezialisten, der nie so deutlich eine Unsicherheit oder gar eine Hemmschwelle zu überwinden hatte wie seine Kolleginnen. Aus Stationsschwestern wurden zwar nicht Stationsbrüder, aber immerhin Stationsleiterinnen. Und im Kampf um ihre Emanzipation gelang es ihnen, Posten in Pflegedienstleitungen oder Heimleitungen zu beziehen.

Männliches Pflegepersonal arbeitet bevorzugt in Klinikbereichen, die neben dem rein pflegerischen Anspruch noch durch andere Aspekte gekennzeichnet sind. Besonders zu denken ist dabei an den Operationssaal, die Anästhesieabteilung oder die Intensivstation. Dort sind die technischen Anforderungen am höchsten. Und lukrativ ist der Beruf auch durch die zunehmende Technisierung. Unzureichend bezahlt ist er auch für Männer.

Die weibliche Prägung läßt sich nicht leugnen, ebenso wie die angeblich schwierigere Leitung weiblicher Angestellter, was sicher nur eingeschränkt zutrifft, aber als Phänomen aus soziologischer Sichtweise in allen Berufszweigen gilt und immer wieder einmal das Thema wissenschaftlicher Untersuchungen darstellt.

Daß Männer sich in der Bewältigung von Krisensituationen leichter zurechtfinden als Frauen, ist ein Gerücht. Sie haben allerdings in jahrhundertelanger Tradition gelernt, Trauer nicht öffentlich zu zeigen und mit Gefühlen beherrscht umzugehen. Dagegen haben sich Frauen lange Zeit damit abgefunden, daß ihre Sprache und ihr Denken männlich geprägt sind. Dieses Verhalten ist eines von vielen anderen Merkmalen, das unsere androzentrisch ausgerichtete Welt charakterisiert.

Pflege hatte lange Zeit eine zweifach dienende Funktion. Sie war Dienerin der Kranken und sie diente der Medizin insofern, als daß sie unreflektiert Anweisungen der Ärzte zu befolgen hatte. Dabei waren Arbeitszeiten nicht begrenzt, die Arbeitsbedingungen fragwürdig, der Urlaubsanspruch minimal. Eigene Bedürfnisse hatten kaum eine Berechtigung.

Fürsorge ist das entscheidende Wesensmerkmal der Pflege früher und heute. Carol Gilligan (geb. 1936) definiert erstmals eine Ethik der Fürsorglichkeit, die sich durch große Zuwendung auszeichnet und eine starke Persönlichkeit voraussetzt. Sie beschreibt, daß Frauen eine andere moralische Entwicklung vollzogen haben als Männer. Die Ethik der Fürsorge sieht sie als einen Bestandteil neben einer Ethik des Rechts, die aber beide signifikant sind für eine moralische Entscheidungsfindung. Ziel ist nicht, eine feministische Ethik zu schaffen, die losgelöst und separat besteht. Vielmehr sollen Männer und Frauen im Kontext ethische Fragestellungen bearbeiten (vgl. Arndt 1996, S. 37–46).

5
Zusammenfassung und Ausblick

Ziel des Beitrags war es, deutlich gemacht zu haben, daß die Vernachlässigung der Auseinandersetzung mit ethischen Fragen mehr Verwirrung stiftet als es alle aufgeworfenen Problemfälle jemals könnten. Es reicht nicht aus, den Ausgang einer Handlung bzw. einer Entscheidung zu analysieren. Aktivität ist im Vorfeld gefordert, um unbefriedigende oder gar falsche Verhaltensweisen weitestgehend auszuschließen. Eine ethische Entscheidung muß nicht immer eine Aktion zur Folge haben. Etwas nicht zu tun, kann dabei ebenfalls ethisch begründet sein und den Handlungsspielraum erweitern.

Der heute umgangssprachlich eher unübliche Begriff des Sittlichen (Sittenlehre war die Bezeichnung für Ethik im 18. und beginnenden 19. Jh.) bildet eigentlich die Grundlage dessen, was weiterhin mit Moral und Ethik in Zusammenhang gebracht werden muß. Sittliches Verhalten im Sinne von Forderung des Guten im Hinblick auf eine besondere Qualität menschlichen Handelns kommt nicht ohne Normen aus, an denen es sich orientiert. Geklärt werden muß auch die Frage, auf wen sittliches Verhalten gerichtet ist. In der Pflege können das der zu betreuende Patient oder seine Angehörigen, die unmittelbar unter- oder übergeordnete Mitarbeiter bzw. das schon eher anonyme Umfeld Krankenhaus sein. Jedes Handeln beinhaltet dabei ein Ziel, eine Absicht, ausgelöst durch ein wertorientiertes Motiv. Sittlichkeit, selbst wenn sie sich mit Recht und Gesetz wechselseitig bedingt, wird allein der Problematik nicht gerecht, der sich Pflege in heutiger Zeit zu stellen hat. Gut und Schlecht voneinander zu unterscheiden, etwas zu tun oder zu unterlassen, bleiben zwar weiterhin wesentliche Elemente, sind aber im konkreten Fall nicht ausreichend, um Handlungsalternativen zu differenzieren. Unsere mehr oder weniger gut ausgeprägte Fähigkeit, positive Emotionen, die sittliches Handeln bestimmen, zum Einsatz zu bringen, erweitert das Feld der Möglichkeiten. Nennenswert und von Bedeutung scheinen mir Sanftmut und Schamhaftigkeit, weil sie doch als typisch weibliche Tugenden bzw. Eigenschaften in der Pflege schon in der Vergangenheit eine wesentliche Rolle spielten. Zu unterscheiden sind noch die wertbezogenen Einstellungen sittlichen Handelns (z. B. Ehrlichkeit, Gerechtigkeit, Ordnungsliebe, Gewissenhaftigkeit) von den individuellen Verhaltens- und Reaktionsformen (beispielsweise Bescheidenheit, Selbstlosigkeit, Mitleid, Nächstenliebe, Pflichtbewußtsein), wie sie der Medizinethiker Hans Schaefer (1983, S. 47) unterteilt hat. Wenn unser moralisches Empfinden das widerspiegelt, was unsere Sittlichkeit uns zu tun veranlaßt, sind wir dem Verständnis für ethisches Denken und Tun einen Schritt näher gekommen. Moral beruft sich auf Regeln und Prinzipien, an die wir uns halten sollen. Diese Regeln und Prinzipien sind veränderbar je nach historischen und gesellschaftlichen Gegebenheiten. Ethik hat nun die Funktion, philosophisch und strukturiert zu begründen und zu hinterfragen, warum etwas so und nicht anders zu bewerten und zu entscheiden ist.

> Ethische Praxis ohne emotionales Engagement ist für viele nicht denkbar; aber Ethik darf nicht mit Emotion verwechselt werden. Sie verlangt die Klarheit der Analyse, die Schärfe des Arguments im urteilenden Abwägen und die Unerbittlichkeit der Selbstkritik in der Überprüfung der eigenen Entscheidung vor dem Übergang vom Werten und Abwägen zum Handeln und Behandeln, vor allem den Diskurs mit dem Klienten, dem Bürger als Patienten, als Fachkollegen, als Mitarbeiter (Sass 1991, S. 211).

In der Vielfältigkeit des Lebens und in der Verantwortung, die ich übernehme, ist die Antwort auf die Frage zu suchen, warum Intuition und gesunder Menschenverstand nicht ausreichen, wenn es darum geht, ethische Entscheidungen zu finden. Für die Beurteilung von Handlungen, ob sie moralisch vertretbar, unbedenklich oder gänzlich untersagt sind, ist Ethik als Handlungswissenschaft unverzichtbar. Pflege, die sich auch zur Wissenschaft profilieren will, muß wie die Medizin bereit sein, wissenschaftlich-philosophisch zu fungieren und reflektieren, sich anderer Wissenschaften (nicht nur der Medizin) zu bedienen, will sie sich der Gleichberechtigung unter den Wissenschaften erfreuen, um die sie so lange und bisher vergeblich gekämpft hat. Die Aneignung fachlichen Wissens ist nicht mehr ausreichend. Die fast lückenlose Machbarkeit lebensverändernder und lebensbeeinflussender Vorgänge und Prozesse erfordert fundamentiertes Hintergrundwissen, Bewußtheit, Bereitschaft zu Verantwortung und Auseinandersetzung im Umgang mit Mensch, Technik, Medizin und der immer schneller voranschreitenden Forschung.

Die Bereitschaft, an Fort- und Weiterbildungslehrgängen teilzunehmen, ist unter Pflegenden im allgemeinen vorhanden und die Notwendigkeit, Fachkenntnisse regelmäßig zu aktualisieren und zu erweitern, findet auch im Arbeitsvertrag ihre feste Verankerung. Auf weniger Engagement trifft man, wenn es um Themen geht, die nur unmittelbar oder im „weiteren" Sinn mit dem Pflegeberuf Berührung haben zu scheinen. Es handelt sich dabei um anthropologische Fragestellungen, kurz gesagt um alles, was nicht direkt pflegebezogen ist, was nicht offensichtlich zum „Handwerkszeug" gehört. Man ist bereit und interessiert, sich über neue Lagerungshilfsmittel zu informieren, sich vertraut zu machen mit Art und Funktionsweise neuer Medikamente, und ihre Nebenwirkungen schaffen es noch, eine gewisse Neugier zu wecken. Knapp wird die Zeit, wenn weniger greifbare Probleme angesprochen werden. Wenn zwischenmenschliche Krisenbewältigung angesagt ist, tritt die Krise offen zutage. Ganz und gar Abschreckungscharakter haben Begriffe wie psychologische Sichtweisen, Umgang mit Sterbenden und Tod oder und vor allem Ethik. Den Grund für diese scheinbare Gleichgültigkeit sehe ich in einer totalen Hilflosigkeit durch Überforderung und einem dringenden Bedürfnis nach Selbstschutz, um den täglichen Belastungen widerstehen zu können, die unregelmäßig und ungefiltert Einfluß nehmen auf jede Persönlichkeitsstruktur. Interessant wäre es zu analysieren, inwieweit Männer anders mit psychischen Belastungen umgehen als Frauen. Dieser Fragestellung nachzugehen, wäre Aufgabe einer entsprechenden Studie und mit Sicherheit für das Gesamtverständnis bedeutungsvoll.

Ich versuche, die Ursachen zu ergründen, die verantwortlich sind für die Distanz, mit der Krankenschwestern und Krankenpfleger ethische Fragen diskutieren. Noch unverständlicher ist es, wenn man sich bewußt macht, wieviel Anstrengung Pflege unternommen hat, um die Anerkennung zu bekommen und zu bewahren, auf die sie jahrhundertelang verzichtet hat. Teils weil Pflege sich selbst verstanden hat als uneingeschränkt und immer einsatzbereiter Hilfsdienst für die Medizin, teils aus falsch verstandener Bescheidenheit, christlicher Nächstenliebe und Demut. Nun wo die Zeit angebrochen ist, in der Pflegepersonal aufgefordert ist, mitzubestimmen, wäre es ein nicht wieder gutzumachender Fehler, wenn sie sich dieses Recht aus der Hand nehmen ließe, um erneut einen Part im veralteten Rollengefüge zu übernehmen. Zögerlichkeit ist dabei schädlich, Aufklärung und Überzeugungsarbeit unverzichtbar. Ich behaupte, daß sich Pflegende schon der Verantwortung bewußt sind, die sie tragen. Notwendiges Fachwissen, eine fundamentierte theorie- und praxisbezogene Ausbildung verleihen Sicherheit und sind beste Voraussetzung für weitere Motivationsschübe im Klinikalltag.

Es stimmt nachdenklich, daß zahlreiche Veröffentlichungen zur Thematik „ärztliche Ethik" einem relativ geringen Anteil Publikationen über Pflegeethik gegenüberstehen. Vorreiter auf diesem Gebiet sind Amerika und Großbritannien. Mehrere Veröffentlichungen wurden übersetzt und bereichern neben deutschen Publikationen das Angebot an pflegewissenschaftlichen Arbeiten.

Auch wenn der Mensch schon immer im Mittelpunkt von Pflege stand, hat sich im Laufe der Geschichte der Blick auf das verändert, was wir heute schlicht als Menschenbild bezeichnen. Jede Ideologie ist bestrebt, ein Menschenbild gemäß ihrer politischen Ausrichtung zu entwickeln. So war es Ziel der Diktatur des Proletariats in der damaligen DDR, ein sozialistisches humanistisches Menschenbild zu formen. Da Menschenbild und Pflegeleitbild unmittelbar in Zusammenhang stehen, gehörte es zum Aufgabenverständnis von Psychologie und Pädagogik, dafür eine Vorgehensweise zu entwickeln. Außerdem gab es eine „sozialistische Moral" und eine „sozialistische Ethik", deren Inhalt u. a. darin bestand, die Interessen des Staates bis hinein in Medizin und Pflege zu implizieren. Eine Krankenschwester war dazu angehalten, ihren staatsbürgerlichen Standpunkt gegenüber dem Patienten zu vertreten. Ihr Gewissen sollte dabei den Anforderungen, die der Mensch an sein Verhalten selbst stellt, ausgehend von der sozialistischen Moral, gerecht werden. Eine marxistisch-leninistische Philosophie, die auch zur Problematik Schwangerschaftsabbruch ihre eigenen Vorgaben in der Entscheidungsfindung hatte, versuchte Zweifel an der Richtigkeit der Handlung auszuräumen, indem sie das als richtig, verbindlich und legitim manifestierte, was Staat und Regierung vorgaben.

Soweit ein kurzer Exkurs in ein anderes Gesellschaftssystem, den es an dieser Stelle nicht zu vertiefen gilt.

In heutiger Zeit wird Ethik an Krankenpflegeschulen sehr dezent behandelt, nicht von den Lehrbeauftragten, leider aber von den Schülern. Es scheint mir bedenklich und zu wenig, wenn ich von einem Krankenpflegeschüler, unmittelbar nach Beendigung seiner Ausbildung, nur 4 Seiten ausgehändigt bekomme, wenn ich nach Arbeitsmaterial hinsichtlich ethischer Themen frage. An diesem Punkt wird endgültig klar, daß der Begriff Ethik zum Reizwort mutieren wird. Es sei denn, es findet sich eine praktikable Möglichkeit für einen Konsens, der Pflege und Ethik nicht nur als zusammengesetztes Substantiv vereint. Die erste Berufsethik der Krankenschwestern stammt aus dem Jahr 1953. Weitere Deklarationen und Kodizes folgten und signalisierten immer wieder die Bedeutung ethischer Grundregeln für die Krankenpflege. Erfahrungsgemäß können jedoch Pflegende mit dem Begriff Verantwortung mehr anfangen als mit dem Wort Ethik. Letzterer erhebt philosophischen Anspruch und erzeugt damit schnell Unbehagen. Daraus ergibt sich die Alternative, sich über den Verantwortungsbegriff Zugang zum Interesse für Ethik und ethische Entscheidungsfindungen zu verschaffen. Ebenfalls wesentlich erscheint es mir, den Bezug zur Klugheit herzustellen. Klugheit befähigt zu Nachdenklichkeit. Nachdenklichkeit wiederum beinhaltet das Abwägen und Überprüfen von Meinungen und Auffassungen von auch vermeintlichem Wissen. Und wenn angeeignetes Wissen, das Allgemeingültigkeitscharakter besitzt, mit Sensibilität und Sorgfalt auf konkrete und spezifische Fälle angewendet wird, spricht man von kasuistischer Denkweise, deren erste Ursprünge bereits bei Aristoteles zu finden sind.

Die Kasuistische Ethik impliziert eine starke Aufwertung der Anwendungsdimensionen und hebt Elemente der moralischen Urteilsbildung in Einzelfällen hervor, die von der Regel- und Prinzipienethik oft unterschlagen oder vernachlässigt worden sind. Die praktische Klugheit ist ein in der neuzeitlichen Ethik unterschätztes, aber unersetzliches Moment des moralischen Lebens, das von der hermeneutisch und kasuistisch orientierten Philosophie rehabilitiert wird. Vor allem wirkt sie dem Bild einer deduktiven Einbahnstraße von oben nach unten entgegen und hebt das produktive Element hervor, das jeder Anwendung innewohnt (Bayertz 1991, S. 17).

Eine professionalisierte Pflege, die Eigenständigkeit in ihrer Bedeutung erlangt und neben medizinischer Wissenschaft als Pflegewissenschaft ihre Existenzberechtigung nicht täglich neu zu formulieren hat, ist keine Vision mehr. Aber eine Wissenschaft, die sich etabliert hat und auch künftig in Korrelation zu anderen Wissenschaften stehen soll, darf nicht müde werden, wenn es darum geht, Kenntnisse zu erweitern und von höherer Ebene aus traditionelles Verhalten zu hinterfragen.

Literatur

Arndt M (1996) Ethik denken – Maßstäbe zum Handeln in der Pflege, Thieme, Stuttgart New York

Bayertz K (1991) Praktische Philosophie. Grundorientierungen angewandter Ethik. Rowohlt, Reinbek bei Hamburg

Bischoff C (1994) Frauen in der Krankenpflege. Zur Entwicklung von Frauenrolle und Frauenberufstätigkeit im 19. und 20. Jahrhundert, Campus, Frankfurt New York

Dudziak R (1996) Intensivmedizin aus der Sicht des Patienten und seiner Angehörigen. Intensivmed Notfallmed [Suppl 1] 1/33:15–18

Eibach U (1997) Medizin und Menschenwürde. Ethische Probleme in der Medizin aus christlicher Sicht. Brockhaus, Wuppertal

Fertig B, Wietersheim H von (Hrsg) (1997) Menschliche Begleitung und Krisenintervention im Rettungsdienst. Stumpf & Kossendey, Edewecht Wien

Harris J (1995) Der Wert des Lebens. Eine Einführung in die medizinische Ethik. Akademie, Berlin

Heene DL (1996) Aufgaben der Intensivmedizin. Intensivmed Notfallmed [Suppl 1] 1/33:1–3

Kahlke W, Reiter-Theil S (Hrsg) (1995) Ethik in der Medizin. Enke, Stuttgart

Lawin P (1996) Intensivmedizin als Chance. Intensivmed Notfallmed [Suppl 1] 1/33:5-13

Løgstrup K (1989) Norm und Spontaneität. Ethik und Politik zwischen Technik und Dilettantokratie. Mohr (Paul Siebeck), Tübingen

Sass H-M (1991) Medizin, Krankheit und Gesundheit. In: Bayertz K (Hrsg) Praktische Philosophie. Grundorientierungen angewandter Ethik. Rowohlt, Reinbek bei Hamburg, S 210–242

Schaefer H (1983) Medizin im Wandel. Medizinische Ethik. Dr. E. Fischer, Heidelberg

Schweitzer M (Hrsg) (1997) Intensivmedizin. Zukunftsperspektiven. Ethische Aspekte – Ökonomische Aspekte – Neue therapeutische Aspekte. Wilhelmsbader Symposium 1996. Zuckschwerdt, München Bern Wien New York

Thielicke H (1979) Wer darf sterben? Grenzfragen der modernen Medizin. Herder, Freiburg im Breisgau

Tschudin V (1996) Ethik in der Krankenpflege. Recom, Basel

Sackgasse Pflegeabhängigkeit?
Zur Situation von Menschen, die von der Pflege und Fürsorge anderer abhängig sind

C. Schlecht

Inhaltsverzeichnis

1 Einführung 129

2 Mensch sein oder der Wert des Menschen 130
2.1 Der Begriff der Person 131
2.2 Das humanistische Menschenbild 132
2.3 Das biblische Menschenbild als Grundlage des Wertes eines Menschen 132

3 Begleitung und Betreuung von pflegeabhängigen Menschen 133
3.1 Zur Situation von pflegebedürftigen Menschen 133
3.2 Die Situation der Pflegenden 133
3.2.1 Beispiele für alltägliche Entscheidungen, die auf dem Hintergrund ethischer Grundeinstellungen getroffen werden 135
3.2.2 Der Aspekt der Verantwortung im Pflegealltag 136
3.3 Die Frage nach Macht und Ohnmacht in der Pflegebeziehung 137
3.4 Bewußtlosigkeit 138

4 Eine Betrachtung ethischer Werte, die für Pflegende bedeutend sind 140

5 Ethische Dilemmas 142

6 Pflegebedürftig – Gibt es einen Ausweg aus der Sackgasse? 143

Literatur 146

1 Einführung

Chronisch krank, sehbehindert, gehunfähig, nicht mehr in der Lage, sprechen zu können, verwirrt,..., die Aufzählung könnte noch beliebig fortgesetzt werden. Allen aufgezählten Eigenschaften gemeinsam ist, daß sie Menschen beschreiben, die von anderen Menschen abhängig sind, um ihr Leben zu bewältigen, abhängig von der Pflege und Fürsorge anderer.

Pflegenden begegnen solche Menschen häufig. Für viele – auch im Pflegeberuf – ist die Vorstellung, von der Pflege anderer Menschen abhängig zu sein, schrecklich. So wird häufig der Wunsch nach einem schnellen, schmerzlosen Tod geäußert, einem Tod, der den Menschen am besten im Schlaf überrascht und gar nicht zu spüren ist. Am nächsten Morgen wacht man eben einfach nicht mehr auf.

In einem alten Choral klingt an, daß frühere Generationen nicht so gedacht haben. Dort wird die Bitte formuliert, Gott möge den Menschen vor einem „bösen, schnellen Tod" (Evangelische Landeskirche in Württemberg 1996, Nr. 443,3) bewahren. Unsere Einstellung zu Gesundheit, Krankheit und Tod hat sich geändert. Wir sind es gewohnt, daß vieles, noch vor kurzer Zeit Unvorstellbares, machbar ist, auch in bezug auf Krankheiten und andere körperliche Gebrechen. So fällt es uns immer schwerer, zu akzeptieren, wenn ein Zustand nicht mehr änderbar ist, wenn sich dauerhaft Schmerzen einstellen, wenn sich ein Zustand nur langsam verändert, wenn der Mensch immer schwächer wird und sich nicht wieder erholt.

Menschen über eine lange Zeit zu pflegen, ist für beide, für die Pflegenden wie auch für die Pflegebedürftigen, eine große Herausforderung. Die Betroffenen müssen vieles, was ihr Leben ausgemacht hat, loslassen und zum Teil anderen überlassen, sie können nur noch wenig oder gar nichts mehr leisten. Diejenigen, die den Wert ihres Menschseins über Leistung definiert haben, kommen schnell in eine Sinnkrise. Oft wird ein solches Leben von Betroffenen selbst als wertlos definiert, und nicht selten wird der Wunsch geäußert, zu sterben.

Auch für Pflegende ist es nicht leicht, sich täglich neu auf diese Art der Auseinandersetzung einzulassen. Die Frage nach dem Sinn des Lebens berührt nicht nur die Frage nach dem Sinn und dem Wert des anderen, sie berührt auch die Frage nach dem Sinn und dem Wert des eigenen Lebens. Pflegende sind häufig diejenigen, an die die Sinnfrage gestellt wird, wo sich die Verzweiflung über den eigenen Zustand oder den eines Angehörigen Luft macht, wo sie sich in Aggression oder Regression ausdrückt.

Zusätzlich macht der Zustand eines schwer pflegeabhängigen Menschen betroffen, er löst Mitleid und Anteilnahme aus. Die Pflege eines schwerkranken Menschen belastet, stellt uns selbst in Frage. Verschärft werden die Belastungen, wenn Menschen so verwirrt sind, daß sie selbst nahe Angehörige nicht mehr erkennen, wenn sie nicht sprechen und/oder nicht mehr reagieren können, wenn sie bewußtlos sind. Diese Menschen sind einfach „nur noch" da, in allem brauchen sie Unterstützung und Hilfe. Kann in solchen Fällen noch von einem Leben in Würde gesprochen werden? Wäre es für alle Beteiligten da nicht wirklich besser, ein solches Leben könnte aktiv beendet werden?

Der pflegerische Alltag ist oft dicht gefüllt. Es ist kaum Zeit da, sich auf die Fragen einzulassen und sie zuzulassen. Trotzdem arbeiten sie in denen, die andere Menschen pflegen, und trotzdem erfordert der Alltag ethische Entscheidungen. Dieses Kapitel soll einladen, zu reflektieren und zu diskutieren, Fragen zu stellen und Meinungen zu überprüfen.

Wie aus der oben gestellten Frage schon ersichtlich, kann es bei der Auseinandersetzung mit dieser Thematik nicht ausbleiben, daß die Frage nach der Sterbebegleitung, nach dem Sterbenlassen, nach der aktiven Sterbehilfe immer wieder gestreift wird. Allerdings bedarf dieser Themenkomplex einer gesonderten ethischen Betrachtung und kann hier nicht vertieft werden.

2
Mensch sein oder der Wert des Menschen

Nicht nur in der Begleitung schwerkranker und pflegeabhängiger Menschen stellt sich uns die Frage, was den Menschen zum Menschen macht, aber besonders dann wird sie oft zum drängenden Problem. Wir müssen wissen, was den Menschen von anderen Geschöpfen unterscheidet, was ihm seinen besonderen Wert verleiht.

Nur zu oft wird Menschsein in Situationen, in denen Krankheit, Schmerzen, dauerhafte Behinderungen u. ä. durchlebt werden müssen, von den Betroffenen selbst wie auch von Menschen, die sie betreuen, als unerträgliche Last empfunden. Aussagen wie „Ein Tier in diesem Zustand würde man erlösen" oder (beim Anblick einer schwer dementen Dame) „Wenn es mit mir mal so weit ist, dann erschießt mich bitte", machen dies mehr als deutlich.

2.1
Der Begriff der Person

Ein Versuch, sich an die schwierige Frage nach dem Wert des Menschen anzunähern, wurde durch verschiedene Definitionen des Begriffs der Person unternommen.

John Locke definiert eine Person als ein denkendes, intelligentes Wesen mit der Fähigkeit zu Vernunft und Reflexion (Harris 1995, S. 43).

Harris geht von dieser Definition aus und führt sie weiter.

Eine Person ist ein Wesen, das sich selbst erfassen kann „als dasselbe denkende Ding zu verschiedenen Zeiten und an verschiedenen Orten" (Harris 1995, S. 43).

Folgende Kriterien stellt er als Erkennungsmerkmale einer Person zusammen:

Eine Person ist ein Wesen, das einer Sprache mächtig ist (als Kennzeichen für Selbstbewußtsein),
* *das eigene Leben wertschätzt,*
* *eine Bewußtheit des Lebens,*
* *ein „Bewußtsein von Bewußtsein" (Harris 1995, S. 47) hat,*
* *der Vorstellung seiner eigenen Zukunft fähig ist und den Wunsch hat, diese auch zu erleben (Harris 1995, S. 49ff.).*

Der Begriff einer Person kann auch auf Wesen angewendet werden, die potentiell die Möglichkeit haben, die oben genannten Merkmale zu entwickeln (z. B. Säuglinge). Definitionen wie diese sind zwar durchaus einleuchtend, aber für die Betrachtung der Situation pflegebedürftiger Menschen keineswegs ausreichend. Wie viele schwer pflegebedürftige Menschen sind nicht (mehr) in der Lage, sich verbal zu äußern oder anders verstehbar auf ihre Umwelt zu reagieren. Es ist absolut unsicher, ob sie in der Lage sind, sich eine Vorstellung von ihrer Zukunft zu machen. Wir wissen nicht, ob sie Freude empfinden oder vielleicht verzweifelt sind. Wir wissen auch nicht, ob sie vielleicht in der Lage sind, nachzudenken oder sich selbst als Subjekt wahrzunehmen.

Von anderen, die in der Lage sind zu sprechen, wissen wir, daß sie sehr oft verzweifelt sind über ihre Lage, daß sie sich selbst als Last für andere empfinden, keinen Sinn mehr in ihrem Leben sehen und es als wertlos erachten. Nur folgerichtig sind sie daher der Meinung, ihr Tod sollte am besten aktiv herbeigeführt werden. Sie treten an Pflegende und Ärzte mit der Bitte heran, ihnen ein Medikament zu verabreichen, das ihr Leben beendet.

Nach der oben dargelegten Definition einer Person können solche Leben beendet werden: die einen, weil sie möglicherweise kein Bewußtsein (mehr) haben, die anderen, weil sie selbst ihr Leben nicht mehr als lebenswert einschätzen und keine Zukunft mehr erleben wollen.

Das logische Ergebnis eines solchen Menschenbildes kann bei Peter Singer (1994) oder im „Menschenrechtsübereinkommen zur Biomedizin" des Europarates („Bioethik-Konvention") nachgelesen werden.

Es ist wichtig, den Wert eines Menschen, den Wert eines menschlichen Lebens, nicht nur durch die Definition des Begriffs der Person festzulegen. Eine andere, auch behinderten Menschen gemäße Festlegung des Wertes des Menschen muß gefunden werden, um Pflegenden eine Grundlage zu geben im Umgang mit schwer pflegebedürftigen Menschen, denn es gilt: „Die Auffassung, die jemand von einem Menschen hat, bestimmt seinen Umgang mit ihm" (Caritas 1998, S. 11).

2.2
Das humanistische Menschenbild

Der Humanismus zeichnet vom Menschen ein anderes Bild. Er begründet die Würde eines menschlichen Lebens damit, daß der Mensch als Mensch geboren ist. Die Einmaligkeit und Unverwechselbarkeit eines Menschen verleihen dem Menschen Würde. „Der Mensch ist nicht Person, weil und sofern er Gehirn hat, sondern weil er ein Mensch ist" (Rest 1994, S. 58).

Auf dieser Grundlage wurden beispielsweise die Menschenrechte formuliert, die internationale Anerkennung finden.

2.3
Das biblische Menschenbild als Grundlage des Wertes eines Menschen

Das biblische Menschenbild hält fest, daß jeder Mensch von Gott geschaffen, von ihm gewollt, einmalig und unverwechselbar ist. Von Gott her ist jeder Mensch mit Würde ausgestattet: Gott erschuf den Menschen als Gottes Ebenbild, als Gegenüber für Gott. Jedem Menschen gilt daher sein Angebot, mit ihm in Beziehung zu treten, dabei Heilung zu erfahren und heil zu werden.

Dieses Menschenbild ist geeignet, um das eigene Leben, aber auch das schwerkranker Menschen einzuordnen und zu bejahen. Es ermöglicht eine Haltung, die den anderen in seiner Geschöpflichkeit, zu der auch die Hinfälligkeit gehört, annehmen und begleiten kann. Klaus Dörner erwähnt im Zusammenhang der 43. Gütersloher Fortbildungswoche, in der auf die Problematik der Patiententötungen durch Pflegende eingegangen wird, die „Logik der Einmaligkeit der Würde des Menschen" (Kürten und Dörner 1993, S. 111), die eine Gleichbehandlung aller Menschen fordert und begründet.

Das biblische Menschenbild ist die Grundlage, hilfebedürftigen Menschen mit Achtung und Verantwortungsbewußtsein gegenüberzutreten, sie als Menschen an- und ernst zu nehmen, ihnen Begleitung und Hilfestellung anzubieten.

3
Begleitung und Betreuung von pflegeabhängigen Menschen

3.1
Zur Situation von pflegebedürftigen Menschen

Menschen, die über lange Zeiträume gepflegt werden müssen, stellen, wie eingangs schon erwähnt, für alle Beteiligten eine große Herausforderung dar. Nicht nur die Pflegenden, auch Angehörige, Ärzte und andere zum therapeutischen Team gehörende Personen wie z. B. Physiotherapeuten sind davon betroffen. Gesellschaftlich gesehen sind Pflegebedürftige eine Belastung, nicht nur in finanzieller Hinsicht, aber auch in solcher. Pflegeabhängige Menschen passen nicht in eine Gesellschaft, in der alles immer schneller gehen muß, in der Flexibilität und Leistung gefragt sind. Pflegebedürftige, Behinderte, alte Menschen sind in der Regel langsam, erbringen selbst meist keine oder nur eine geringe Leistung und sind sehr oft unflexibel. Der Personaleinsatz, der Zeitaufwand und damit die Kosten, um ihre Versorgung sicherzustellen, sind hoch.

* Ist solches Leben schützenswert und förderungswürdig?
* Lohnt es sich, Zeit und Geld zu investieren, um die Versorgung dieser Menschengruppe sicherzustellen?
* Können wir uns eine aufwendige Versorgung, Betreuung und Förderung dieser Menschen überhaupt leisten?

Wenn nicht nur die Definition zugrunde gelegt wird, die eine Person beschreibt, sondern wenn über das humanistische Menschenbild hinaus das biblische Menschenbild als die Grundlage des Handelns verstanden wird, ist klar, daß Gott Leben schützen und bewahren will, daß jedes Leben aus seiner Hand kommt und von daher wertvolles, sinnvolles Leben ist.

Nicht nur durch das biblische Menschenbild, sondern u. a. auch im Grundgesetz der Bundesrepublik Deutschland ist die Würde jedes Menschen verankert. So steht in Artikel 1: „Die Würde des Menschen ist unantastbar. Sie zu achten und zu schützen ist Verpflichtung aller staatlichen Gewalt" (Grundgesetz für die Bundesrepublik Deutschland, Art. 1, Abs. 1). Wie kann dies jedoch im pflegerischen Alltag umgesetzt werden?

3.2
Die Situation der Pflegenden

Der pflegerische Alltag läßt wenig Zeit, um den Menschen so wahrzunehmen und auf ihn zu reagieren, wie es diesem gut täte. Der Zeitdruck ist hoch, die Arbeitsbelastung nimmt durch die zunehmende Pflegeintensität der Pflegebedürftigen und durch die zunehmende Anzahl schwer pflegeabhängiger Menschen immer noch zu.

Trotzdem ist es ethisch geboten, pflegebedürftige Menschen nicht nur unter den oben erwähnten Gesichtspunkten des Zeit- und Kostendrucks zu sehen. Es sind die Phantasie und die Kreativität jeder und jedes in der Pflege Tätigen gefordert, um die minimalen Zeitressourcen so auszuschöpfen bzw. die Pflege so zu gestalten und zu planen, daß eine für alle zufriedenstellende Pflege durchgeführt werden kann. Allerdings reicht dies nicht aus. Auch der Gesetzgeber sowie die Kostenträger müssen daran interessiert sein, daß eine den pflegebedürftigen Menschen angemessene Pflege durchgeführt werden kann.

Die Relation von Personal zu Pflegebedürftigen muß stimmen, und der Langsamkeit alter, behinderter und schwerkranker Menschen muß Rechnung getragen werden. „Füreinander sorgen, einander pflegen ist ein wesentliches Element des Menschseins" stellt Arndt fest. „Pflege macht eine Form menschlichen Daseins aus" (Arndt 1996, S. 10). Es besteht von daher eine gesellschaftliche Verantwortung, eine menschenwürdige Betreuung und Versorgung pflegebedürftiger Menschen sicherzustellen und einzufordern.

Pflegende finden sich häufig in einer für sie und die Bewohner/Patienten schwierigen Position. Je nach Struktur der jeweiligen Einrichtung nehmen sie mehrere „Vermittlerpositionen" ein: zwischen Arzt und pflegebedürftiger Person, zwischen Angehörigen und Pflegebedürftigen, zwischen anderen Berufsgruppen und Bewohnern/Kranken. Terminabsprachen, Informationen und nicht zuletzt die Unterstützung und/oder Erfüllung der Wünsche der Pflegebedürftigen gehören zum Aufgabenbereich der Pflegenden. Oft ist es für Pflegende schwer, den jeweils eigenen Standpunkt zu finden und auch in Auseinandersetzungen zu vertreten.

Im Umgang mit Schwerkranken und Pflegeabhängigen sind Pflegende täglich herausgefordert, ethische Entscheidungen zu treffen. Häufig geschieht dies intuitiv, es findet keine oder nur ganz sporadisch eine ethische Reflexion in der Gruppe statt. Auch nachdem ein pflegebedürftiger Mensch verstorben ist, fehlt oft die hilfreiche und notwendige Reflexion über die oft jahrelange pflegerische Begleitung und über das Sterben dieses Menschen.

Die vorhandene Sprachlosigkeit über intuitiv getroffene ethische Entscheidungen führt zu Mißverständnissen und Frust unter denen, die an der Betreuung und Versorgung der Pflegebedürftigen beteiligt sind. Jede und jeder trägt ein nicht ausgesprochenes, von eigenen Fragen, Überlegungen und Hintergrundinformationen geprägtes Bild von der „guten und richtigen" Pflege dieses Menschen mit sich. Unausgesprochen wird von jedem, der mit der Pflege dieses Menschen beauftragt ist, erwartet, daß die Pflege oder Therapie nach den jeweils eigenen Vorstellungen durchgeführt wird. Geschieht dies nun nicht entsprechend diesem Bild, macht sich Enttäuschung über die Kollegen breit.

Es wird klar, wie hilfreich es wäre, wenn Pflegende wüßten, nach welchen ethischen Gesichtspunkten sie pflegen wollen. Da die Auseinandersetzung mit diesen Themen so wenig erfolgt, ist vielen nicht bewußt, an welchen Werten und Normen sie sich orientieren. Krankenschwestern und -pfleger, Altenpflegerinnen und -pfleger, Kinderkrankenschwestern und -pfleger sowie Heilerziehungspflegerinnen und -pfleger arbeiten nicht in einem wertfreien Raum. Sie sind geprägt von den Wertvorstellungen ihrer Gesellschaft und bestimmen wiederum diese mit. „(...) der in unserer Gesellschaft vorherrschende Pluralismus von Weltanschauungen, Wertauffassungen, ethischen Positionen und Lebens-Sinn-Entwürfen beginnt sich auch im Bereich der Pflege (...) auszuwirken" (Caritas 1998, S. 7). Angesichts der durch den technischen Fortschritt einhergehenden und von der Gesellschaft hingenommenen „Schadens- und Todesraten" (Kürten und Dörner 1993, S. 111) fragt Dörner: „Wie begreift er (der Pflegende), (...) daß ausnahmsweise hier (in den Einrichtungen) ein Ort ist, an dem der Sand und das Getriebe die gleiche Wertschätzung erfahren, dieselbe Würde haben?" (Kürten und Dörner 1993, S. 111)

In den Einrichtungen des Gesundheitswesens muß nach Möglichkeiten gesucht werden, Diskussionen über ethische Fragen zu fördern und ihnen Raum zu geben. Manche Einrichtungen geben z. B. durch eine konfessionelle Trägerschaft Normen vor, andere haben mit ihren Mitarbeitern ein Leitbild entwickelt, in dem die Ziele des Hauses für alle verbindlich festgehalten wurden. Wieder andere haben festgelegt, nach welcher Pflegetheorie sie pflegen wollen. Solche Zielvereinbarungen sind wichtig, aber nicht ausreichend. Sie helfen den Pflegenden, eine einheitliche Sprache zu sprechen, aber sie ersetzen keine Diskussionen und Reflexionen um ethische Inhalte und entbinden nicht davon, Entscheidungen mit und für Pflegebedürftige zu treffen.

3.2.1
Beispiele für alltägliche Entscheidungen, die auf dem Hintergrund ethischer Grundeinstellungen getroffen werden

Ethische Entscheidungen müssen zwar von den Pflegenden, aber auch vom ganzen therapeutischen Team einschließlich des Pflegeabhängigen selbst – sofern er/sie dazu in der Lage ist – und, wenn möglich, mit den Angehörigen getroffen und durchgetragen werden. Das stellt Pflegende häufig vor eine riesige Herausforderung. Wenn es nicht gelingt, den Betroffenen und die Angehörigen mit einzubeziehen, führt dies häufig dazu, daß die Behandlung nicht zum Ziel führt. Ein Beispiel kann dies vielleicht verdeutlichen:

Eine ältere Dame wurde auf einer internistischen Station aufgenommen. Bis zu diesem Zeitpunkt lebte sie alleine in einer Wohnung und hatte sich auch selbständig versorgen können. Während ihres Krankenhausaufenthaltes erlitt sie einen Schlaganfall. In der Folge konnte sie nicht sprechen, hatte Schluckstörungen und war halbseitig gelähmt. Nach Einschätzung der Ärzte, Pflegekräfte und Physiotherapeuten hatte sie allerdings gute Aussichten auf Besserung ihres Zustandes, und es setzten sofort alle notwendigen therapeutischen Maßnahmen ein. Außerdem wurden die Angehörigen benachrichtigt, die zügig kamen. Die Patientin hatte inzwischen eine Infusionstherapie erhalten und zur Ernährung eine Magensonde gelegt bekommen. Als die Angehörigen an ihrem Bett standen, sprachen sie nicht mit ihr, sondern nur über sie. Immer wieder wurde der Patientin gegenüber (aber über ihren Kopf hinweg) großes Mitleid kundgetan, und immer wieder fiel der Satz, daß einem Tier „so etwas" nicht zugemutet werden würde, daß man dieses „erlösen" würde. Die Angehörigen kamen täglich, die Besuche unterschieden sich kaum. Die alte Dame zog sich wiederholt ihre Magensonde, so daß davon ausgegangen werden mußte, daß sie dies in der Absicht tat, ihr Leben schnell zu beenden. Auch gezielte krankengymnastische Übungen oder andere Versuche sie zu fördern, unterstützte sie nicht. Sie verstarb nach wenigen Tagen.

Hier waren sich zwar alle an der Therapie Beteiligten darüber einig, daß die Behandlung mit Sicherheit erfolgreich sein würde, aber es gelang nicht, die Angehörigen in den Prozeß der Entscheidungsfindung so einzubeziehen, daß die Patientin auch von deren Seite her hätte angemessen gefördert werden können. Außerdem gelang es nicht, der Patientin so viel Wertschätzung und Unterstützung entgegenzubringen, daß sie ihre Entscheidung dahingehend getroffen hätte, sich unter allen Umständen für ihr Leben einzusetzen.

Ethische Entscheidungen sind aber nicht nur dann erforderlich, wenn es um lebensbedrohliche oder andere für die betroffenen Menschen einschneidende, das Leben verändernde Erkrankungen geht. Ethische Entscheidungen sind häufig ganz alltägliche Entscheidungen, und allzu oft werden sie nicht als solche wahrgenommen. Wenn es z. B. darum geht, inwieweit der Wunsch eines Bewohners Eingang findet in die Pflegeplanung, inwieweit er überhaupt gehört wird, Beachtung findet und nicht sofort korrigiert wird, ist eine ethische Entscheidung. Sie beruht auf dem Wert der „Achtung vor der Autonomie des anderen" (Arndt 1996, S. 51).

Ein anderes Beispiel aus dem pflegerischen Alltag ist die Bewegungs(un)fähigkeit eines Menschen. Auch hier geht es um ethische Überlegungen, wenn – aus den verschiedensten Gründen – entschieden wird, ob jemand im Bett bleibt oder ob Mobilisation o. ä. geplant und durchgeführt wird. Werte, die in diesem Zusammenhang eine Entscheidung beeinflussen können, sind möglicherweise:

- Die Würde eines Menschen zu wahren, indem ein würdiges Sterben ermöglicht wird, oder
- die Beweglichkeit eines Menschen zu fördern, um eine möglichst große Autonomie des Pflegebedürftigen wiederzuerlangen bzw. zu erhalten. Wenn immer möglich, ist es wichtig, das Recht des Menschen auf Selbstbestimmung zu achten und seine Entscheidung zu respektieren.

3.2.2
Der Aspekt der Verantwortung im Pflegealltag

Pflege und Betreuung erfordern von denen, die in der Pflege tätig sind, den Einsatz des ganzen Menschen. Es ist zwar wichtig, bestimmte Techniken gut zu beherrschen und auszuführen, aber es reicht nicht aus. Um Pflege, Begleitung und Betreuung so sicherzustellen, daß beide, Pflegende und Pflegebedürftige zufrieden sind, ist es notwendig, daß beide eine Beziehung zueinander aufbauen können. Anteilnahme und Vertrauen sind Werte, die die Beziehung charakterisieren, und sie machen klar, in welcher Hinsicht Pflegende gefordert sind. Ein weiterer Wert, der hilft, die Pflegebeziehung zu beschreiben, ist die Verantwortung. Menschen, die die Fürsorge anderer übernehmen, sind bereit, für sie Verantwortung zu übernehmen. Das heißt nicht, daß Angehörige oder gar die Betroffenen selbst alle Verantwortung abgeben würden. Wenn Betroffene ihre Interessen nicht selbst wahrnehmen können, wird in der Regel – und das ist sehr im Interesse der Pflegenden – ein Betreuer bestellt. Verantwortung übernehmen kann für Pflegende u. a. bedeuten, sich für Pflegeabhängige einzusetzen, an ihrer Stelle für ihre Belange einzutreten, den Alltag so zu gestalten, daß er so weit wie möglich ihren Bedürfnissen entspricht, Defizite auszugleichen, Ressourcen zu fördern und biographische Daten in den Pflegeprozeß einzubeziehen.

Pflegende sehen sich in vielerlei Hinsicht Erwartungen ausgesetzt. Auch dies spiegelt einen Teil der Verantwortung wider, die sie durch ihre Tätigkeit übernommen haben. Hinzu kommen Ansprüche und Erwartungen an die eigene Person, die das Handeln bestimmen und Maßstäbe im Umgang mit anderen Pflegenden setzen.

Zur Verantwortung für pflegeabhängige Menschen gehört auch das Wahrnehmen der Verantwortung für die eigene Person bzw. für nachgeordnete Mitarbeiter. Um Pflege positiv gestalten zu können, ist es zwingend notwendig, den Alltag so zu gestalten, daß für die Pflege genügend Zeit, Material und Freiraum zur Verfügung stehen. Möglichkeiten dazu bieten die Gestaltung des Dienstplanes, die personelle Ausstattung der Einrichtungen mit qualifizierten und motivierten Pflegekräften und die Verteilung schwer Pflegebedürftiger über mehrere Stationen/Abteilungen. Nicht zuletzt ist es für jeden in der Pflege Tätigen wichtig, sich selbst zu achten und dieser Achtung auch dadurch Ausdruck zu verleihen, nach einem geeigneten Ausgleich für sich selbst zu suchen und das eigene Bedürfnis nach Erholung bzw. das nachgeordneter Mitarbeiter, ernst zu nehmen. Wird dies vernachlässigt, so führt dies zu einer permanenten Überforderung. Darunter leidet nicht nur die betroffene Person selbst (Burn-out), sondern auch die ihrer Pflege anvertrauten Menschen, ihre Kollegen und die Qualität der Arbeit.

3.3
Die Frage nach Macht und Ohnmacht in der Pflegebeziehung

In diesem Abschnitt soll das Augenmerk auf einen ganz anderen, oft wenig beachteten, aber im Alltag sehr wichtigen Aspekt gelegt werden, auf das Verhältnis von Macht und Ohnmacht in der pflegerischen Beziehung.

Eigentlich sind die Rollen doch klar, die Pflegenden sind im Besitz der Macht, die Pflegebedürftigen sind machtlos. Die Pflegenden müssen darauf achten, ihre Macht nicht zu mißbrauchen und den Pflegebedürftigen mit dem ihnen gebührenden Respekt gegenüberzutreten. Die von der Pflege Abhängigen haben ein Recht darauf, sich an der Pflege zu beteiligen, und von diesem Recht sollen sie Gebrauch machen. Sie haben ein Mitsprache- und Entscheidungsrecht, wenn es um die Planung ihrer Pflege geht, aber das Wissen um geeignete Pflegemethoden liegt in der Hand der Profis. Bevor sich jemand, der auf Pflege angewiesen ist, entscheiden kann, sollte eine Pflegeberatung in Anspruch genommen werden. Soweit ist alles klar. Oder doch nicht?

Pflegearbeit ist u. a. Beziehungsarbeit. Damit diese gelingt, müssen beide Seiten bereit sein, in die Beziehung zu investieren. Sobald ein Mensch nicht mehr in der Lage ist, sich verbal auszudrücken, oder wenn er als bewußtlos gilt, wird die sprachliche Kommunikation als ein wichtiger Aspekt der Beziehungsarbeit wesentlich erschwert. Hinzu kommt der enorme Zeitdruck, unter dem die Pflege durchgeführt werden muß. Schnell verführen solche Umstände dazu, „die Arbeit" zügig zu erledigen. Der Mensch, um den es dabei geht, wird – ohne es zu wollen – zum Objekt, das sauber und satt sein soll und ab und zu noch umgedreht werden muß. Pflegeabhängige Menschen werden in ähnlichen Situationen oft nicht in die Pflege einbezogen oder über anstehende Maßnahmen informiert. Öfter gipfelt die Situation – wieder häufig ohne sich dessen bewußt zu sein und ohne schlechte Absicht – darin, daß am Bett der pflegeabhängigen Person über diese gesprochen wird oder ein ganz fremder Gesprächsinhalt zum Thema wird. Auch dann wird der Bewohner zum Objekt degradiert. Viele Bewohner resignieren nach kurzer Zeit und lassen die Pflege über sich ergehen, ohne sich zu wehren oder auf eine andere Art und Weise zu zeigen, was sie sich wünschen bzw. wie es ihnen geht. In einem solchen Fall sind die Machtverhältnisse eindeutig: das, was zu tun ist, wird ausgeführt; die (körperliche) Pflege und damit die Macht liegt ausschließlich in der Hand der Pflegekraft. Viele, die eine solche Pflege durchführen, werden selbst davon überzeugt sein, daß ihr Handeln richtig und keineswegs lieblos ist. Der Mensch, der gepflegt werden muß, ist gut gepflegt, und dies in der geringst möglichen Zeit. Und doch ist hier die Frage zu stellen, ob dies nicht eine Haltung ist, die den Menschen entwürdigt, auch wenn die Pflegetechniken noch so korrekt und gut durchgeführt werden. Es ist eine Haltung, die sehr stark an der Definition der Person orientiert ist: Wertvolles menschliches Leben ist bewußtes Leben, d. h. Leben, das dadurch geprägt ist, daß ein Mensch seiner selbst bewußt ist. Folgerichtig ist wertloses Leben dadurch gekennzeichnet, daß der Mensch ohne Bewußtsein ist, daß ihm die Fähigkeit zur Sprache fehlt, daß er keine Vorstellung von seiner eigenen Zukunft hat. Bonhoeffer, der dem biblischen Menschenbild verpflichtet ist, sagt im Gegensatz dazu: „Der lebendige menschliche Leib ist immer der Mensch selbst" (1998, S. 212). Aus dieser Sicht ist selbstverständlich: Zur Pflege gehört immer die Zuwendung zum ganzen Menschen und die Wahrnehmung des ganzen Menschen. Wenn der Mensch zum Objekt einer auszuführenden Tätigkeit degradiert wird, kann von einer Zuwendung zum Menschen nicht mehr gesprochen werden.

Einige der Patienten oder Bewohner können auf Mißstände reagieren, auch wenn sie u. U. nicht in der Lage sind zu sprechen. Pflegende merken dies meist daran, daß sich ein Patient sperrt, wenn er z.B. umgedreht werden soll, daß sich jemand bei der Körperpflege ganz steif macht, oder daß jemand nach einer Mahlzeit oder nachdem das Bett gerade frisch bezogen wurde, erbricht. Nicht zu selten wird dies von Pflegenden dahingehend interpretiert, daß die Pflegeperson gestraft werden soll, daß ihr die Arbeit absichtlich erschwert werden soll. Die Macht, die der Bewohner noch hat, wird – nach häufigem Verständnis – gegen die Pflegeperson eingesetzt. Der Aufbau einer Pflegebeziehung wird zwar deutlich schwieriger, aber doch findet er hier durch die Intervention des Pflegeabhängigen auf eine bestimmte Art und Weise statt (im Gegensatz zum oben geschilderten Fall). Auf jeden Fall gelingt es Pflegebedürftigen auf diese Weise, die für sie zuständige Pflegeperson länger bei sich zu haben und sich – auf eine zwar schwierige Art – zum Mittelpunkt der Pflege zu machen. Aber auch in diesen „eindeutigen Fällen" ist Vorsicht angezeigt: Nicht immer werden die Handlungen solcher Patienten richtig interpretiert, wenn darauf geschlossen wird, sie würden absichtlich eingesetzt, um die Pflegekraft auf sich aufmerksam zu machen oder um sie zu ärgern! Oft werden Patienten/Bewohner durch Urteile, die in diese Richtung zielen, eingeordnet und mit Vorurteilen belegt, und es wird schwer, ihnen mit Freundlichkeit zu begegnen, sie an- und ernst zu nehmen und einen würdevollen Umgang zu pflegen.

Für alle, die in der Pflege tätig sind, ist es wichtig, Patienten und Bewohner sowie ggf. deren Angehörige als gleichwertige Partner der Pflegenden anzuerkennen. Dies wird zwar äußerst schwierig, wenn Menschen verwirrt oder bewußtlos sind. Aber selbst in solchen Fällen hilft eine solche Grundhaltung, sie so zu pflegen, daß die Machtfrage an Gewicht verliert und Umgebung und Tagesablauf den jeweiligen Bedürfnissen angepaßt werden können, so weit es die Strukturen einer Einrichtung irgend zulassen.

Wenige Menschen, die zwar auf Hilfe angewiesen sind, sich aber äußern können, versuchen, auch in ihrer Abhängigkeit von anderen Menschen „das Zepter in der Hand zu behalten" und ihren Alltag zu bestimmen. Grundsätzlich ist dies sehr positiv zu bewerten, auch wenn es den Pflegealltag verkompliziert. Es gibt Situationen, in denen ein offener Konflikt um Macht entsteht, und es ist für beide Seiten oft nicht leicht, einen Ausweg zu finden. Oft lohnt es sich für Pflegende, sich mit der Biographie eines Menschen zu beschäftigen. Dies erleichtert, ihm Verständnis entgegenzubringen und ihn als gleichwertigen Menschen anzunehmen. In vielen Fällen gelingt es so, eine für beide Seiten zufriedenstellende Pflege zu ermöglichen.

3.4
Bewußtlosigkeit

Eine besondere Herausforderung stellt die Pflege bewußtloser Menschen dar. In diesem Abschnitt soll deshalb kurz auf die besonderen Schwierigkeiten eingegangen werden, die für Pflegende im Umgang mit Bewußtlosen auftreten können. Allerdings muß darauf hingewiesen werden, daß auch dieser Bereich nur angerissen werden kann und grundsätzlich einer wesentlich ausführlicheren Betrachtung bedarf.

Mit dem Eigenschaftswort „bewußtlos" beschreiben wir Menschen, die nicht in der Lage sind, verbal oder nonverbal zu kommunizieren. Sie sind für die Menschen in ihrer Umgebung nicht erreichbar. Oft kommen Menschen durch ein plötzliches traumatisches Ereignis – z. B. einen Unfall oder einen Schlaganfall – in diesen Zustand. Menschen in einer Bewußtlosigkeit erwecken den Anschein, daß sich in ihrem Gehirn nichts mehr bewegt, daß nur noch ihr Körper funktioniert. Durch dieses meist plötzliche Ereignis sind die nächsten Angehörigen meist hoffnungslos überfordert. Unerwartet ist der Mensch, den sie kannten, so wie er war, nicht mehr da. Der eigene Angehörige liegt vor ihnen wie ein Fremder. Diesen Menschen kannten sie bisher nicht. Trauer, Wut, Entsetzen und Verzweiflung über den Verlust ihres Partners/Kindes/Elternteiles macht sich zunächst breit. In solchen Fällen brauchen Angehörige Unterstützung und Hilfestellung durch Pflegende, Seelsorger, Ärzte u. a. Wenn es gelingt, die Angehörigen in die Behandlung einzubeziehen, ist viel gewonnen. Bewußtlose haben größere Heilungschancen, Angehörige haben die Möglichkeit, sich intensiv mit der neuen, anderen Situation auseinanderzusetzen. Bekannte Stimmen, Gerüche und Rituale holen Bewußtlose ab. Sie sind dann nicht mehr nur ausgeliefert, sondern erfahren auch Vertrautheit und Nähe.

Menschen, die eine Zeitlang bewußtlos waren, können sich teilweise gut an Dinge erinnern, die ihnen während ihrer Bewußtlosigkeit widerfahren sind. Dies zeigt deutlich, daß zumindest in diesen Fällen weder die Wahrnehmungsfähigkeit noch die Verarbeitungsfähigkeit des Gehirns völlig zum Erliegen kam, obwohl der betroffene Mensch nicht in der Lage war, auf irgendeine Art mit seiner Umwelt zu kommunizieren. Weil dies offenbar immer wieder der Fall ist, ist es wichtig, bei allen Bewußtlosen davon auszugehen, daß sie viel mehr aufnehmen können, als wir erahnen.

> (...) Der Begriff „Bewußtlosigkeit" ist ein Deutungsversuch von uns, den Mangel an Rückkopplung zu uns als den Handelnden zu beschreiben. (...) Er charakterisiert somit unsere Grenzen, Zugang zum Patienten zu finden. Als Defizitbegriff erfaßt er unser Defizit und lastet es dem Patienten an (Salomon 1994, S. 32).

Menschen, die für Außenstehende nur sehr unzureichend oder gar nicht erreicht werden können, sind oft auch solche, die an M. Alzheimer erkrankt oder dement sind. Nahe Angehörige beschreiben häufig, daß sie von ihren Eltern nicht mehr erkannt oder wahrgenommen werden.

Beide Situationen, in denen sich die betroffenen Menschen befinden, fordern denen, die diesen Menschen nahestehen oder die sie pflegen, viel ab. Kommunikation auch dann zu praktizieren, wenn der andere scheinbar nichts wahrnimmt, ist nicht leicht. Dennoch lohnt sich eine solche Investition. Verschiedene Untersuchungen und Beobachtungen belegen eindrücklich, daß auch Menschen, die als bewußtlos beschrieben werden, Bewußtsein haben.

> Eine starre Definition von Bewußtsein wirkt sich lähmend auf alle Beteiligten aus. Pflege droht mechanisch zu werden, Entwicklungsanreize werden nicht mehr ver-

mittelt, die Beziehung zu Angehörigen bleibt angstbesetzt, wird häufig auch gänzlich verhindert (Bienstein und Fröhlich 1994, S. 5).

Die grundlegende Frage, der sich jede und jeder stellen muß, der bewußtlose Menschen pflegt, ist die Frage, welche Wertschätzung Menschen mit der Diagnose „bewußtlos" erfahren. Ist ein Leben in der Bewußtlosigkeit lebenswert? Ist ein solches Leben menschenwürdig? Greifen hier noch die gängigen Wertvorstellungen, ein Leben zu erhalten und zu schützen? Wird die Würde dieser Menschen nicht dadurch verletzt, daß sie so lange gepflegt werden?

Es ist wichtig, diesen Fragen und oft auch Zweifeln am eigenen Tun Raum zu geben und ihnen nicht auszuweichen. Nur wenn die eigene ethische Position immer wieder überdacht, hinterfragt und dann geklärt werden kann, können sich Pflegende und Angehörige so auf Bewußtlose, Demente oder an Alzheimer Erkrankte einlassen, daß für alle eine zufriedenstellende Pflegebeziehung entstehen kann. Kleine Gesten, Veränderungen in der Mimik oder Bewegungen können nur dann wahrgenommen werden, wenn eine Bereitschaft, sich auf die Menschen einzulassen und sie als vollwertige Menschen anzunehmen und zu fördern, vorhanden ist. Das biblische Menschenbild spricht jedem Menschen unabhängig von seinem körperlichen oder geistigen Zustand eine elementare Würde zu. Folglich haben auch Bewußtlose oder Menschen, die nicht orientiert sind, ein Recht darauf, daß ihnen volle Zuwendung zuteil wird, daß sie gefördert und geachtet werden. Ihnen sollte ebenso viel Respekt und Höflichkeit entgegengebracht werden, wie dies für den Umgang unter Gesunden bzw. Nicht-Behinderten selbstverständlich ist.

4
Eine Betrachtung ethischer Werte, die für Pflegende bedeutend sind

Menschen, die sich für einen Pflegeberuf entscheiden, beginnen die Ausbildung meist mit hohen Erwartungen. Sie sind neugierig auf den Menschen, sie möchten ihn kennenlernen in einer Situation, in der anderes im Vordergrund steht als die sonst in unserer Gesellschaft anerkannten Werte wie Leistung und Jugend. Und sie sind motiviert, ihm mit offenen Augen, mit Achtung und Respekt zu begegnen. Oft stehen hohe ethische Werte hinter der Entscheidung, einen pflegerischen Beruf zu ergreifen.

Im praktischen Unterricht wird schnell gelernt, was auf den Stationen und in den Heimen gelebt wird. Die Frustration ist hoch, wenn Schüler erleben, wie wenig Zeit sie zur Verfügung haben, um Menschen zu pflegen, oder wenn sie sehen, wie sehr die examinierten Pflegenden Kräfte lassen und nur noch „routiniert" und desillusioniert pflegen, um sich „über Wasser zu halten."

An dieser Stelle ist es nötig, innezuhalten und darüber nachzudenken, welche Werte den Pflegeberuf prägen bzw. zu fragen, welche Werte Menschen mitbringen, die in der Pflege arbeiten.

Ethik in der Pflege hat in den letzten hundert Jahren drei wesentliche Wandlungen durchgemacht:

- zunächst ging es um den moralischen Charakter der Pflegenden,
- dann wurden Standesregeln formuliert, die die berufliche Sozialisation der Pflegenden bestimmen sollten,
- weiterhin wurde Ethik in der Krankenpflege geprägt durch die eigenständige Auseinandersetzung von Pflegenden mit den Grundlagen ethischer Theorieausbildung (Arndt 1996, S. 14).

Veränderungen wie oben beschrieben führen zunächst zu Unsicherheit und verlangen eine Neuorientierung.

Krankenpflege im alten Sinn war Überwachung und Dominanz. Heute bedeutet sie Zusammenarbeit mit dem Patienten. Sie war „sicher", nun ist sie teilnehmend. Sie war aufgabenbezogen. Die individuelle Betreuung bringt Zweifel an unserem Tun und das bringt Risiken mit sich (Tschudin 1996, S. 15).

Die Pflege kranker, bewußtloser, behinderter oder alter Menschen ist geprägt und begründet durch die Gedanken der Fürsorge und der Solidarität. Eine menschliche Gesellschaft lebt u. a. davon, daß ihre Mitglieder beispielsweise im Falle von Krankheit oder Verletzung Hilfe und Unterstützung erfahren, wenn sie selbst nicht oder nicht mehr in der Lage sind, sich zu versorgen. Pflegende handeln somit in gesellschaftlichem Auftrag, sie haben ein gesellschaftliches Mandat. Die Gesellschaft ihrerseits nimmt den Auftrag wahr, berufliche Bildung sicherzustellen und zu fördern (Arndt 1996, S. 10f.).

Neben Fürsorge und Solidarität spielt die Verantwortung eine wesentliche Rolle. Verantwortung zu übernehmen heißt, Antwort zu geben auf Ressourcen, Bedürfnisse und Probleme, heißt bereit sein, die Konsequenzen des eigenen Tuns zu tragen, heißt Schaden abzuwenden, Informationen zu geben und Autonomie zu fördern. Verantwortung zu übernehmen heißt dagegen nicht, den Kranken bzw. den Bewohner von seiner Verantwortung für das eigene Leben oder für Entscheidungen zu entbinden. Verantwortung nimmt den anderen in seiner Mündigkeit und in seinen Möglichkeiten an und ernst und versucht, ihn unabhängig vom Grad der momentanen Behinderung in die Pflege einzubeziehen. Oft ist es nötig, für Bewohner/Patienten eine „Fürsprecherfunktion" einzunehmen.

Wenn die eigene Sprache eines Patienten, einer Patientin oder von Angehörigen verstummt ist, können die, die nahe dabeistehen, wohl Artikulierungshilfen geben. (...) Die Fürsprecherfunktion muß darauf beschränkt bleiben, die Möglichkeit autonomer Entscheidungen zu fördern (Arndt 1996, S. 53).

Verantwortlich tätig sein bedeutet nicht zuletzt, Verantwortung für sich selbst und für nachgeordnete Mitarbeiter zu übernehmen. Dies kann sich darin äußern, daß die Mitarbeiter als Persönlichkeiten geachtet werden, die Kreativität der Mitarbeiter gefördert wird, Chancen zur Umsetzung neuer Ideen bestehen, Freiräume geschaffen werden, um z. B. die Begleitung eines sterbenden Menschen sicherzustellen, Fort- und Weiterbildungsangebote besucht werden und deren Inhalte umgesetzt werden können. Die

Förderung von Arbeitsbedingungen, in denen sich Mitarbeiter wohl fühlen, trägt wesentlich zur Förderung einer menschenwürdigen Pflege bei.

Pflege ist nicht zuletzt durch die Fähigkeit zu Anteilnahme und Mitleid geprägt. Dies bedeutet, sich auf den anderen Menschen einzulassen, sich oft auch an die Hand nehmen zu lassen und sich vom Pflegebedürftigen ein Stück weit führen zu lassen. Darin eingeschlossen ist der Aufbau einer Beziehung zwischen der Person, die die Pflege durchführt und der, die ihre Pflege braucht. Pflege ist nie nur einseitiges Geben bzw. Empfangen. Der Prozeß des Gebens und Nehmens ist immer wechselseitig.

Ziel aller pflegerischen Maßnahmen ist es, Wohlbefinden für den Pflegebedürftigen zu ermöglichen oder zu erhöhen.

An dieser Stelle soll noch einmal darauf hingewiesen werden, wie wichtig für eine gute und für alle zufriedenstellende Pflege die sog. Selbstpflege der in der Pflege Tätigen ist. Solidarität, Fürsorge, Anteilnahme, Mitleid, die Bereitschaft, Verantwortung zu übernehmen, das Aushalten von Zweifeln und Konflikten können nur bewältigt werden, wenn es Möglichkeiten gibt, sich auch mit anderen Dingen zu beschäftigen, wenn ausreichend Ruhezeiten vorhanden sind und eingehalten werden. Auch in den Einrichtungen sollten Möglichkeiten der Verarbeitung und der Auseinandersetzung eingeplant und angeboten werden. Häufig gibt es solche Angebote während Dienst- oder Teambesprechungen, manche Einrichtungen bieten Supervisionen an. In vielen Einrichtungen wird das therapeutische Team durch Seelsorger unterstützt. Diese sehen häufig ihre Aufgabe nicht nur in der Begleitung von Patienten/Bewohnern, sondern auch in der Begleitung und Unterstützung von Pflegenden und Ärzten. Schwierige Situationen zu meistern und Pflegebedürftigen mit geringer Aussicht auf Besserung ihres Zustandes offen zu begegnen, gelingt besser, wenn ein gutes Arbeitsklima vorherrscht, wenn die Mitarbeiter einer Station oder Abteilung in der Lage sind, diese Situation und diesen Menschen gemeinsam zu tragen, zu begleiten und ggf. seelsorgerliche Unterstützung einzufordern.

5
Ethische Dilemmas

Eine Dame, älter als 90 Jahre, wird auf einer internistischen Station aufgenommen. Sie ist exsikkiert (ausgetrocknet) und leidet an Obstipation (Verstopfung). Zusätzlich hat sie ein großes, offenes, eitrig belegtes Druckgeschwür (Dekubitus) am Steißbein, welches aber nicht die Aufnahmeursache ist. Die alte Dame ist nicht mehr in der Lage, ausreichend Nahrung und Flüssigkeit aufzunehmen.
Da die Dame so schonend wie möglich behandelt werden soll, wird entschieden, sie über eine Magensonde mit ausreichend Flüssigkeit und Nahrung zu versorgen. Ihr Zustand bessert sich, die eitrigen Beläge auf dem Dekubitus verschwinden. Es wird diskutiert, zur dauerhaften Ernährung eine PEG-Sonde (PEG: perkutane endoskopisch kontrollierte Gastrostomie) zu legen. Im Gespräch mit den Angehörigen stellt sich heraus, daß die Patientin eine sog. Patientenverfügung hat, in der sie zu einem früheren Zeitpunkt festgelegt hat, daß sie lebensverlängernde Maßnahmen für sich ablehnt. Eine eigenständige Entscheidung der Patientin zum momentanen Zeitpunkt ist nicht möglich. Im Gespräch zwischen Angehörigen, Pflegenden und Ärzten wird der Entschluß gefaßt, den in dieser Situation mutmaßlichen Willen der Patientin zu respektieren und auf eine Ernährungssonde zu verzichten.

Obwohl in diesem Fall eine ethische Entscheidung gemeinsam und im Einvernehmen getroffen wurde, bleibt ein Dilemma: Die Dame kam, um Hilfe und Besserung ihres

Zustandes zu erlangen. Es lag also ein klarer Heilungsauftrag vor. In dieser Situation konnte er allerdings nicht vollständig ausgeführt werden: Eine ausreichende Nahrungs- und Flüssigkeitsaufnahme ist auch in Zukunft nicht gewährleistet, was bewirken kann, daß in absehbarer Zeit derselbe behandlungsbedürftige Zustand wieder erreicht sein wird. Über die offene Wunde findet täglich ein zusätzlicher Eiweiß- und Flüssigkeits- verlust statt, der den Zeitraum bis zur nächsten Einweisung erheblich verkürzen kann. Starke Schmerzmittel, die angezeigt sind, um die Wundschmerzen zu beseitigen, wirken sich nachteilig auf die Darmmotilität aus.

Viele Fragen bleiben offen, ebenso bleiben auch die Zweifel, ob die Entscheidung im Sinne der Patientin und somit richtig war.

Dieses Beispiel ist kein Einzelfall. Hilflosigkeit, zu wenig Informationen, die Angst vor falschen Entscheidungen, aber auch Hoffnung für den Patienten bestimmen oft die Diskussionen, die schwierigen ethischen Entscheidungen vorausgehen.

* Soll die Bewohnerin noch einmal ins Krankenhaus verlegt werden?
* Soll noch eine andere therapeutische Maßnahme ausprobiert werden?
* Verlängert sie Leiden, oder ermöglicht sie doch noch einmal Leben mit für die Person hoher Lebensqualität?
* Wäre es besser, die Therapie abzubrechen?
* Ist es richtig, noch eine Operation vorzunehmen?
* Kann respektiert werden, daß der Bewohner keine Nahrung mehr zu sich nehmen will?

Solche und ähnliche Fragen können oft nicht abschließend geklärt werden. Es ist der Mut zu einer Entscheidung gefordert, wenn immer möglich mit den Angehörigen und dem Patienten bzw. Bewohner. Wenn der Betroffene selbst nicht gefragt werden kann, hilft es oft, wenn Angehörige oder Freunde wissen, was dem Menschen vor der Krank- heit/Behinderung wichtig war, welche Werte er für sich in Anspruch genommen hat.

6
Pflegebedürftig – Gibt es einen Ausweg aus der Sackgasse?

„Herr, ich habe keinen Menschen" (Joh. 5,7). So antwortet der Lahme, der schon 38 Jahre am Teich Bethesda liegt, auf Jesu Frage: „Willst Du gesund werden?" (Joh. 5,6) Ein Mensch in einer Sackgasse. Von anderen abhängig, und gerade deshalb ohne Hilfe?! Ausweglosigkeit, Hoffnungslosigkeit, Einsamkeit, Hilflosigkeit, Leben, ohne die Mög- lichkeit, diesem Leben Sinn abzugewinnen – ob der behinderte Mann seine Situation so beschreiben würde? Ob er wohl – wie so viele chronisch Kranke – das Gefühl hatte, in einer Sackgasse zu sein? Rückzug in das eigene Elend oder Aggressionen gegen die, die das Glück haben, gesund zu sein, können die Folgen eines solchen Lebensgefühls sein.

Pflegende haben die Möglichkeit, so bedrückende Sichtweisen bei Menschen, die auf ihre Hilfe angewiesen sind, zu verstärken oder aber zu vermindern. Sie können Freiräu- me schaffen, in denen Wut, Trauer, Schmerzen, Hilflosigkeit und Hoffnungslosigkeit zugelassen, ausgedrückt und ausgehalten werden können. Seelsorgerliche Begleitung ist dabei eine außerordentlich wichtige und wertvolle Hilfe. So können Menschen darin unterstützt werden, einen Weg zu finden, ihre Verluste zu bewältigen und Krankheit oder Behinderungen anzunehmen. Pflege, die zur Kunst wird, schafft Lebensräume und gibt Hilfe zum Leben.

Wichtig ist dabei nicht nur das, was mit einem Bewohner gesprochen oder nicht gesprochen wird. Eine wichtige Rolle spielt auch die nonverbale Kommunikation. Die Art, wie ein Mensch berührt wird, wie ihm Hilfestellung zuteil wird, wie ein Waschlappen über die Haut geführt wird oder wie ein Mensch angefaßt wird spricht oft eine deutlichere Sprache. Auch ohne Worte kann einem Menschen signalisiert werden: Du bist wertvoll. Oder: Ich begleite Dich gerne auf einem Stück Deines Lebensweges. Du bist mir wichtig.

Die Antwort des Lahmen aus der oben zitierten Bibelstelle ist eine Herausforderung auch für Pflegende. Pflege wird zur Kunst, wo sie in der Lage ist, Menschen dort zu begegnen, wo sie ansprechbar sind. Sie wird zur Kunst, wo Pflegende bereit sind, sich so auf den anderen einzulassen, daß ihre Betreuung als Begleitung erlebt wird, wo sie andere mitnehmen oder sich selbst mitnehmen lassen, wo die Persönlichkeit und Einzigartigkeit eines Menschen geachtet wird und gewahrt bleibt, wo der andere „er selbst sein" kann, auch wenn eine Krankheit/eine Behinderung das Leben, den Tagesablauf bestimmt. Pflegerische Begleitung kann dabei helfen, die eigenen Ressourcen zu entdecken, sie auszuprobieren, zu fördern und zu entwickeln.

Pflegearbeit ist Beziehungsarbeit. Wer es zuläßt, mit dem anderen eine Beziehung einzugehen, ist nicht nur in der Position, an den anderen abgeben zu müssen. Beziehungen leben heißt Geben und Nehmen. Es bedeutet, den anderen in seiner Person an- und ernstzunehmen, die eigene Art des anderen, mit Problemen umzugehen, nicht zu verurteilen, ihm Anteilnahme entgegenzubringen und Gehör zu schenken. In einer Beziehung haben Werte wie Vertrauen, Offenheit, Respekt, Achtung eine zentrale Bedeutung. Pflegende haben die Möglichkeit, Bewohner/Patienten diese Werte zukommen zu lassen, diese Werte zu pflegen. Sich auf eine Beziehung einzulassen heißt auch, sich verletzbar zu machen, sich selbst auszusetzen. Das erfordert Kraft und Offenheit.

Natürlich hängt das Gelingen einer pflegerischen Beziehung nicht allein von den Pflegenden ab. Bewohner/Patienten tragen erheblich dazu bei bzw. bestimmen entscheidend die Richtung mit.

Allerdings ist es außerordentlich wichtig, eigene Grenzen zu erkennen und deutlich zu machen! Zum verantwortlichen Handeln eines Menschen, der andere begleitet, gehört es unbedingt, Grenzen zu ziehen, aufzuzeigen und für sich selbst und andere zu respektieren.

Auch Menschen, die gemeinhin mit den Worten dement oder verwirrt beschrieben werden, sind fähig, sich an der Beziehungsarbeit zu beteiligen. Sie zeichnen sich oft durch die Fähigkeit aus, nonverbale Signale deutlicher als die sogenannten Gesunden zu spüren und auf sie zu reagieren. Ein Kuß als Ausdruck einer besonderen Freude oder ein zärtliches Streicheln über die Wange, wo jemand traurig ist, sind Zeichen, die in sehr feinfühliger Art besonders gut von Dementen/Verwirrten weitergegeben werden und Beziehungen bauen.

Besondere Erwähnung sollen in diesem Zusammenhang noch einmal die Menschen finden, die mit dem Wort bewußtlos beschrieben werden. Sie sind für die Menschen ihrer Umgebung oft nicht zu erreichen, trotzdem sind sie durchaus in der Lage, Signale von anderen Menschen aufzunehmen, manchmal ist es ihnen auch möglich, kleinste Reaktionen zu zeigen. „Menschen mit einer so großen Behinderung (...) leben nur in der Gegenwart. Für sie ist das momentane Geschehen wichtig" (Grees 1994, S. 9). Pflegende können sich auch mit diesen Menschen auf eine Beziehungsarbeit einlassen, allerdings müssen die Erwartungen an den behinderten Menschen der Situation angepaßt werden.

„Herr, ich habe keinen Menschen!" Dieser Satz und die bisherigen Ausführungen dazu könnten den Verdacht nahelegen, Pflegende sollten sich einem Menschen stellen, den alle anderen fallen lassen, um dabei eine besondere Genugtuung zu erfahren. Dies wäre ein fatales Mißverständnis. Pflege, die einen Menschen begleitet, läßt diesem Raum, seine Eigenart und seine Möglichkeiten trotz Behinderung und/oder chronischer Erkrankung soweit wie möglich zu entfalten. Oder sie sucht Wege der Begleitung, des Aushaltens, des Miteinanders, wo schwere Belastungen das Leben bestimmen. „Wenn die therapeutische Bedeutung pflegerischen Tuns ernstgenommen wird, ist die Haltung des Daseins, des Aushaltens auch in kritischen, ausweglosen Situationen ein Teil der Pflege" (Arndt 1996, S. 53).

Verantwortliche Pflege grenzt sich aber auch ab. Sie wahrt den persönlichen Freiraum in und außerhalb der pflegerischen Arbeit. Und sie achtet die Distanz, die die Pflegenden selbst, aber auch die Patienten, Bewohner und die Angehörigen brauchen.

Pflegende haben durch ihr Tun die Möglichkeit, anderen Menschen den Blick und den Rahmen, in dem sie sich (noch) bewegen können, zu weiten, Auswege zu öffnen. Pflegende haben durch ihr Tun, aber auch durch ihr Hören, ihre Anteilnahme, ihr Begleiten, ihre Offenheit viele Gelegenheiten, selbst eine Erweiterung ihres Blickfeldes zu erfahren. Menschen, die in ihren Möglichkeiten, etwas zu tun, stark eingeschränkt sind, können Vorbilder sein, wie sie die Gestaltung eines Lebens mit Behinderungen bewältigen. Menschen, die langsam sind, können Anstöße geben, neu über den Umgang mit der Zeit nachzudenken. Bewohner mit chronischen Krankheiten können durch ihre Auseinandersetzungen mit der Krankheit auch anderen den Blick dafür schärfen, was ein Leben sinnvoll und wertvoll macht. Nicht nur die einzelnen Pflegenden, die die Sinnkrisen und die Zweifel der Patienten und/oder der Angehörigen miterleben, vielleicht mittragen, können davon profitieren, sich auch selbst in Frage stellen zu lassen.

Pflege ist eine Kunst. Die sie ausüben, haben es nötig, ethische Fragen und Reflexionen zuzulassen, sich ihnen zu stellen und eigene Antworten auf schwierige Fragen zu suchen. Dabei ist grundlegend wichtig, sich selbst darüber Klarheit zu verschaffen, welches Menschenbild der eigenen Pflege zugrunde liegt.

Die nachfolgenden Fragen können dabei eine Hilfe sein:
- Wie wird mit den Pflegebedürftigen gesprochen?
- Wie wird über behinderte Menschen gesprochen?
- Was löst ein Urteil über einen Menschen bei Kollegen aus?
- Wird auch bei einem schwerstbehinderten Menschen die Möglichkeit in Betracht gezogen, daß er sich noch entwickelt?
- Gibt es eine Möglichkeit, als Pflegeperson erreichbar zu sein für ihn?
- Geschieht die Annäherung an pflegeabhängige Menschen nur aus der distanzierten Beobachterrolle, oder können auch Emotionen zugelassen werden?
- Werden behinderte Menschen nur defizitär beschrieben, oder gibt es eine Möglichkeit, ihre Möglichkeiten wahrzunehmen und zu fördern?
- Wie sinnvoll ist die eigene Arbeit – die Begleitung von auf Dauer pflegebedürftigen Menschen?
- Wie können Angehörige in die Pflege einbezogen werden?

Die derzeitige Situation ist nicht einfach für die, die sich der Aufgabe, alte, behinderte, schwerkranke oder chronisch kranke Menschen zu begleiten und zu pflegen, stellen. Der wirtschaftliche Druck hat erheblich zugenommen, die Anzahl derer, die auf pflegerische Hilfe angewiesen sind, ist größer geworden, nicht zuletzt durch die Möglichkeiten der modernen Medizin. Oft muß die Arbeit unter Zeitdruck ausgeführt werden, und bei den Pflegenden wie auch bei den Pflegebedürftigen bleibt Unzufriedenheit zurück.

Gerade deshalb ist es wichtig und nötig, sich der ethischen Auseinandersetzung zu stellen, Fragen zu formulieren und nach Antworten zu suchen. Hilfreich ist dabei, auch die anderen Berufsgruppen, mit denen Pflegende kooperieren, sowie die Angehörigen und – wo immer möglich – die hilfebedürftigen Menschen selbst in die Auseinandersetzungen mit einzubeziehen. So kann die Pflege eines Menschen, der auf die Hilfe anderer angewiesen ist, gelingen. Es können Möglichkeiten gefunden werden, in dem sich Leben trotz erheblicher Behinderungen entfalten kann. Der Weg aus der Sackgasse führt zu sinn- und wertvollem Leben trotz vieler Einschränkungen.

Literatur

Arndt M (1996) Ethik denken – Maßstäbe zum Handeln in der Pflege. Thieme, Stuttgart

Bienstein C, Fröhlich A (Hrsg) (1994) Bewußtlos. Eine Herausforderung für Angehörige, Pflegende und Ärzte. selbstbestimmtes leben, Düsseldorf

Bonhoeffer D (1998) Ethik, Kaiser. Güthersloher, Gütersloh

Caritas – Gemeinschaft für Pflege- und Sozialberufe e.V. et al. (Hrsg) (1998) Die ethische Verantwortung der Pflegeberufe. Freiburg

Die (1972) Bibel. Deutsche Bibelgesellschaft, Stuttgart

Evangelische Landeskirche in Württemberg (1996) Evangelisches Gesangbuch, Gesangbuchverlag, Stuttgart

Grees R (1994) Mein Kind ist ein völlig anderer Mensch geworden. In: Bienstein C, Fröhlich A (Hrsg) Bewußtlos. Eine Herausforderung für Angehörige, Pflegende und Ärzte. selbstbestimmtes leben, Düsseldorf

Harris J (1995) Der Wert des Lebens. Eine Einführung in die medizinische Ethik. Akademie, Berlin

Jonas H (1984) Das Prinzip Verantwortung. Suhrkamp, Frankfurt am Main

Kürten C, Dörner K (1993) Erfolgreich behandeln – armselig sterben. Macht und Ohnmacht im Krankenhaus und Heim. Jakob van Hoddis, Gütersloh

Rest F (1994) Bewußt – Sein statt Bewußt – Haben. Zur Kultur der Bewußt – Losen. In: Bienstein C, Fröhlich A (Hrsg) Bewußtlos. Eine Herausforderung für Angehörige, Pflegende und Ärzte. selbstbestimmtes leben, Düsseldorf

Salomon F (1994) Bewußtsein und Bewußtlosigkeit aus anästhesiologischer und intensivmedizinischer Sicht. In: Bienstein C, Fröhlich A (Hrsg) Bewußtlos. Eine Herausforderung für Angehörige, Pflegende und Ärzte. selbstbestimmtes leben, Düsseldorf

Singer P (1994) Praktische Ethik, 2. Aufl. Reclam, Stuttgart

Tschudin V (1996) Ethik in der Krankenpflege, 2. Aufl. Recom, Basel

Ethik im Umfeld der Geburtshilfe

M. Schröder

Inhaltsverzeichnis

1   Einleitung 147

2   Ethik im Gesundheitswesen 148
2.1   Zum Verständnis von Ethik 148
2.2   Ethische Ansätze und Theorien 148
2.2.1 Utilitarismus 149
2.2.2 Ethik der Prinzipien 149
2.2.3 Bioethik 150
2.2.4 Ethik der Verantwortung 150
2.3   Grundsätze einer Ethik für Hebammen 151

3   Die Entwicklung des moralischen Urteilsvermögens 151

4   Chancen und Probleme der künstlichen Befruchtung 152
4.1   Kinderlosigkeit und Kinderwunsch 153
4.2   Methoden der künstlichen Befruchtung 154
4.2.1 Homologe Insemination 154
4.2.2 Heterologe Insemination 154
4.2.3 In-vitro-Fertilisation 154

5   Ein Erfahrungsbericht 156

6   Schlußwort 157

       Literatur 157

1
Einleitung

Mein Arbeitsbereich als Hebamme ist die Betreuung und Begleitung von Frauen, Kindern, Partnern und Familien während der Schwangerschaft, Geburt und Wochenbett. Ich möchte aus diesem Praxisbereich Einstellungen, Meinungen, Äußerungen von Paaren und auch von Kolleginnen beleuchten.

Hierbei beschäftigt mich vor allem der intensive Kinderwunsch vieler Paare, daraus entstehende Probleme, medizinische Maßnahmen, die sog. Reproduktionsmedizin. Bei der Geburt eines solchen Wunschkindes sind wir in unserem Arbeitsbereich konfrontiert mit besonders hohen Erwartungen an die Entbindung, die Betreuung des Paares und im weiteren Verlauf, im Wochenbett, die Ansprüche, die die Eltern an dieses lang ersehnte Kind stellen. Wie gehen wir als Hebamme damit um?

Ich komme im weiteren Verlauf der Arbeit darauf zu sprechen, welche Einstellung oder ethische Haltung bei jedem selbst, gerade in häufig wiederkehrenden Situationen und Konfrontationen im Arbeitsalltag vorhanden ist und wie das moralische Urteilsvermögen, nach der Theorie von Lawrence Kohlberg, zustande kommt.

Ich spreche zwei, auf den ersten Blick, unterschiedliche Themen an, zum einem Elternschaft durch künstliche Befruchtung und zum anderen, ob diese Kinder „wertvoller" sind, da viele Eltern enorme Erschwernisse auf sich nehmen, um ein eigenes Kind zu bekommen.

Gerade bei diesen Problembereichen ist es meiner Meinung nach wichtig, Stellung zu beziehen und die eigene Haltung zu überprüfen und evtl. zu korrigieren.

Zunächst sollen jedoch einige Ethiktheorien und Denkmodelle vorgestellt werden, die im Gesundheitsbereich vorherrschen und angewandt werden.

2
Ethik im Gesundheitswesen

2.1
Zum Verständnis von Ethik

Ethik als Teilgebiet der Philosophie ist die Theorie der moralischen Werte und Gegebenheiten. Sie ermöglicht es, unsere Einstellung zur Umwelt, zu unseren Mitmenschen und auch unserer eigenen Person zu hinterfragen und zu reflektieren. Ethik betrachtet wissenschaftlich die moralischen Probleme, die durch das Zusammenleben von Menschen entstehen und die unterschiedliche Beurteilung von Werten, während Moral sich auf den aktiven, den Handlungsaspekt der Sittlichkeit bezieht (vgl. Arndt 1996, S. 16). Im Unterschied zu Moral oder moralisch bedeutet Ethik die Gesamtheit moralischer Lebensgrundsätze, bezeichnet somit die theoretischen Aspekte moralischen Handelns (Arndt 1996). Moral und Ethik werden häufig als synonyme Begriffe verwendet, aber der Unterschied kommt zutage, wenn man die Wörter moralisch bzw. nichtmoralisch, ethisch bzw. nichtethisch vergleicht.

2.2
Ethische Ansätze und Theorien

Im Gesundheitswesen werden der Ethik alle moralischen Fragen zugeordnet, die sich mit Gesundheit und Krankheit, Empfängnis, Leben und Tod befassen.

Für uns als Pflegende bzw. Hebammen geht es aber vor allem um unser Handeln im Arbeitsalltag. Es ist wichtig zu verstehen, welche Bedeutung unserem Handeln zukommt und eindeutig Stellung zu beziehen. Die Augen für neue Entwicklungen offen zu halten und diese kritisch zu betrachten, erachte ich für besonders wichtig.

Im folgenden werden verschiedene ethische Strömungen erläutert, die als Hilfestellung dienen können, um die eigene ethische Einstellung einzuordnen und sie bewußt zu machen.

2.2.1
Utilitarismus

Eine weitverbreitete Norm im Gesundheitswesen gründet auf den sog. Utilitarismus (lat. *utile*, nützlich). Die beiden englischen Philosophen Jeremey Bentham (1748–1832) und John Stuart Mill (1806–1873) gelten als Begründer des Utilitarismus. Hierbei wird die These vertreten, daß „der Zweck die Mittel heilige" (Thompson undThompson 1993). Es stellt den teleologischen (griech. *telos*, das Ziel) Begründungsversuch für eine ethische Norm dar (Arndt 1996, S. 33) Die Nützlichkeit und das Resultat von bestimmten Handlungen steht im Vordergrund, beispielsweise wenn das Verursachen von Schmerzen gerechtfertigt wird, weil das Ziel Heilung der Gesundheit und Erhaltung des Lebens ist. Mill und Bentham verstehen v. a. auch darunter das Ziel, des größtmöglichen Wohls/Glücks für die größtmögliche Anzahl von Menschen.

Doch was ist das größtmögliche Wohl in bezug auf die Anzahl? Es existieren unterschiedliche Ansichten darüber und es ist problematisch, das Wohl einer Minderheit zu ignorieren, weil sich daraus wieder andere ethische Fragestellungen ergeben. Wer könnte das Wohl eines anderen Menschen objektiv messen?

Der Präferenzutilitarismus, ein bekannter Vertreter ist Peter Singer (geb. 1946), differiert von klassischen Ansatz des Utilitarismus dahingehend, daß es zusätzlich darum geht, die Interessen anderer Menschen gegen die eigenen Wünsche und Bedürfnisse abzuwägen, um bei der Lösung moralischer Probleme zu einer tolerierbaren, von möglichst vielen Menschen annehmbaren Entscheidung zu kommen (Arndt 1996, S. 33). Emotionen stehen nicht im Vordergrund, die Handlung und Entscheidungsfindung erfolgt nach vernunftsbezogenen Perspektiven. Zu einer Entscheidung kann jedoch nur derjenige kommen, der dazu in der Lage ist, sein Interesse zu äußern und mitzubestimmen.

In unserem Gesundheitssystem findet sich diese Ethiktheorie in Form der Kosten-Nutzen-Abwägung. Die Analyse von positiven und negativen Konsequenzen macht sich im Pflegebereich immer mehr bemerkbar, wenn wir nach Einsatz von kostenintensiven Maßnahmen und Behandlungen, das Resultat betrachten. Dabei handelt es sich nicht nur um materielle Dinge, sondern auch um die Darlegung der Ressourcen im Personalbereich.

2.2.2
Ethik der Prinzipien

Eine weitere grundlegende ethische Norm findet man in der goldenen Regel:

„Was Du nicht willst, das man Dir tut, das füg' auch keinem anderen zu!"

Es bedeutet, daß man sich im Umgang mit Patienten, Angehörigen und Kollegen so verhält, wie man gerne selbst behandelt werden möchte. Eine scheinbar leichte Regel, welches als ethisches Prinzip gelten kann, das man in die deontologische (griech. *deon*, Prinzipien, Vorschriften) Denkrichtung einordnen kann. Ein oft unbewußtes Kriterium im Umgang mit einander, dessen man sich bewußt sein sollte. Dieses Prinzip kann ausgeweitet werden im religiösen Sinne mit „Liebe Deinen Nächsten", worin die menschliche Fürsorge für andere, und auch für sich selbst, zum Ausdruck kommt. Ethik in der Pflege oder Geburtshilfe wird als Ethik der Fürsorge zusammengefaßt (Thompson und Thompson 1993).

2.2.3
Bioethik

Bioethik stellt eine weitere Disziplin einer Ethik im Gesundheitswesen dar. Sie schließt die ethische Haltung von Ärzten, Patienten, Institutionen und die Gesundheitspolitik mit ein. Diese Ethik betrifft richtiges und falsches Verhalten aller am Gesundungsprozeß Beteiligten. McCullough und Chervenak (1994, S. 9) fassen dieses so zusammen:

> Right and wrong behavior concerns what we ought and what we ought not to do in our behavior toward each other and toward institutions and in the behavior of institutions toward each other and toward us.

Einen hohen Stellenwert hat das Selbstbestimmungsrecht von Patienten. Dies äußert sich dadurch, daß der Patient nicht seine Identität an der Klinikpforte abgibt, sondern daß seine Autonomie und informierte Mitbestimmung erhalten bleibt. Besonders wichtig ist eine umfangreiche Information über Behandlungen und, vor allem in der Geburtshilfe, über klinikspezifische Angebote. Eine zufriedenstellende Situation ergibt sich hieraus für alle Personen, die in einen Prozeß involviert sind.

2.2.4
Ethik der Verantwortung

Hans Jonas (deutsch-amerikanischer Philosoph, 1903–1993) hat bereits in den 60er Jahren medizinethische Themen aufgegriffen und insbesondere die Gefährdung der „Idee des Menschen" durch Humanexperimente und Gentechnologie thematisiert (Hügli und Lübcke 1998, S. 332). Im Sinne von Jonas bedeutet Verantwortung, daß wir unser Tun darlegen und begründen können. Es kann aber auch als ethischer Grundsatz gelten, im Sinne einer geistigen Haltung oder Einstellung zum Leben. Er legt diese Verantwortung noch weiter aus, indem er, da sich die Dimensionen des medizinisch machbaren immer mehr ausweiten, nach unserer Verantwortung für die Zukunft und den Menschen fragt. Die Möglichkeiten des Menschen müssen gewahrt bleiben, ohne zerstörerisch zu wirken. Gerade weil der Mensch die Freiheit hat, sich für das „Gute" oder „Schlechte" zu entscheiden, ist die Frage nach den zukünftigen Zusammenhängen oder Auswirkungen von besonderer Bedeutung. Jeder kann für sich in seinem Bereich Verantwortung übernehmen, sollte sich aber darüber hinaus der mittlerweile veränderten Rahmenbedingungen im Hinblick auf neue Technologien bewußt sein. Diese Art einer „Zukunftsethik" stellt vereinfacht die Frage nach dem, was zu tun und was zu lassen ist.

Bei der Ausübung der Hebammentätigkeit erachte ich diese Sichtweise als richtungsweisend für die Arbeit, da wir mit zukünftigem Leben und seinen Auswirkungen konfrontiert sind.

2.3
Grundsätze einer Ethik für Hebammen

Die ICM-Arbeitsgruppe (International Confederation of Midwives) vom Bund Deutscher Hebammen erarbeitete 1992 Axiome.

Die Menschenwürde und die Rechte der Frau sind wesentliche Merkmale für ihr Handeln. Eine qualifizierte Ausbildung befähigt sie dazu:

* Hebammen sehen in menschlicher Fortpflanzung und Geburt natürliche Lebensvorgänge, die einer fachkundigen Begleitung bedürfen. Wo Menschen in diese Vorgänge eingreifen, muß die Würde der Frau gewahrt sein und ihr Selbstbestimmungsrecht geachtet werden. Umfassende Information und ausreichend Zeit sind die Voraussetzungen für eine Entscheidungsfindung.
* Hebammen unterstützen sich gegenseitig und arbeiten mit anderen Berufsgruppen zusammen, die sie beratend hinzuziehen. Sie überweisen, wenn es die Situation erfordert.
* Hebammen haben eine staatlich geregelte Schweigepflicht und ein Zeugnisverweigerungsrecht.
* Hebammen sollen keiner Frau, die für sie notwendige Hilfe verweigern, unabhängig von Rasse, Kultur, Weltanschauung, gesellschaftlicher Stellung und Lebensführung.
* Hebammen schützen in ihrem beruflichen Alltag Frauen und Familien vor körperlichen und seelischen Schäden. Deren Gesundheit und Wohlergehen ist Ziel ihres gesellschaftlichen Engagements.
* Hebammen erforschen ihre Arbeit und begleiten sie wissenschaftlich, um die Qualität zu sichern. Sie gestalten ihre Aus-, Weiter- und Fortbildung. Ihr Wissen und ihre beruflichen Fähigkeiten geben ihnen Macht über die ihnen anvertrauten Menschen; diese Macht darf nicht mißbraucht werden.
* Hebammen bemühen sich gemeinsam um ihre gesellschaftliche Anerkennung und eine gerechte Entlohnung.
* Hebammen beobachten mit kritischer Aufmerksamkeit neue Entwicklungen auf den Gebieten der Geburtshilfe, Reproduktionsmedizin und Genforschung.

3
Die Entwicklung des moralischen Urteilsvermögens

Eine Theorie über die Entwicklung des moralischen Urteilsvermögens wurde von dem amerikanischen Psychologen und Philosophen Lawrence Kohlberg erarbeitet. Kohlberg ist an der Harvard University tätig.

Die Sorge um Gerechtigkeit und die Entwicklung des Gerechtigkeitssinnes, als zentrale Begriffe sind für eine moralische Entscheidung tragend. Im Jahr 1958 legte er sein Modell dar, anknüpfend an die Arbeiten von Jean Piaget (1896–1980), einem Schweizer Kinderpsychologen, der eine Theorie über kindliches Lernen entwickelte (Thompson und Thompson 1993). Kohlberg bestimmte sechs Stufen der moralischen Entwicklung auf drei Ebenen. Die Begriffe für diese Ebenen stammen von dem amerikanischen Philosophen John Dewey (1859–1952). Die drei Ebenen

* präkonventionell (instrumentelle Moral),
* konventionell (Anpassungsmoral),
* postkonventionell (autonome Moral),

unterteilen sich in jeweils zwei Stufen. (Unter konventionell versteht man das, was für die Gesellschaft allgemein akzeptabel ist.)

Die *1. Stufe* der *präkonventionellen Ebene* beinhaltet Respekt vor Autoritäten, wie z. B. der Eltern. Es gilt hier Schmerzen und Strafen zu vermeiden und das eigene Wohlbefinden zu maximieren.

Auf der *2. Stufe* versucht man, seine eigenen Ziele zu erreichen, mittels der Erkenntnis, daß eine Zusammenarbeit mit anderen notwendig ist. Die Volksweisheit, „eine Hand wäscht die andere" kennzeichnet dieses Stadium. Um berufsständische Interessen zu schützen und auszubauen, ist es notwendig, mit Politikern und anderen Berufsgruppen zusammenzuarbeiten.

Auf der *konventionellen Ebene* (Ebene 2) richtet sich die *Stufe 3* auf die persönliche Autorität aus. Gemeint ist hier das persönliche Umfeld, wie Familie, Freunde und Kollegen. Angepaßte Verhaltensweisen dominieren das moralische Handeln, in der Erwartung, es allen recht machen zu können.

Die *Stufe 4* betrifft die abstrakte Autorität. Regeln (Krankenhausrichtlinien) und Gesetze werden befolgt. Man fühlt sich seinen Standesregeln verpflichtet. Das moralische Handeln auf dieser Ebene orientiert sich an der Zustimmung von außen (Arndt 1996, S. 33).

Recht und Gesetz werden auf der *Stufe 5* als Grundlage anerkannt. Menschen auf dieser Stufe haben das Wohl der Gemeinschaft im Blickwinkel und bestehen nicht auf strenge Gesetzesregelungen. Entscheidungen werden getroffen, die das größte Wohl für die größte Anzahl erzielen. Das utilitaristische Prinzip kommt hier zum Ausdruck, wenn sich Hebammen einsetzen, um eine bestmögliche Betreuung einer größtmöglichen Zahl von Frauen und Kinder zu gewährleisten.

Stufe 6 ist eine auf Grundsätzen beruhende Sorge um Gerechtigkeit für alle. Allgemeingültige moralische Grundlagen werden hier entwickelt. Diese höchste Stufe auf der postkonventionellen Ebene erreichen laut Kohlberg nur Moralphilosophen und Religionsgründer. Er erwähnt hier Sokrates, Ghandi, Jesus (Thompson undThompson 1993). Alle Menschen durchlaufen die verschiedenen Stadien der moralischen Entwicklung in allen Kulturen, wobei der durchschnittliche Erwachsene, so Kohlberg (1996, S. 34) die Stufe 4 erreicht.

Das Prinzip der Gerechtigkeit kann im Pflegebereich als Element der Fürsorge interpretiert werden. Dies könnten Forderungen nach einer gerechten Verteilung der Ressourcen und Gesundheitsfürsorge für alle Menschen sein.

Kohlberg erntete mit diesem Modell der moralischen Reife viel Kritik, aber meiner Meinung stellt es ein gutes Gerüst dar, um die eigenen Beweggründe für moralisches Handeln besser zu verstehen und zu kennen, auf welchem Weg man sich befindet, in der Sorge um andere und sich selbst.

4
Chancen und Probleme der künstlichen Befruchtung

In der Praxis komme ich häufig mit Paaren in Kontakt, die große Probleme hatten, auf normalem Weg schwanger zu werden. Hormonbehandlung, künstliche Insemination und In-vitro-Fertilisation sind heutzutage gängige Verfahren, um Paaren mit unerfülltem Kinderwunsch zu helfen.

Die Weltgesundheitsorganisation (WHO) postulierte, daß „jedes Paar das Recht auf ein eigenes Kind habe". Kinderlosigkeit muß nicht mehr ohne weiteres akzeptiert werden, jedes Paar darf die Möglichkeiten der modernsten medizinischen Möglichkeiten ausschöpfen.

Mit der Reproduktionsmedizin eröffneten sich Wege, die rechtlich und ethisch nach einer Grenzziehung verlangten. Der Gesetzgeber äußerte sich dahingehend, daß reproduktionstechnologische Methoden lediglich zu unmittelbaren Hilfs- und Heilzwecken eingesetzt werden dürfen (Däubler-Gmelin 1986).

4.1
Kinderlosigkeit und Kinderwunsch

Etwa 15% der Ehepaare in Deutschland bleiben ungewollt kinderlos, dies gilt natürlich auch für eheähnliche Gemeinschaften. Die Ursachen der Kinderlosigkeit liegen zu 40–50% an kombinierten Störungen bei Mann und Frau. Bei 10–15% dieser Paare gibt es Probleme nur beim Mann und bei 40–50% ist die Störung auf die Frau zurückzuführen (Martius 1990, S. 165).

Zeugung, Schwangerschaft, Geburt und Kinder bedeuten Weiterentwicklung, Loslösen von den Eltern, Ausdruck von Liebe und Zuneigung zwischen den Partnern, Erfahrung von geschlechtlicher Identität und Wunsch nach Fortführung einer Generationskette (Goebel 1986). Kinderlosigkeit wirkt als Bedrohung auf diese komplexen Zusammenhänge. Je nach Intensität des Kinderwunsches kommt es bei den Paaren zu einer Akzeptanz der veränderten Lebensbedingungen oder zu umfangreichen Maßnahmen, um dieses gefühlsmäßige Manko zu beheben. Für viele Frauen bedeutet Unfruchtbarkeit eine Kränkung im Selbstwertgefühl, die eine tiefe Lebenskrise hervorrufen kann. Das Lebenskonzept der Elternschaft bricht zusammen, starke Verlustgefühle, der Verlust der Fruchtbarkeit, das nie gezeugte Kind erzeugen Partnerprobleme und psychisches Leiden. Mit der Hoffnung auf Wiederherstellung des seelischen Gleichgewichtes, der Hoffnung auf eine Schwangerschaft, suchen die Paare nach Auswegen, um doch ein leibliches Kind zu bekommen.

Adoption und Pflegschaften bieten sich durchaus als Alternativen an für Eltern, die sich mit der eigenen Kinderlosigkeit abgefunden haben und denen es primär um das Kind geht und nicht um die Kompensation von Problemen.

Hinter einem überwertigen Kinderwunsch kann sich aber, so Lukesch (1986), auch verbergen, daß Probleme in einem anderen Lebensbereich, (z. B. in der Partnerbeziehung oder Sinnlehre des Lebens), vorhanden sind. Ein gemeinsames Ziel, das Kind, soll die Lösung sein.

4.2
Methoden der künstlichen Befruchtung

Im folgenden möchte die verschiedenen Methoden der künstlichen Befruchtung darstellen.

4.2.1
Homologe Insemination

Diese „einfachste" Form der künstlichen Befruchtung wird angewandt, wenn die Frau fertil, der Mann aber subfertil ist. Die Samenfäden sind mengenmäßig zu gering, ihre Beweglichkeit ist eingeschränkt oder es sind zu wenig normal geformte Samenfäden vorhanden. Durch das direkte Einbringen des Spermas mittels einer Kanüle in den Gebärmutterhals wird der Transport des Spermas verbessert. Diese Hilfsmaßnahme bringt sicherlich keine großen Bedenken mit sich, wird sie doch von den Frauen mit Kinderwunsch zu 85% positiv bewertet (Stauber 1986).

4.2.2
Heterologe Insemination

Bei dieser Methode erfolgt die Befruchtung durch Fremdsamen. Viele Paare lehnen diese Behandlungsmethode ab, erzeugt sie doch Probleme, die noch nicht absehbar sind und dies nicht nur im juristischem Sinne. Wie verkraftet die Paarbeziehung dieses Wissen, um die Zeugung des Kindes auf Dauer? Nach welchen Auswahlkriterien wird der Spender ausgesucht? Wie kommt das Kind mit dem Wissen um seine Abstammung zurecht? Dies sind nur einige der Probleme, die durch dieses Verfahren aufgeworfen werden (Däubler-Gmelin 1986). Die zukünftigen Probleme und Zusammenhänge müssen bedacht und ethisch bewertet werden. Die „vorausgedachte Gefährdung" des Menschen, im Sinne von Hans Jonas, muß in die Überlegungen einfließen.

4.2.3
In-vitro-Fertilisation

Eine andere Dimension und Hoffnung eröffnete sich durch die extrakorporale Befruchtung. Paare für die es bisher keine Möglichkeit gab, auf normalem Wege ein Kind zu bekommen, sehen in dieser Methode ihre letzte Chance. Für Frauen mit funktionsuntüchtigen oder fehlenden Eileitern findet diese Therapie vorwiegend ihre Anwendung, aber auch bei Paaren, bei denen andere Maßnahmen fehlgeschlagen sind. Nicht immer ist die Ursache der Kinderlosigkeit medizinisch geklärt, deshalb wird die In-vitro-Fertilisation auch bei Paaren mit ungeklärter Sterilität angewandt.

Die Vorgehensweise ist folgendermaßen: Unter Kontrolle der Hormonbefunde im Blut der Frau, nach vorangegangener Hormongabe sowie der sonographisch gemessenen Größe der Follikel wird der Zeitpunkt der Ovulation abgepaßt. Die befruchtungsfähigen Eizellen werden laparoskopisch entnommen und mit dem aufbereiteten Sperma in einem Reagenzglas zusammen gebracht. Nach erfolgter Zellteilung, im 4- bis 8-Zellenstadium, wird die befruchtete Eizelle mit einem Plastikkatheter in den Uterus implantiert (Martius 1990). Es werden ca. bis zu 10 Eizellen entnommen. Die Eizellen werden im sog. Vorkernstadium belassen und eingefroren. Dies bedeutet, daß das Spermium in die Eizelle eingedrungen, aber es noch zu keiner Verschmelzung des Erbgutes gekommen ist. Um der Frau gehäufte Eizellenentnahmen zu ersparen, werden die überzähligen Eizellen aufbewahrt. Im Falle einer erfolglosen Übertragung oder Schwangerschaft kann darauf zurückgegriffen werden.

Die Schwangerschaftsraten pro Anwendungszyklus lagen 1990 bei 20–25%.

Die Belastung, die das Paar und v. a. die Frau auf sich nehmen, sind enorm. Häufige Untersuchungen, Blutabnahmen, Ultraschallkontrollen und evtl. stationäre Aufnahmen zur Entnahme der Eizellen sind notwendig, um auf eine Schwangerschaft zu hoffen. Die psychische Belastung, wenn nach mehreren Behandlungen keine Schwangerschaft eintritt, muß ebenfalls in die Überlegungen mit einbezogen werden. Die Abortrate, wenn eine Schwangerschaft eingetreten ist, wird in der Literatur mit 15–20% angegeben. Bei einer normalen Befruchtung liegt diese natürliche Auslese wohl nur gering darunter.

Die Wahrscheinlichkeit einer Zwillings- und Drillingsschwangerschaft, mit ihrer eigenen Problematik, auf die ich nicht weiter eingehen werde, erhöht sich durch diese Methode, weil in der Regel bis zu 3 befruchtete Eizellen wieder in die Gebärmutter eingesetzt werden. Die Quote beträgt hier in etwa 30%, bei 2 Eizellen 24–25%, daß eine Schwangerschaft eintritt. Die Krankenkassen übernehmen die Kosten bis zu 4 Versuchen, auf Antrag, auch bis zu 6 Mal. Die Schwangerschaftsquote beträgt bei 4 Versuchen ca. 80%.

Das sog. „Berliner Modell" (Stauber 1986, S. 12) schafft Rahmenbedingungen für die In-virto-Fertilisation, die gerade die Punkte aufgreifen, die als kritisch von weiten Kreisen der Medizin, Ethikkommissionen und auch vom Gesetzgeber angesehen werden.

Außerkörperliche Befruchtung nur:
- innerhalb der Familienstruktur (keine Ei- oder Samenspende, keine Leihmutter),
- ohne veränderte Manipulation am Embryo,
- wenn alle Embryonen zur Mutter zurückgehen,
- bei klarer Indikation_–_auch von psychosomatischer Seite.

Im Jahr 1982 kam das erste „Retortenbaby" in Erlangen auf die Welt, doch erst im Jahre 1990 wurde das Embryonenschutzgesetz erlassen, um den rechtlichen Rahmen für die Reproduktionsmedizin vorzugeben. Das Embryonenschutzgesetz besagt, daß nur bis zu 3 befruchtete Eizellen wieder bei der Frau eingesetzt werden dürfen. Der gewissenhafte Umgang mit dieser Methode soll dadurch gewährleistet sein, um Manipulationen und Forschungen am Embryo, am Erbgut, zu verhindern.

Was letztendlich in den Forschungslabors vor sich geht, übersteigt wahrscheinlich unsere Vorstellungskraft und deshalb ist gerade in diesem Forschungsbereich eine kritische Beobachtung und Kontrolle von Nöten, damit „die technische Entwicklung unser geistigen Entwicklung nicht davonläuft" (Stauber 1986, S. 14).

Die Reproduktionsmedizin hat ohne Zweifel ihre Berechtigung bewiesen. In den meisten Unikliniken und großen Frauenkliniken wird die In-vitro-Fertilisation ganz selbstverständlich vorgenommen. Eine patientenorientierte Anwendung, d. h. bei klarer Indikationsstellung, Einbeziehung der psychischen Situation sowie umfassende Information über das Vorgehen, die Erfolgsquote und v. a. das Besprechen der ethischen Aspekte der extrakorporalen Befruchtung sollten Bestandteil jeder Beratung sein.

5
Ein Erfahrungsbericht

Der Wandel in unsere Gesellschaft hat sich langsam, aber stetig vollzogen. Noch vor 10–15 Jahren waren Frauen, die älter als 30 Jahre waren, sog. alte „Erstgebärende". Heutzutage ist es ganz normal, daß Frauen sich ihren Kinderwunsch erst nach dem 30. Lebensjahr erfüllen. Studium und Beruf werden vorrangig angegangen. Das ideale Alter für eine Schwangerschaft ist es jedoch nicht, da die Fruchtbarkeit ab 30 Jahren langsam abnimmt. Andere Faktoren, wie z. B. Ernährung und Umweltbedingungen, beeinflussen ebenfalls die Abnahme der Fruchtbarkeit bei Mann und Frau.

Es nichts Ungewöhnliches mehr, ein Patientenblatt aufzuschlagen und unter Risikofaktoren IVF (In-vitro-Fertilisation) zu sehen.

Ich habe ein Paar vor mir, während der Entbindung, daß das lang ersehnte Kind bekommt, für das sie mehr Mühen, psychische und physische Belastungen, in Kauf genommen haben als andere Eltern. Die IVF war endlich erfolgreich, die Schwangerschaft ist normal verlaufen und ich nehme die Erwartungshaltung der werdenden Eltern in bezug auf die Geburt wahr. Viele dieser Paare erlebte ich als sehr angespannt und unter dem großem Druck, daß auch das Geburtserlebnis so abläuft, wie in der Phantasie ausgemalt.

Meine Aufgabe und Haltung auf diesen „Leistungsdruck" hin sehe ich darin, die Eltern in ihren Bedürfnissen und Entscheidungen zu unterstützen und die Fixierung auf eine ideale Entbindung, so weit möglich, aufzuheben. Häufig ist der Geburtsverlauf doch anders als man sich das vorgestellt hatte. Es sind prozentual weniger Spontangeburten zu verzeichnen. Der Anteil an Schnittentbindungen und vaginal operativen Maßnahmen ist höher als bei anderen Geburten (Lukesch 1986, S. 68).

Ein werdender Vater sagte einmal zu mir, halb im Spaß: „Sie müssen besonders achtgeben bei der Geburt, weil dies ein sehr wertvolles Kind ist". Ich möchte diesen Gedanken weiterverfolgen und fragen, was denn ein wertvolles Kind ausmacht und ist ein Kind wertvoller als das andere. Dieser Satz gibt mir sehr denken, v. a. wenn im Kreißsaal nebenan eine andere Mutter , die auf normalen Wege schwanger wurde, ihr drittes Kind zur Welt bringt. Jedes Kind ist für ein Paar wertvoll und einzigartig. Die ethische Verantwortung der Hebammentätigkeit liegt in der gleichbleibenden, fachkundigen und mitfühlenden Betreuung. Ein Hinterfragen des eigenen Handelns bei diesen unterschiedlichen Situationen ist meiner Meinung nach wichtig, um individuell auf die Bedürfnisse eingehen zu können.

Bei meinen Hausbesuchen, im Rahmen der Nachsorge, betreue ich Mutter und Kind. Ich erlebe auch im häuslichen Rahmen, daß Eltern mit überwertigem Kinderwunsch sich dem Kind gegenüber anders verhalten. Es bestehen, zu Unrecht, große Bedenken, etwas falsch zu machen und Unsicherheit im Umgang mit dem Säugling, (wobei dies natürlich auch bei anderen Eltern der Fall sein kann). Auch hier ist die Erwartungshaltung sehr hoch, besonders wenn das Kind als Lösung der eigene Probleme gesehen wird. Lukesch erwähnt Untersuchungen, wonach Anzeichen vermehrter Überbehütung festzustellen waren. Die Normalität im Umgang mit dem Kind muß von vielen Eltern noch erlernt werden, besonders im Hinblick auf die zukünftige Entwicklung des Kindes.

6
Schlußwort

„Ethisches Denken ist die Voraussetzung für moralisches Handeln", so Arndt (1996, S. 24). Dies könnte ein Leitsatz für den Umgang mit neuen Technologien und Manipulationen im Hinblick auf die Gentechnologie sein. Nicht alles was machbar ist, muß auch getan werden, sonst könnte es dazu kommen, daß „eines Tages altgewordene Pioniere dieser Technik gewissensgeplagt als Wanderprediger durch die Lande ziehen und verspätet den Mißbrauch ihrer Errungenschaft bejammern" (Richter 1986, S. 80).

Nicht nur die großen Themen der Medzinethik fordern eine Auseinandersetzung und Stellungnahme von uns, auch die eigene ethische Einstellung muß reflektiert werden.

Ethik kann als ein Weg betrachtet werden, das gegenseitige Verständnis zu fördern, v. a. für die Menschen, für die wir in unserem Pflegeberuf Sorge tragen.

Literatur

Arndt M (1996) Ethik denken – Maßstäbe zum Handeln in der Pflege. Thieme, Stuttgart New York
Bund Deutscher Hebammen (1994) Informationsschrift. Karlsruhe
Däubler-Gmelin, Herta (1986) Künstliche Befruchtung – rechtliche Probleme und Herausforderung für den Gesetzgeber. Psychosozial 10:38–43
Göbel P (1986): Zum Problemverständnis der heterologen Insemination. Psychosozial 10:16–20
Frei U, Frewer A, Winau R (Hrsg) (1997) Vertrauen und Ethik in der Medizin_–_Grundsatzfragen einer klinisch orientierten Moraltheorie. Archiv für humane Medizin und Ethik, Berlin
Hügli A, Lübcke P (Hrsg) (1998) Philosophielexikon, 2. Aufl. Rowohlt, Hamburg
Jonas H (1987) Wissenschaft als persönliches Erlebnis. Vandenhoeck & Ruprecht, Göttingen
Leist A (1990) Eine Frage des Lebens – Ethik der Abtreibung und künstlichen Befruchtung. Campus, Frankfurt New York
Lukesch H (1986) Psychosoziale Aspekte der extrakorporalen Befruchtung und des Embryotransfers beim Menschen. Psychosozial 10:59–76
Lyncker K (1997) Ethik im Visier. Höll, Darmstadt
Martius G (Hrsg) (1990) Hebammenlehrbuch, 5. Aufl. Thieme, Stuttgart New York
McCullough LB, Chervenak FA (1994) Ethics in obstetrics and gynecology. Oxford Univ Press, New York Oxford
Richter H-E (1986) Wider die Selbsterschaffung des Menschen. Psychosozial 10:77–81
Stauber M (1986) Künstliche Befruchtung – psychosomatische und ethische Aspekte. Psychosozial 10:7–15
Theml Susanne (1998) Wenn das Wunschkind doch zur Welt kommt. Nürnberger Nachrichten, 5./6.12.1998
Thompson JE, Thompson HO (1993) Ethik und Hebammentätigkeit. Dtsch Hebammenz 10:408–414

Gewalt in der Altenpflege

B. Städtler-Mach

Inhaltsverzeichnis

1   Voreinstimmung *159*

2   Definitionen von Gewalt *160*

3   Ausdrucksformen von Gewalt *160*
3.1 Spezielle Formen von Gewalt im Alter *162*

4   Ursachen von Gewalt *163*

5   Ethische Aspekte *165*

6   Zum Umgang mit Gewalt *166*

Literatur *167*

1
Voreinstimmung

Gewalt gegen alte Menschen – gibt es das überhaupt ? Na ja gut, Frau M. wurde wiederholt auf dem Nachtstuhl vergessen, aber das kann ja mal passieren. Und daß man die Klingel von Herrn O. überhört, das kann ja nicht sein, weil man sowieso immer wieder nach ihm sieht. Allerdings, daß Frau B. die Mitarbeiter schlägt, das hat schon eine ganz andere Qualität.

Gewalt ist – man sieht es deutlich – ein Thema mit Variationen. Die Spitze des Eisbergs leuchtet uns manchmal in Veröffentlichungen entgegen, wenn von Mißhandlungen in Altenheimen oder gar vom Totschlag anvertrauter Bewohner die Rede ist. Betroffenheit wird allemal hervorgerufen, wenn über Mißhandlungen oder Gewalt an alten Menschen die Rede ist. Werden Pflegende darauf angesprochen, ob sie vielleicht selbst wenigstens ab und zu zur Gewalt an den ihnen Anvertrauten neigen, so reagieren sie meist verunsichert und nahezu immer mit Rechtfertigungen. Eben, es kann einmal passieren, daß Klingeln überhört oder Hilferufe nicht richtig wahrgenommen werden. Und natürlich ist auch die zugewandteste Plegerin nicht jeden Tag gleich, und nörgelnde oder immerfort schreiende Bewohner verbrauchen eben mehr Nerven, als Pflegende manchmal haben.

Erinnern Sie sich an eine der schönsten Erzählungen von ganz subtiler Gewalt gegenüber alten Menschen. Es ist das Märchen „Der alte Großvater und der Enkel" der Gebrüder Grimm.

Dort, so heißt es, lebte ein steinalter Mann mit trüben Augen, tauben Ohren und zitternden Knien. Nicht nur die Knie zitterten ihm. Am Tisch zitterte ihm auch die Hand, so daß er den Löffel kaum halten konnte und dadurch die Suppe auf das Tischtuch verschüttete. Manchmal lief ihm auch etwas aus dem Mund, und sein Sohn sowie dessen Frau ekelten sich davor. So kam es schließlich, daß der alte Großvater hinter dem Ofen in der Ecke sitzen mußte und dort aus einem irdenen Schüsselchen und noch dazu sehr wenig zu essen bekam. Eines Tages fiel sogar dieses Schüsselchen aus seinen zittrigen Händen zu Boden und zerbrach. Da bekam er ein hölzernes Schüsselchen, aus dem er nun essen mußte. Der kleine Enkel von vier Jahren wurde von seinen Eltern beobachtet, wie er auf der Erde etwas zusammen hämmerte und auf die Frage des Vaters, was er denn da mache, antwortete das Kind: „Ich mache ein Tröglein, daraus sollen Vater und Mutter essen, wenn ich groß bin." Mann und Frau sahen sich an und verstanden. Und nachdem sie sich durch Tränen erleichtert hatten, holten sie den Großvater an den Tisch, ließen ihn mitessen und sagten nichts, auch wenn er ein wenig verschüttete (Gebrüder Grimm 1937, S. 348).

In solchen geradezu unscheinbaren Formen kann sich Gewalt gegen alte Menschen vollziehen. Allerdings passiert sie auch in deutlicherer Ausprägung, handfest und manchmal mit schrecklichem Ausgang. Davon soll im weiteren die Rede sein.

2
Definitionen von Gewalt

Gewalt ist ein allgemeines Phänomen jeder menschlichen Gemeinschaft und Gesellschaft auf allen Entwicklungsstufen. Sie ist das Merkmal vieler Macht- und Herrschaftsbeziehungen. Insofern bedeutet sie zunächst nicht mehr, als daß menschliches Verhalten sich in unterschiedlichen Formen darstellen und ausprägen kann. Die Gewalt ist immer verbunden mit dem Bedürfnis des Menschen nach Selbstbehauptung und Selbsterhöhung. Wir könnten auch sagen, Gewalt zeigt, daß Menschen das eigene Interesse, ihre Werte und Leitbilder verfolgen und umsetzen wollen. In diesem Sinn ist Gewalt identisch mit Macht.

> Im Anschluß an den Soziologen Max Weber läßt sich sagen: Macht ist jede Chance innerhalb einer Beziehung, den eigenen Willen auch gegen Widerstreben durchzusetzen, gleichviel worauf diese Chance beruht.

Nun bedeutet Gewalt im Sinne von Macht nicht in jedem Fall ein negatives oder gar schädliches Verhalten. Es gibt verschiedene Formen von Macht bzw. Gewalt, die durchaus positiv zu werten sind. Hält beispielsweise eine Mutter ihr Kind gewaltsam am Arm zurück, wenn es auf die Straße laufen will, so übt sie Macht aus, eine Macht jedoch, die ihr Kind vor großem Schaden bewahren wird.

Schwierig ist es, zu beurteilen, wenn Macht oder Gewalt ausgeübt wird, weil Menschen „es gut meinen" . Und zwar, um sich selber durchzusetzen, und es damit im Grunde nicht mit dem Anderen, sondern mit der eigenen Person gut meinen. An diesem

Punkt ist auch die Pflege empfindlich betroffen. Zunächst jedoch zur genaueren Definition von Gewalt:

Wir unterscheiden zwischen individueller, sozialer und struktureller Gewalt. Beispiele für solche Formen von Gewalt bzw. Macht können sein:
* Amtsgewalt,
* elterliche Gewalt,
* Staatsgewalt,
* richterliche Gewalt, militärische und kirchliche Gewalt.

Von diesen Formen ist zum einen die *persönliche Gewalt*, zum anderen die *Naturgewalt* zu unterscheiden. Gerade im Hinblick auf die Naturgewalt wird deutlich, daß es einen Unterschied zwischen Macht und Gewalt gibt. Von Gewalt sprechen wir, wenn ein Machtmißbrauch vorliegt. Um aus den verschiedenen denkbaren Definitionen hier zu einer für die Realität der Pflegepraxis brauchbaren Definition zu kommen, lege ich für den weiteren Verlauf fest:

Gewalt liegt vor, wenn ein Machtmißbrauch zu erkennen ist, d. h. wenn menschliches Leben durch Handeln oder Unterlassen gefährdet wird.

Gewalt im engeren Sinn kann Aggression oder Unterwerfungszwang sein.

Aggression – herkömmlicherweise definiert als das Austeilen schädigender Reize – ist häufig ein plötzlicher Akt oder auch ein über längere Zeit anhaltendes gleiches Tun. Demgegenüber ist der Unterwerfungszwang nicht ein plötzlicher Akt, sondern ein stetiges in sanften Schritten Druck ausübendes Wirken sozialer Macht.

Ein Beispiel für einen solchen Unterwerfungszwang ist etwa das „Mobbing".
Die Gewaltausübung kann durch private Gewalttätigkeit und öffentlich-rechtliche Gewalt entstehen.

3
Ausdrucksformen von Gewalt

Im weiteren Verlauf werde ich mich auf die bekannten Formen von Gewalt in der Altenpflege konzentrieren. Folgende Formen lassen sich unterscheiden:
* *Physische Gewalt:*
  schlagen, stoßen, prügeln, verletzen, töten, verbrennen, verbrühen, töten mit Waffen, verhungern, verdursten, verwahrlosen lassen, verwirren, medikamentös ausschalten, „niederbügeln", aber auch Verweigerung von Medikamenten.
* *Psychische Gewalt:*
  Entziehung von Liebe und Zuwendung, infantilisieren, entwerten, verachten, verletzen, diskriminieren, beschimpfen, beleidigen.

* *Sprachliche Formen:*
  nicht ernst nehmen, verniedlichen („ Schnuckiputzi, Muttchen"), herabsetzen durch Bezeichnungen, Umgang ohne Würde und ohne Namen, gewalttätige Wörter („ Sau, Depp, Bock, alter Trottel").
* *Strukturelle Gewalt:*
  Machtmißbrauch durch Abhängigkeit z. B. im Heim, Machtmißbrauch in Hierarchien, finanzielle Entmündigung, bestehlen; Nichtvorhandensein einer Lobby oder Interessenvertretung.

Alle diese Formen existieren sowohl in privaten Wohnungen als auch in öffentlichen Einrichtungen und damit auch in Pflegeheimen. Sie werden sowohl von persönlichen wie von professionellen Bezugspersonen vollzogen.

3.1
Spezielle Formen von Gewalt im Alter

Über diese genannte, breite Palette von Gewaltformen hinaus gibt es solche, die speziell bei alten Menschen bzw. im Gegenüber zu alten Menschen anzutreffen sind. Solche Formen von Gewalt im Alter ergeben sich durch die spezifischen Bedingungen des Alters. Dabei kann unterschieden werden zwischen eher subjektiven Altersveränderungen wie der Entwicklung des Charakters aus seiner naturgegebenen Anlage, dem Verlauf der Biographie, der personalen Lebensbewältigung und evtl. dem Durchstehen von Krankheiten. Demgegenüber sehen wir die eher objektiven Altersveränderungen, wie die Minderung der vitalen Kräfte, Verlangsamung des Tempos, Reduzieren der Sinnesfähigkeit, Nachlassen der Regenerationsfähigkeit, Veränderungen im geistigen Bereich, Abneigung gegenüber Neuem und Veränderungen des sozialen Status, beispielsweise durch den Tod des Partners. Das bedeutet, daß der alte Mensch in seiner besonderen Befindlichkeit bestimmte Gewaltmöglichkeiten geradezu anzieht. Zu dieser besonderen Befindlichkeit zähle ich seine körperliche, zuweilen auch geistige Hinfälligkeit, seine Verlangsamung, vielleicht die Schwerhörigkeit, oft auch Demenz. Diese Spezifika ermöglichen durchweg besondere und besonders ausgeprägte Chancen für Gewalteinwirkung. An konkreten Beispielen lassen sich anführen:
* die Art der Anrede und der Sprachstil,
* die Kommunikation überhaupt,
* unterschiedliche Zeiterfahrung durch Einsamkeit,
* Akzeptanz oder Ablehnung der veränderten Körperlichkeit und Hinfälligkeit,
* Ausnützen der persönlichen Abhängigkeit durch Kränkung, Verletzung oder gar Töten,
* Ausnützen der strukturellen Abhängigkeit bezüglich der Finanzen und/oder der politischen Vertretung.

Wo von Gewalt in der Altenpflege geredet wird, ist selbstverständlich auch zu sehen, daß Gewalt durch alte Menschen existiert. Auch davon können Pflegende berichten. Alte – und keineswegs nur Demenzpatienten – können die Menschen, die sie betreuen und pflegen, durchaus auch gewalttätig behandeln. Beispiele können dafür sein: schikanöse Art der Anrede, eine physische oder auch psychische Verletzung, und insgesamt ergibt sich vielfach für Pflegende eine Minderung der Lebensqualität durch ständige Rücksichtnahme auf den alten Menschen. Der letztgenannte Punkt wird weniger bei professionellen Pflegepersonen, d. h. Altenpflegerinnen und Krankenschwestern, als vielmehr bei privaten Pflegepersonen anzutreffen sein. Töchter, Schwiegertöchter oder Enkel erleben immer wieder auch, daß ihnen trotz größter Zuwendung Gewalt durch alte Angehörige angetan wird.

In unserem Zusammenhang wird der Aspekt der Gewalt durch alte Menschen jedoch vernachlässigt. Es würde den Rahmen dieses Beitrags sprengen, auf die vielfältigen Möglichkeiten von Machtmißbrauch der alten Menschen auf andere, einzugehen. Vielmehr wird das Augenmerk auf die Gewalt gegenüber alten Menschen gerichtet. Es soll in diesem Zusammenhang jedoch mindestens erwähnt sein, daß beide Seiten, alte Menschen und Pflegende bzw. Angehörige mit Gewalt umzugehen haben. Beide können einander Gewalt antun, beide können unter der Gewalt des anderen leiden.

4
Ursachen von Gewalt

Die Frage stellt sich, wie es in einer Pflegebeziehung zu Gewalt kommen kann. Der einfachste Weg erschiene, Pflegende zu fragen, warum sie in mehr oder weniger ausgeprägter Form den ihnen Anbefohlenen Gewalt zuteil werden lassen.

Wie schwierig eine solche Befragung ausfallen kann, zeigt Bock in seiner Studie über Gewalt in der Pflege (Bock 1997, S. 43ff.). In einer Liste, die er den Kollegen vorgelegt hat, läßt er ankreuzen, welche Tätigkeiten sie zwischen *neutral, u. U. als Gewalt, gewalttätig* oder sogar *sehr gewalttätig* einstufen. Diese Tätigkeiten beginnen beim Anschreien über das Schlagen, dem Fixieren gegen den Willen des Patienten, dem Wegnehmen der Klingel, dem Verweigern von Trinken, wenn der Patient nicht alleine trinken kann, bis hin zum Verweigern von Hilfe überhaupt oder Beschimpfen des Patienten.

Die Untersuchung zeigt, daß die Einschätzung der Pflegenden, *welche* Handlungen oder Unterlassungen und *in welchem Ausmaß* sie als gewalttätig empfunden werden, , sehr unterschiedlich ausfällt.

* Als *u. U. gewalttätig* wird das Anschreien genannt.
* Als *neutral bis u. U. gewalttätig* stufte man die Fixierungen gegen der Willen der Patienten ein.
* Die verdeckte Medikamentenangabe wird uneinheitlich als *neutral bis sehr gewalttätig eingestuft.*
* Bei der Angabe, die Klingel wegzunehmen, wurden breitgefächerte Antworten gegeben. Hier wurde immer auf den Grund dieser Maßnahmen hingewiesen, wie die durch das häufige Klingeln verursachte Mehrarbeit.
* Den Patienten in seiner Notdurft liegen zu lassen, wurde ebenfalls von *u. U. gewalttätig bis gewalttätig* eingestuft.
* Die nicht ausreichende Aufklärung wurde *neutral bis u. U. gewalttätig eingestuft.*

Die Frage stellt sich, wie Menschen, die sich einmal für einen pflegenden Beruf entschieden haben, und sicherlich mit einem hohen Ideal diesen Beruf nach wie vor ausüben, an irgendeinem Tag oder vielleicht auch in einer Folge von Tagen zur Anwendung von Gewalt gegenüber ihren Bewohnern und Patienten kommen. Wie kann es zugehen, daß die ursprünglichen Verhältnisse einer guten Beziehung in der Pflege in ihr Gegenteil verkehrt werden? Aus liebevoller Zuwendung wird Abscheu, aus körperlicher Berührung Ekel. Statt Fürsorge erlebt der Pflegebedürftige Ohrfeigen und Reißen der Haare. Statt Zuwendung Gemeinheiten. Statt Lebensförderung den Tod.

Unter dem Titel „Gewalt im Altenheim – Eine Analyse von Gerichtsakten" stellen Diefenbacher und Schüller dar, wie sich Gewalt an alten Menschen durch Pflegende vollzieht. Ich zitiere aus diesem Buch:

> B. bereicherte sich an Taschengeld und Nachlässen, oft nahm er Eigentum und Geld von Verstorbenen (...). Psychische Mißhandlungen verübte er vor allem im Altenheim. Den Willen von Pflegebedürftigen respektierte er nicht. „Die können mich am Arsch lecken", charakterisierte er seine generelle Haltung. Sein Umgangston erzeugte Angst unter Bewohnern und Pflegekräften. Er drohte: „Ich trete Dich gleich in den Arsch, hau ab oder ich rotz Dich an". Einige Bewohner begrüßte er mit „Rot Front" oder „Heil Hitler". Er neigte zu sexuellen Belästigungen. Einer geistig leicht behinderten Frau hob er den Rock hoch. „Komm, laß Dich ficken" .... Als eine Frau schrie, weil sie nicht ins Ambulanzzimmer gebracht werden wollte, stopfte er ihr ein Handtuch in den Mund. An ängstlichen Bewohnern schien er Freude zu haben. Eine Bewohnerin zwang er, ins Leichenschauhaus zu gehen, um einen Toten zu besichtigen. Dem Heimangestellten K. gab er einen Knüppel und befahl ihm, die Frau bei Widerstand zu schlagen.
>
> Gerne prophezeite er alten Bewohnern den Tod. „Du fette Sau, Du krepierst ja doch bald" (Diefenbacher und Schüller 1993, S 48ff.)

Noch einmal: wie kann aus einer guten Pflegebeziehung eine solche Folge von Gewalttaten werden. Was muß geschehen, daß aus einem Ideal von Pflege und Zuwendung ein strafrechtlich verurteiltes Handeln wird.

Meine These lautet: Gewalt ist die Folge einer Pflege-Haß-Beziehung.

Haß ist die Umkehrung von Liebe. Alles, was am Anfang einer beruflichen Pflegetätigkeit als Zuwendung, als liebevolle Fürsorge, als Begleitung und Förderung eingeschränkter Menschen verstanden wurde, hat sich offenbar ins Gegenteil verkehrt. Der Wandel von Liebe zu Haß gegenüber dem alten Menschen wird auch ganz besonders von Angehörigen, die pflegen, berichtet und läßt sich auch von außen direkt beobachten. Wenn Gewalt Folge einer Pflege-Haß-Beziehung ist, dann muß zur Verhinderung eben solcher Gewalt oder besser gesagt: zur Hilfe für die Menschen, die dieser Beziehung ausgesetzt sind, Abhilfe geschaffen werden. Um diesem Schritt näher zu kommen, müßten wir uns die Frage stellen: Wie kommt es zum Pflegehaß?

Es gibt verschiedene Erklärungsmodelle, für die Entstehung von Pflegehaß und in seiner Folge von Gewalt.

Blum führt aus, wie Aggression und Gewalt aus der Sicht der Psychologie entstehen (Blum 1998, S. 12). Insbesondere wird dabei die Bedeutung der Frustration hervorgehoben. Im Zusammenhang mit der Pflege bedeutet das, daß die so positiv angelegte Pflegearbeit aus unterschiedlichen Gründen nicht in dem Maße durchgeführt werden kann, wie die Pflegenden das von sich aus wollen. Dadurch erleben sie eine Herabsetzung ihrer Ideale, Arbeitsunzufriedenheit und in ihrer Folge schließlich Frustration. Weiter können Aggressionen entstehen als Angstabwehr durch einen autoritären Führungsstil oder auch durch die narzißtische Wut eines in seinem Selbstwert gekränkten Menschen. Bei Blum und bei anderen wird auch auf die Gewalttätigkeit in der Herkunftsfamilie und womöglich eigene Mißbrauchserfahrungen als Ursache für Gewalt hingewiesen.

Ich möchte eine weitere These formulieren: Gewalt ist die Folge eines Defizits.

Das Defizit der Pflegenden läßt sich am besten durch einige Kennzeichen des sog. „Burn-out-Syndroms" beschreiben. Es handelt sich dabei um einen Prozeß des Ausbrennens. Langsam, zunächst unbemerkt, aber schließlich unaufhörlich erlebt der sozial tätige Mensch, wie seine hohen Ideale und sein berufliches Engagement ohne ausreichende Resonanz bleiben. Das Ausbleiben von Anerkennung und damit die Desillusionierung reduzieren die Bereitschaft, sich weiterhin im Beruf und d. h. für den alten Menschen zu engagieren. Aus diesem reduzierten Engagement erwachsen vielfach depressive Schuldgefühle, die schließlich psychosomatische Krankheitsbilder hervorbringen können. In der fortgesetzten Stufe erlebt die Pflegekraft Verzweiflung, Suizidgedanken und im schlimmsten Fall begeht sie den Suizid.

5
Ethische Aspekte

Negative Pflegegefühle und der daraus entstehende Pflegehaß haben auch eine ethische Dimension. Professionell gute Arbeit in der Pflege, d. h. für den Menschen, ist auch eine ethische Verpflichtung. Fachlich kompetent zu arbeiten, bedeutet auch, ethisch gut zu arbeiten.

Im folgenden sollen einige Grundgedanken der Ethik kurz dargestellt werden. Ethik ist die Lehre vom Verhalten des Menschen, das als gut oder schlecht beurteilt wird. Dabei hat jeder Mensch für sich selbst solche Vorstellungen, die in der Regel geprägt sind von seiner Erziehung und Entwicklung, von der eigenen Erfahrung, von der persönlichen Biographie, von übernommenen Werten und der Bindung dessen, was wir Gewissen nennen. Über diese individuelle, meist nur diffus existierende Sammlung von Werten, insgesamt als Ethos bezeichnet, hinaus, gibt es in jeder Gesellschaft eine feste Ordnung von Regeln, Gesetzen und Normen. Auch die Berufsethik für Pflegende umfaßt solche Gesetze und Normen. Wer sich professionell mit Ethik befaßt, sollte einige der wesentlichen ethischen Konzeptionen kennen.[1]

In bezug auf die ethische Dimension der Gewalt gegenüber alten Menschen sind verschiedene ethische Komplexe, die hier zum Tragen kommen, zu nennen.
* Selbstbestimmung gegenüber Fremdbestimmung,
* Fürsorgepflicht,
* Wahrung von Leben,
* Sachlichkeit.

Alle diese Bereiche lassen sich unter dem Begriff der *Verantwortung* subsummieren. Worin nun die Verantwortung in der Pflege und speziell in der Pflege alter Menschen

---

[1] Zu den ethischen Entwürfen, die als Grundlage für die Entwicklung einer eigenen Pflegeethik Voraussetzung sind, vgl. Städtler-Mach 1998, S. 3-6.

besteht, muß immer wieder neu beschrieben und diskutiert werden. Denn sowohl die Bedingungen der Pflege als auch die Vorstellungen, Leitbilder und Zielorientierungen sind dem Wandel der Geschichte unterworfen. Eine allgemein gültige Definition (d. h. etwas „zu Ende Gedachtes") gibt es hier nicht. Empfehlenswert ist deshalb ein sog. Ethikzirkel, in dem die Teilnehmer ihren eigenen Standpunkt erarbeiten und Konsequenzen daraus ableiten.

Eines bleibt sich allerdings gleich: Jeder Pflegende trägt die Verantwortung für sein Handeln selbst. Eine mögliche Kurzformel in Anlehnung an die sog. goldene Regel und vielfältigen Ansätzen aus den unterschiedlichsten Beiträgen der Philosophie könnte lauten: *„Pflege niemanden so, wie Du nicht selbst gepflegt werden möchtest"*.

6
Zum Umgang mit Gewalt

Wenn Gewalt durch Pflegehaß und der wiederum durch ein Defizit entsteht, muß auch hier die Veränderung einsetzen. Um dieses zu ermitteln, könnten für die betroffenen Pflegenden folgende Fragestellungen hilfreich sein:

* *Belastung in der Pflege:*
  - Was finde ich belastend? Was müßte sich verändern, um die Belastung zu mindern?
* *Coping („ Streßbewältigung" in der Pflege):*
  - Welche Krisenbewältigung hilft mir? Welche Erfahrungen habe ich gemacht im Umgang mit Krisen? Kann ich in einer Krise auch das kreative Potential erkennen?
* *Burn out:*
  - Welche Kennzeichen des Burn-out-Syndroms erkenne ich an mir selbst? Wo suche ich mir Hilfe? Wo setze ich flankierende Maßnahmen ein, um ein Weiterschreiten des Burn outs an mir selbst zu verhindern?
* *Vorbeugung:*
  Unter Vorbeugung wird hier ein Katalog von Maßnahmen verstanden, die in unterschiedlicher Weise angewendet werden können, um es gar nicht zur Gewalt kommen zu lassen. Im einzelnen könnten dies folgende Schritte sein:
  - Ich mache mir meine Pflegemacht immer wieder bewußt.
  - Ich beobachte genau meine Gefühle.
  - Wenn ich mich als problematisch empfinde (hinsichtlich Gewaltanwendung), suche ich das kollegiale Gespräch und ermittle eine konkrete Handlungsanweisung.
  - Im Fall bereits erfolgter Gewaltausübung benachrichtige ich die Pflegedienstleitung oder Heimleitung.
  - Bei zu starkem Haß suche ich Supervision oder Therapie. Wenn Gewaltanwendung in meiner Tätigkeit als Pflegende immer wieder erscheint, so ist grundsätzlich ein Berufswechsel zu erwägen.
  - Ich suche mir positive Pflegevorbilder.
  - Falls meine Desillusionierung mit der Vergütung meiner Pflege zu tun hat, bemühe ich mich um berufspolitisches Engagement zu höherem Lohn.
  - Wenn ich tatsächlich eine strafbare Handlung vollzogen habe, ziehe ich die Konsequenzen: Ich entschuldige mich beim Mißhandelten und erwäge ggf. Selbstanzeige.

- Wenn ich bei Kollegen den Verdacht auf Gewalt oder Mißhandlung habe, sammle ich handfestes Verdachtsmaterial und konfrontiere ihn oder sie damit. Bei schweren Delikten unternehme ich Schritte im Blick auf die Stations- oder Heimleitung.
- Wenn ich Schuld auf mich geladen habe, gestehe ich mir diese Schuld ein.
- Ich suche menschliche Vergebung für die Schuld oder, wenn ich mein Leben in religiösen Dimensionen einordne, die Vergebung Gottes. Ein neuer Anfang ist möglich.

Generell gilt im Hinblick auf die Problematik der Gewalt im Alter:
* Fingerspitzengefühl ist nötig im täglichen Umgang,
* Zivilcourage soll mein Handeln bestimmen,
* ich pflege die Bereitschaft, für mich selbst als Pflegende etwas zu tun,
* ich übe die Balance zwischen Macht und Ohnmacht.

Gewalt im Alter soll aus seiner Tabulisierung herauskommen. Wer alte Menschen pflegt, stellt sich einer schweren, manchmal übermächtigen Aufgabe. Daß es dabei aus einem Defizit von Anerkennung und Befriedigung heraus nicht zur Gewaltanwendung kommt, liegt in der Verantwortlichkeit der Pflegenden.

Literatur

Blum M (1998) Eine Analyse der Phänomene Aggression und Gewalt in Altenpflegeheimen. Bt 1: 10–15

Bock M (Hrsg) (1997) Gewalt in der Pflege. Aufforderung zu einer Auseinandersetzung. In: Huhn S, Kümmer K (Hrsg) Neue Wege in der Pflege älterer Menschen. DBfK e. V., Eschborn, S. 39–49

Boessmann U, Röder W (1998) Krisenmanagement für Pflegeberufe. Problemstellungen und Lösungsstrategien. DBfK e. V., Eschborn

Deutscher Berufsverband für Pflegeberufe (Hrsg) (1995) Gewalt in der Pflege. DBfK, Eschborn

Diefenbacher H, Schüller K (Hrsg) (1993) Gewalt im Altenheim. Eine Analyse von Gerichtsakten. Lambertus, Freiburg

Eibach U (1988) Grenzen des Rechts auf Leben und Gesundheit? – Sozialethische Überlegungen zu den Grenzen und Prioritäten im Gesundheitswesen. In Medizin und Menschenwürde. Ethische Probleme in der Medizin aus christlicher Sicht. Brockhaus, Wuppertal, S. 525–570

Grewel H (1990) Recht auf Leben. Drängende Fragen christlicher Ethik. VdR, Göttingen

Grimm, Gebrüder (1937) Der alte Großvater und sein Enkel (Märchen). Droemer, München Berlin, S 348

Städtler-Mach B (1998) Ethische Grundlagen für das berufliche Handeln im Pflegemanagement. In: Kerres A, Falk J, Seeberger B (Hrsg) Lehrbuch Pflegemanagement. Springer, Berlin Heidelberg New York Tokyo, S 1-15

Thiede M (1988) Streß und Burn-out in der Krankenpflege. Kann Supervision ein Schritt zur Bewältigung sein? Krankenpflege 9: 411–415

Thiemann P (1995) Erfahrungen mit Supervisionsarbeit zur Streßintervention bei Pflegekräften. In: Beier J et al. (Hrsg) (1995/96) Jahrbuch der Pflege- und Gesundheitsfachberufe. Medizin und Technik, Reinbek, S 333–358

Autorenprofile

Joachim Schulze
Geboren 1966, Ausbildung zum Krankenpfleger, Tätigkeit u. a. als stellvertretende Stationsleitung, Anästhesie und Intensivmedizin sowie Innere Medizin und Intensivmedizin, Ausbildung zum Qualitätsbeauftragten für das Gesundheits- und Sozialwesen (TQU), Referententätigkeit im Fort- und Weiterbildungsbereich für Qualitätsmanagement.

Wilhelm Krompholz-Schink
Geboren 1959, Heilerziehungspflegehelfer und Altenpfleger, zur Zeit tätig als Altenpfleger im Behindertenbereich.

Lieselotte Lindner
Geboren 1951, Krankenschwester, Lehrerin für Krankenpflege in der Aus-, Fort- und Weiterbildung für Pflegeberufe, seit 1997 Pfarrerin und wissenschaftliche Assistentin am Lehrstuhl für Praktische Theologie an der Augustana-Hochschule Neuendettelsau.

Sabine Blinzler
Geboren 1966, Krankenschwester, Tätigkeit auf einer strahlentherapeutischen Station und seit 5 Jahren auf einer hämostaseologie-hämatologischen Station.

Karin Kinzelmann
Geboren 1962, seit 1983 tätig als Heilerziehungspflegerin.

Lydia Füg
Geboren 1957, Fachkrankenschwester für Anästhesie und Intensivtherapie (Ausbildung in der ehemaligen DDR), Übersiedlung 1987

Constanze Schlecht
Geboren 1965, Krankenschwester, Fort- und Weiterbildungen: Stationsführung, Psychiatrie und Seelsorge, Diakonieschwester: seit 1985 Zugehörigkeit zur Schwesternschaft des Evangelischen Diakonievereins Berlin-Zehlendorf e.V., Studentin des Pflegemanagement.

Monika Schröder

Geboren 1963, Ausbildung zur Hebamme, 15 Jahre Tätigkeit in der klinischen Geburtshilfe, freiberufliche Hebamme seit 10 Jahren, Ausbildung zur Qualitätsbeauftragten im Gesundheits- und Sozialwesen (TQU), Tätigkeit in der Altenhilfe.

Dr. Barbara Städtler-Mach

Geboren 1956, Studium der evangelischen Theologie- und Diakoniewissenschaft, Pfarrerin. Seit 1996 Professorin an der evangelischen Fachhochschule Nürnberg. Gründungsprofessorin des Fachbereichs Pflegemanagements.

Sachverzeichnis

A

Achtung 132, 140, 144
Akkordarbeit 98
Altenheime 159
Altenpflege 161
Altersveränderungen 162
Angehörige 164
Anthropologie 103
Apparatemedizin 111
Arbeitsunzufriedenheit 164
Auktoriale Rolle 97
Ausbildung 113
Autonomie 136, 141

B

Befruchtung
– extrakorporale 155
– künstliche 148, 154
Berliner Modell 155
Beratung
– kollegiale 62
Berufsethik 8, 48
– Fach 48
– Pflegeethik 48
Berufsethos 8
Berufskodizes 53
Betreuung 84
Bewußtlosigkeit 139
Bewußtsein
– ethisches 56
Bioethik 150
Burn-out-Symptome 50, 165

C

Christliche Nächstenliebe 116
Christlicher Liebesdienst 53
Christliches Menschenbild 55
Controlling 9

D

Defizitorientierte Sprache 93
Demenz 162
Dienstleistung 116
Dilemmata
– ethische 52
Diskurs
– ethischer 57
Distanz 98
Distanzierungen
– sprachliche 88
Dokumentation
– einseitige 87

E

Effizienz 37
Ehtische Kompetenz 114
Ehtische Normen 112
Einseitige Dokumentation 87
Embryonenschutzgesetz 155
Emotionen 108
Entscheidungen 135
– ethische 104, 134, 135, 142
Erleben 94
Ethik 47, 55, 67
– Hauptgegenstand 67
– normative 2
– protestantische 7
– traditionelle 67
– Urteilsfindung 74
Ethikkommissionen 58
Ethikkultur 13
Ethiktagen 50
Ethikvisite 62
Ethikzirkel 166
Ethische Dilemmata 52
Ethische Entscheidung 104, 134, 135, 142
Ethische Reflexion 114
Ethischer Diskurs 57
Ethisches Bewußtsein 56

Ethisches Verhalten   107
Extrakorporale Befruchtung   155

F

Fach
– Berufsethik   48
Fachtermini   82
– Schwachsinn   82
– Blödigkeit, Schwachsinn und Idiotie   82
– Idiotenpflege   82
Fehler   34
Finanzmanagement   112
Fließband   37, 38
Freundlichkeit   28, 29
Fürsorge   107, 141, 142

G

Geld   38
Gemeinwohl   11
Genforschung   151
Gentechnologie   150, 157
Gesundheit   116
Gesundheits- und Finanzpolitik   112
Gewissen   165
Grenze
– qualitatitve   20
Grenzsituationen   109
Guggenbühls   86

H

Handlungstheorie   7
Hans Jonas   150
homo oeconomicus   6

I

Ideal   163
Ideale   164
Individualität   56
Insemination
– künstliche   152
Integration   95
Intensivtherapie   110
Interaktion   68
Interdisziplinäre Arbeit   100
Interdisziplinarität   61
In-vitro-Fertilisation   152, 154

J

Johari-Fenster   96
Jonas, Hans   150

K

Kinderlosigkeit   153
Kinderrettungsanstalten   81
– schwachsinnige Kinder   81
– Heilanstalt Cretinen
  und blödsinnige Kinder   82
Klugheit   127
Kohlberg, Lawrence   148, 151
Kollegiale Beratung   62
Kommunikation   64, 68, 72, 73, 137, 144
Kommunikation
– primäre   33
Kommunikationsfähigkeit   60, 72
Kommunikationsprobleme   73
Kommunizieren   139
Kompetenz
– ehtische   114
Kompetenzentwicklung   11
Krisen   112
Kunden   25–27
Künstliche Befruchtung   148, 154
Künstliche Insemination   152

L

Lawrence Kohlberg   148, 151
Lebensqualität   26, 116
Lebenswelt   25
Leitlinien   81
Liebesdienst
– christlicher   53

M

Macht   137, 138, 160
Machtmißbrauch   161, 163
Managen   8
Maslow   84
Medizintechnik   157
Mehrklassengesellschaft   12
Menschenbild   6
Menschenbild
– christliches   55
Menschengerechter Qualitätsmaßstäbe   42
Meschlichkeit   107
Metaethik   2
Metakommunikation   69, 99
Metaphysik   5
Mitleid   114
Mode   39
Moral   104
Moralwissenschaft   2
Motivation   110
Mythos   87

N

Nächstenliebe
- christliche 116
Neuorientierung 12
Normative Ethik 2
Normen 53
- ehtische 112
Notfallmedizin
- präklinische 105
Notfallseelsorger 109

O

Oberflächenqualität 21, 29

P

Pathogenetisch 8
Person 131
Persönlichkeit 121
Perspektiven 91
Peter Singer 149
Pflege
- des Menschen 40
- der Säkularisierung 86
Pflegeethik 48
Pflegemacht 166
Pflegemanagement 9
Pflegetätigkeit 164
Pflegetheorien 27, 28
Philosophie
- des Geistes 3
Pluralismus 56
Präferenzutilitarismus 149
Präklinische Notfallmedizin 105
Primäre Kommunikation 33
Problemlösungsstrategien 59
Professionalisierung 113
Protestantische Ethik 7

Q

Qualität 112
qualitatitve Grenze 20
Qualitätsmanagement 9, 16, 26, 34
Qualitätsmaßstäbe
- menschengerechte 42
Quantität 112

R

Rahmenbedingungen 98
Reflexion
- ethische 114
Reproduktionsmedizin 147, 151, 155

Riten 98
Routine 107

S

Säkularisierung
- der Pflege 86
Salutogene 8
Schuld 167
Selbstbestimmung 107
Selbstreflexion 89
Sensibilität 108
Singer, Peter 149
Situationsethik 50
Solidarität 141, 142
Spontaneität 104
Sprache
- defizitorientierte 93
Sprachliche Distanzierungen 88
Sprachspiele 17, 35–38
Sterbebegleitung 121
Stigma 94
Suizid 165
Supervision 97, 114

T

Takt 29
Taktile Intuition 31
Team teaching 50
Terror 38
Tiefenqualität 21, 33, 34, 40
Tod 120
Tödt'sches Modell 73
Trauer 114

U

Unternehmenskultur 41
Unternehmungsziele 13
Unzufriedenheit 32
Utilitarismus 149

V

Veränderungsmanagement 12
Verantwortung 4, 134, 136, 141, 142, 165
Verantwortungsbereitschaft 104
Verantwortungsbewußtsein 104, 132
Verantwortungspflicht 107
Verhalten
- ethisches 107
Verstehen 32
Verstehens- und Ausdrucksbereitschaft 33
Verstehens- und Handlungskompetenz 40

W

Wahrnehmungsfähigkeit 60
Weber 7
Werte 130–132, 134, 136, 140, 143, 144
Wirtschaftsethik 3
Wohlbefinden 79, 80
Work smarter 10
Würde 110, 132a133, 134, 140

Z

Zeit 21, 32, 35, 39, 40, 43
Zielorientierung 10
Zivilcourage 167
Zufriedenheit 43, 89